中西医治疗肺源性心脏病：
理论与实践

曹　敏　王佑华　张　瑾　主编
周　端　吴银根　主审

U0314901

科学出版社

北京

内 容 简 介

本书由一批长期从事医、教、研一线工作的，对肺源性心脏病有深入研究的中西医结合专家编写而成，全书分为九章，分别从中西医角度对肺源性心脏病的理论和治疗进行了深入、系统的探讨，详细介绍了肺源性心脏病的病因、流行病学、病理机制、诊断和治疗，Meta分析其相关中西医理论和实践的最新研究进展，又结合肺源性心脏病的康复治疗、饮食疗法、情志调护等内容，介绍了中医特色疗法及名家经验，具有较强实用性。

本书内容丰富，具有一定的学术参考价值，可供广大中医、中西医结合临床医师和科研人员，以及从事相关专业医护人员参考使用。

图书在版编目(CIP)数据

中西医治疗肺源性心脏病：理论与实践 ／ 曹敏，王佑华，张瑾主编. —北京：科学出版社，2020.7
ISBN 978－7－03－065432－8

Ⅰ.①中… Ⅱ.①曹… ②王… ③张… Ⅲ.①肺心病—中西医结合疗法 Ⅳ.①R541.5

中国版本图书馆 CIP 数据核字（2020）第 096490 号

责任编辑：陆纯燕 国晶晶／责任校对：谭宏宇
责任印制：黄晓鸣／封面设计：殷 靓

科 学 出 版 社 出版
北京东黄城根北街 16 号
邮政编码：100717
http://www.sciencep.com

南京展望文化发展有限公司排版
苏州市古德堡数码印刷有限公司印刷
科学出版社发行 各地新华书店经销

*

2020 年 7 月第 一 版 开本：787×1092 1/16
2020 年 7 月第一次印刷 印张：14 3/4
字数：328 500
定价：90.00 元
（如有印装质量问题，我社负责调换）

《中西医治疗肺源性心脏病：理论与实践》

编辑委员会

主　　编：曹　敏　王佑华　张　瑾
副主编：苑素云　杨建梅　周　锴
主　　审：周　端　吴银根
编　　委：（按姓氏汉语拼音排序）

前　言

　　肺源性心脏病(简称肺心病)是指由各种疾病引起肺组织结构和(或)功能异常,肺血管阻力增加,肺动脉压力增高,进而导致右心肥厚、扩大,伴或不伴有心功能衰竭的心脏病。肺源性心脏病是一种常见的心脏病类型,肺动脉高压是发生肺源性心脏病的必要条件,流行病学资料表明在65岁以上的人群中,肺动脉高压的患病率约为10%。目前所报告的肺源性心脏病患病率为20%~91%,变化很大,这取决于肺动脉高压的定义、所研究对象的肺病严重程度及肺动脉高压测量方法。肺动脉高压是慢性阻塞性肺疾病的并发症之一,大约80%的肺源性心脏病患者是由慢性阻塞性肺疾病引起,慢性阻塞性肺疾病影响了全世界大约10%的成年人,是造成死亡的第三大原因。《中国慢性呼吸疾病流行状况与防治策略》中提到慢性阻塞性肺疾病是最常见的慢性呼吸疾病,2012~2015年,我国20岁及以上居民慢性阻塞性肺疾病患病率为8.6%。慢性阻塞性肺疾病及其危险因素的增加将导致肺源性心脏病发病率增高。

　　本书围绕当前肺源性心脏病治疗的难点与热点问题,从中西医的角度全面系统地阐述了肺源性心脏病的病因、流行病学、病理生理、诊断及治疗相关知识,并介绍了该领域最新的研究成果,书中还收录了中医学对肺源性心脏病的认识,重点阐述了其辨证论治、针灸治疗、中药治疗、膏方治疗、名老中医关于肺源性心脏病的临床经验总结及中医经方在肺源性心脏病的临床应用等内容,对临床工作者有重要的参考价值。本书内容充实,注重基础理论与临床实践相结合,可供从事肺源性心脏病基础与临床研究及相关专业的临床医师、科研人员、医学院校研究生和本科生使用。本书得到国家自然科学基金(81873264)、第六批全国老中医药专家学术经验继承工作[国中医药人教发(2017)29号]、上海市卫生健康委员会卫生行业临床研究专项(201940230)、上海中医药大学预算内项目(2019LK001,1663)等赞助,在此谨予致谢!

　　肺源性心脏病日益发展,限于作者水平,书中如有不妥之处,恭请同仁不吝指正与赐教!

编　者

2019 年 6 月

目　录

第一章

肺源性心脏病的病因学基础

第一节　病因及流行病学

一、病因

肺源性心脏病(pulmonale),简称肺心病,是由于呼吸系统疾病(包括支气管-肺组织、胸廓或肺血管病变)影响肺结构和(或)功能引起肺动脉高压,从而导致右心室结构和(或)功能改变的疾病,肺血管阻力(pulmonary vascular resistance, PVR)增加和肺动脉高压是其中的关键环节。导致肺源性心脏病的疾病主要有以下三类:

(1) 以气流受限(慢性阻塞性肺疾病和其他慢性支气管阻塞原因)为特征的疾病。

(2) 以来自外界或肺实质的肺容量受限的限制性肺疾病为特征的疾病。

(3) 以机械性能保存相对较好的肺和胸壁与明显的气体交换异常为特征的,部分是因为通气驱动力差("中枢性"呼吸功能不全)导致的疾病。

慢性阻塞性肺疾病是慢性呼吸功能不全和肺源性心脏病的主要原因,大约80%的肺源性心脏病患者是由慢性阻塞性肺疾病引起。在结缔组织肺疾病中,特发性肺间质纤维化是肺动脉高压的常见原因。在"中枢性"呼吸功能不全的病因中,皮克威克综合征(也称为肥胖低通气综合征)是一种相对常见的肺动脉高压病因。肺纤维化(下叶)和肺气肿(上叶)的结合是一种与以往不同的未被充分认知的组合,这种罕见的疾病也是引起肺动脉高压的原因。

肺动脉高压是肺源性心脏病的必要条件,因此,肺源性心脏病的发病机制首先考虑是肺动脉高压。在慢性呼吸系统疾病中,肺动脉高压是由PVR增加引起的,而心输出量和肺毛细血管楔压(pulmonary capillary wedge pressure, PCWP)通常是正常的,故肺动脉高压被认为是先兆性的,引起肺动脉高压的相关呼吸系统疾病见表1-1。

导致慢性呼吸系统疾病患者PVR增加的因素有很多种(表1-2),其中肺泡缺氧是一个非常主要的因素，至少在慢性阻塞性肺疾病、脊柱后凸畸形和肥胖低通气综合征中是如此。在弥漫性实质性肺疾病中，PVR 增加是由于解剖因素（组织破坏和肺纤维化导致的肺血管床丢失）和功能因素（低氧）的可变组合所致。

表 1-1 肺动脉高压的相关呼吸系统疾病

阻塞性肺病	慢性阻塞性肺疾病[a]（慢性阻塞性支气管炎、肺气肿及其相关疾病） 哮喘（有不可逆气道阻塞） 囊性，纤维化[b] 支气管扩张 闭塞性细支气管炎
限制性肺疾病	神经肌肉疾病 脊柱后侧凸[b] 肺结核后遗症 肺结节病[b] 肺尘埃沉着病 药物相关肺部疾病 外源性过敏性肺泡炎
结缔组织疾病	特发性肺间质纤维化[b] 已知来源的间质性肺纤维化 肺纤维化合并肺气肿[b]
"中枢性"呼吸功能不全	中央肺泡通气不足 皮克威克综合征[b]（也称为肥胖低通气综合征） 阻塞性睡眠呼吸暂停低通气综合征[b]

a 肺动脉高压的常见原因；b 肺动脉高压的相对常见原因。

表 1-2 慢性呼吸系统疾病 PVR 增加因素

解剖因素	肺血管床减少（破坏、阻塞） 血栓栓塞病变 肺纤维化 肺气肿	
功能因素	低氧[a]	急性缺氧（肺血管收缩） 慢性缺氧（肺血管床重构）
	酸中毒（高碳酸血症） 高黏度（红细胞增多症） 高胆固醇血症（红细胞增多症）	
机械因素	肺泡血管的压缩	

a 最主要因素。

肺泡缺氧有两种不同的作用机制：急性缺氧引起肺血管收缩，慢性缺氧诱导肺血管床结构随时间变化，即所谓的肺血管重构（pulmonary vascular remodeling）。

急性肺泡缺氧在人类和几乎所有哺乳动物中都会导致肺血管收缩，引起肺静脉压和肺动脉压升高。在正常受试者和慢性呼吸系统疾病患者中都观察到了缺氧性血管收缩，这种血管收缩局限于枕前小动脉。事实上，肺循环对急性缺氧的反应性因个体而异，而且这种反应性在慢性呼吸系统疾病患者中也存在，慢性阻塞性肺疾病患者也存在个体变异性。

生活在海拔 3 500 m 以上的健康人因慢性肺泡缺氧诱发枕前肺动脉高压，症状与慢性阻塞性肺疾病相似。形态学研究显示，其肺血管重构与慢性阻塞性肺疾病患者肺动脉高压的结构变化（肺小动脉肌化、肺动脉和小动脉内膜增厚）相似。慢性肺泡缺氧导致肺血管重构是慢性阻塞性肺疾病患者 PVR 增加和肺动脉压升高的主要原因，但不是 PVR 增加的唯一原因，如在这些患者有明显的肺实质形态变化，特别是当肺气肿严重时，这些变化，包括肺毛细血管的丢失，可以部分解释为肺静脉压升高。此外，肺血管重构不仅存在于终末期的慢性阻塞性肺疾病患者中，也存在于轻度慢性阻塞性肺疾病患者中。最近有研究表明，肺功能正常的吸烟者在肺动脉中可能会出现内膜增厚，这可能是由吸烟引起的内皮功能障碍所致。

二、流行病学

肺源性心脏病是一种常见的心脏病类型，由于其与慢性阻塞性肺疾病密切相关，近年来已成为致残和死亡的主要原因。慢性呼吸系统疾病并发的肺动脉高压通常是以静息时肺动脉平均压（mean pulmonary artery pressure，MPAP）>20 mmHg 定义的。这与原发性肺动脉高压（MPAP>25 mmHg）的定义稍有不同。在年轻健康受试者中，MPAP 通常在 10～15 mmHg。随着年龄的增长，MPAP 略有增加，平均不超过 1 mmHg/10 年。因此，老年受试者，静息时 MPAP>20 mmHg 也属于异常情况。

但关于肺源性心脏病的发病率和患病率的数据很少。主要原因在于有肺源性心脏病风险的患者中，无法进行大规模的右心导管插入术检查。目前所报告的患病率为 20%～91%，变化很大，这取决于肺动脉高压的定义、所研究对象的肺病严重程度及肺动脉高压的测量方法。

慢性阻塞性肺疾病影响了全世界大约 10% 的成年人，是造成死亡的第三大原因，并且占用了大量医疗服务。约 1/5 因慢性阻塞性肺疾病出院的患者在 30 天内再次入院，其复发率高于其他慢性疾病。在严重的慢性阻塞性肺疾病患者中，不论是否有静息性肺动脉高压，稳态运动都可能会使肺动脉压升高到静息值的 2 倍左右，因为此时肺静脉压没有降低，在严重的慢性阻塞性肺疾病患者日常生活活动中，如爬楼梯或步行均可诱发短暂的肺动脉高压。在慢性阻塞性肺疾病恶化期间，MPAP 可能增加 20 mmHg，并在恢复后重新回到基线水平。对于晚期慢性阻塞性肺疾病患者，快速眼动睡眠期间的氧饱和度可能下降 20%～30%，MPAP 可能增加 20 mmHg。慢性阻塞性肺疾病夜间氧饱和度下降导致肺动脉高压和肺源性心脏病的发生机制尚不清楚。

尽管据报道美国慢性阻塞性肺疾病的患病人数有 15 万，但由于体格检查和常规检查对肺动脉高压和残气量功能障碍的检测相对不敏感,肺源性心脏病的确切患病率仍很难确定。大概估计,肺源性心脏病占美国所有成人心脏病的 6%~7%,其中慢性支气管炎或肺气肿导致的慢性阻塞性肺疾病占 50% 以上。此外,肺源性心脏病占美国失代偿性心力衰竭入院相关原因的 10%~30%。同时患有慢性阻塞性肺疾病和肺源性心脏病的患者的死亡率高于单独患有慢性阻塞性肺疾病的患者。

肺动脉高压作为导致肺源性心脏病的重要原因,可能对全球约 1% 的人口产生了影响。不同类型的肺动脉高压在发病率和患病率上有很大差异。在德国,2014 年成人肺动脉高压的发病率为 3.9/100 万,患病率为 25.9/100 万。同年,成人慢性血栓栓塞性肺动脉高压的发病率为 4/100 万。

虽然肺动脉高压和慢性血栓栓塞性肺动脉高压的流行病学资料很丰富,但其他类型肺动脉高压的患病率却只能估算。引起肺动脉高压最常见的原因之一是左心疾病,对德国约 130 万人造成了不同程度的影响(数据截至 2016 年 6 月)。约 50% 的左心疾病患者出现肺动脉高压,其中 10% 的患者为柱后和柱前联合型。在德国,多达 50 000 名患者可能患有与左心疾病相关的其他类型严重肺动脉高压。第二常见的因素为肺部疾病,特别是慢性阻塞性肺疾病和纤维化疾病。总的来说,肺疾病相关肺动脉高压的患病率与左心疾病相关。

肺动脉高压最初被认为是一种主要影响年轻女性的疾病。然而近年来,德国诊断为肺动脉高压的患者平均年龄稳步上升,目前为 65 岁。造成这种上升趋势的原因是复杂的,并不能假定肺动脉高压的实际发病率真实地在增加。

因为诊断质量的提高,许多从前被归类为心脏功能不全而接受治疗的患者,现在已被认为患有肺动脉高压。同时,许多被诊断为肺动脉高压的老年患者同时患有心脏或肺部疾病,而这一事实经常会妨碍我们对肺动脉高压的精确分类。作为一个突出的例子,高达 80% 的射血分数维持的心力衰竭(heart failure with preserved ejection fraction, HFPEF)患者出现的肺动脉高压,有时很难与"真正的"肺动脉高压区分开来,因为这种情况下,治疗过程中的肺动脉楔压(pulmonary artery wedge pressure, PAWP)处于正常范围。在没有更好的术语的情况下,具有显著心血管危险因素的患者的肺动脉高压被描述为"非典型",以区别于没有显著心血管危险因素或合并症的患者的"典型"肺动脉高压。这种分化可能与治疗有相当大的相关性。

尽管治疗意义不同,但每种肺动脉高压都具有较高的临床意义,因为它们与症状的加重关系密切,且几乎所有类型的肺动脉高压都与较高的死亡风险相关。肺动脉高压患者的预期寿命在过去 30 年中有所增加。肺动脉高压在 20 世纪 80 年代的 3 年生存率为 40%,与那时相比,现在的 3 年生存率已提高为 70%~80%。慢性血栓栓塞性肺动脉高压患者生存率也有较大提高,在采用有效的治疗方案之前,本病相关的死亡率与肺动脉高压相似,但经过适当治疗的患者 3 年生存率可提高为 90%。

英国在谢菲尔德进行的一项研究试图确定患肺动脉高压和肺源性心脏病风险的患者的患病率,即低血氧性肺病患者的患病率。在年龄 ≥45 岁的研究人群中,估计有 0.3% 的人有 $PaO_2 < 7.3$ kPa(55 mmHg)及 $FEV_1 < 50\%$ 的预测值。对于英格兰和威尔士,这可能意味着

60 000名受试者有患肺动脉高压的风险,需接受长期氧气治疗。这些数据是30多年前获得的,而近年来慢性阻塞性肺疾病的患病率已显著增加。

美国虽然发表有关于慢性阻塞性肺疾病死亡率的数据(约100 000人/年),但我们仍无法确定继发性肺动脉高压在死亡率中的作用。肺动脉高压是晚期慢性阻塞性肺疾病的一种并发症,无法准确地将其与呼吸衰竭分别开来。而急性大面积肺血栓栓塞是成人急性危及生命的肺源性心脏病最常见的原因。据估计,美国每年有50 000人死于肺血栓栓塞,其中大约一半死于急性右心衰竭(right heart failure,RHF)。

根据2012年美国再入院数据库中心力衰竭患者的住院情况,对慢性阻塞性肺疾病患者和非慢性阻塞性肺疾病患者的临床特征和全因、心血管和呼吸相关再入院的风险进行了比较。对225 160名因心力衰竭住院的患者进行调查,发现其中有54 953人患有慢性阻塞性肺疾病。其中患慢性阻塞性肺疾病患者年龄更轻,合并心血管疾病风险更高,且男性更多。与无慢性阻塞性肺疾病患者相比,慢性阻塞性肺疾病患者的30天全因再入院风险是无慢性阻塞性肺疾病患者的2倍。大多数再入院都是由于心血管原因引起的,尽管有慢性阻塞性肺疾病患者的心血管入院率较低。慢性阻塞性肺疾病与更频繁的非计划呼吸相关再入院和心血管再入院风险独立相关。

西班牙(2001~2015年)对有或无慢性阻塞性肺疾病患者(两组)发生心力衰竭住院率和死亡率差异进行了相关研究。通过对1 501 811例心力衰竭患者(19.55%为慢性阻塞性肺疾病患者)的多年分析发现,慢性阻塞性肺疾病患者发生心力衰竭的发病率明显较高。随着时间的推移,两组患者的发病率均显著增加,但总的来说,慢性阻塞性肺疾病患者的发病率是非慢性阻塞性肺疾病患者的2.42倍。在慢性阻塞性肺疾病患者中,因心力衰竭入院者每年增加2.90%。2001~2015年,患有慢性阻塞性肺疾病的患者中心力衰竭住院率逐年增加,而慢性阻塞性肺疾病患者和非慢性阻塞性肺疾病患者的死亡率并没有差异。

第二节　中医病名

(一)中医文献关于肺源性心脏病病名的记载

中医病证主要依据疾病病因、病机、病位、症状、体征等进行命名。中医古籍中无肺源性心脏病病名,根据其临床症状,可将其归属于"肺胀""喘证""支饮"等的范畴。

"肺胀"一词,首先见于《黄帝内经》中。《灵枢·经脉》曰:"肺手太阴之脉……是动则病肺胀满,膨膨而喘咳。"《灵枢·胀论》曰:"肺胀者,虚满而喘咳。"明确了肺胀的症状为肺部胀满、咳嗽、喘。

其后,汉代张机于《金匮要略·肺痿肺痈咳嗽上气病脉证并治》中曰:"上气喘而躁者,属肺胀……咳而上气,此为肺胀,其人喘,目如脱状,脉浮大者,越婢加半夏汤主之……肺胀,咳而上气,烦躁而喘,脉浮者,心下有水,小青龙加石膏汤主之。"其提出肺胀的主症除了胸部胀满、咳嗽、喘以外,还有烦躁、短气、目如脱状、脉浮等症状。此外,张机在《金匮要略·痰饮咳嗽病脉证并治》中曰："咳逆倚息，短气不得卧，其形如肿，谓之支饮……膈间支饮，其人喘满，心下痞坚，面色黧黑，其脉沉紧，得之数十日，医吐下之，不愈，木防己汤主之。"

隋代巢元方《诸病源候论·上气喘息候》曰："肺主于气，邪乘于肺则肺胀，胀则肺管不利，不利则气道涩，故气上喘逆，鸣息不通。"而《诸病源候论·痰饮病诸候·支饮候》曰："支饮，谓饮水过多，停积于胸膈之间，支乘于心，故云支饮。其病，令人咳逆喘息，身体如肿之状，谓之支饮也。"与张机所论"支饮"症候相似。

宋代《太平圣惠方·治咳嗽不得卧诸方》曰："……肺胀气逆，胸中痞塞，呼吸不利，气奔喘急，不得暂息，故令不得睡卧也。"

明代秦景明《症因脉治》曰："喘不得卧，短息倚肩，抬身撷肚，肩背皆痛，痛引缺盆，此肺胀之症也。"明代吴正伦《脉症治方·湿门·喘嗽》曰："肺胀者地，肺气因火伤极，遂成郁遏，胀满，或左右不得眠者。"明代龚廷贤《寿世保元·痰喘》曰："肺胀喘满，膈高气急，两胁煽动，陷下作坑，两鼻窍张，闷乱嗽渴，声嗄不鸣，痰涎壅塞。"

清代李用粹《证治汇补·胸膈门·附肺胀》言："肺胀者，动则喘满，气急息重，或左或右，不得眠者是也。如痰挟瘀血碍气，宜养血以流动乎气，降火以清利其痰，用四物汤，加桃仁、枳壳、陈皮、栝蒌、竹沥。又风寒郁于肺中，不得发越，喘嗽胀闷者，宜发汗以祛邪，利肺以顺气，用麻黄越婢加半夏汤。有停水不化，肺气不得下降者，其症水入即吐，宜四苓散，加葶苈、桔梗、桑皮、石膏。有肾虚水枯，肺金不敢下降而胀者，其症干咳烦冤，宜六味丸，加麦冬、五味子。又有气散而胀者，宜补肺。气逆而胀者，宜降气。当参虚实而施治。若肺胀壅遏，不得眠卧，喘急鼻煽者，难治。"

（二）现代中医学关于肺源性心脏病病名的认识

肺源性心脏病主要临床表现为反复咳嗽、咳痰、喘促，稍动即感心悸、气短、乏力和劳动耐受力下降。此外，尚可见头胀痛、多汗、心悸、食欲不振、腹胀、恶心、神志淡漠、抽搐、水肿、腹水等。现代中医学认为肺胀是多种肺系慢性疾患反复发作，迁延不愈，导致肺气胀满，不能敛降的一种病证。肺胀临床表现为胸部膨满，憋闷如塞，喘息上气，咳嗽痰多，烦躁，心悸，面色晦暗，或唇甲紫暗，脘腹胀满，肢体浮肿等。其病程缠绵，时轻时重，经久难愈，严重者可出现神昏、惊厥、出血、喘脱等危重症候。因两者临床特点类似，故现代中医学将肺源性心脏病归属于"肺胀"的范畴，并认为其与"喘证"及"支饮"亦密切相关。

第三节 中医病因病机

一、古代医家对肺源性心脏病的中医病因病机的认识

（一）唐代以前

《黄帝内经》认为肺胀的病因有寒热之分，如《灵枢·胀论》中说："黄帝曰：胀者焉生？何因而有？岐伯曰：卫气之在身也，常然并脉循分肉，行有逆顺，阴阳相随，乃得天和，五脏

更始,四时有序,五谷乃化。然后厥气在下,荣卫留止,寒气逆上,真邪相攻,两气相搏,乃合为胀也。"《素问·至真要大论》指出:"少阴司天,热淫所胜,民病胸中烦热,咽干,右胁满,甚则浮肿肺膜,腹大满,膨膨而喘咳……诸腹胀大,皆属于热。"即认为寒热之邪侵袭人体而致肺胀。肺胀病机方面,《黄帝内经》认为其为卫气不循常道,寒气逆上,荣卫留止,真邪相搏而成。

汉代张机《金匮要略》通过对肺胀的临床表现、辨证治疗等表述体现出对肺胀病因病机的认识,如"上气喘而躁者,属肺胀,欲作风水,发汗则愈。"其认为肺胀总的病机为外邪闭肺,风遏水停,肺失宣肃,通调失常,故以发汗解表之法取胜。同时,张机认为肺胀的病因病机还有内外合邪、热重饮轻及饮重热轻之别,如"咳而上气,此为肺胀,其人喘,目如脱状,脉浮大者,越婢加半夏汤主之",外感风热饮停于胸,饮热互结,热重于饮,肺气胀满是该证的主要病机。"肺胀,咳而上气,烦躁而喘,脉浮者,心下有水,小青龙加石膏汤主之",表有风寒,里有水饮,中夹热邪,且饮重于热是该证的主要发病机制。

隋代巢元方《诸病源候论》对肺胀病因病机的认识较为全面,认为肺胀的病因是肺虚感寒,或感受风冷之邪致病,有实证与虚证的不同;病机是气道不利,气还肺间,气聚于肺上逆。如《诸病源候论·咳逆短气候》曰:"肺虚为微寒所伤,则咳嗽。嗽则气还于肺间,则肺胀。肺胀则气逆,而肺本虚,气为不足,复为邪所乘,壅痞不能宣畅,故咳逆短气也。"《诸病源候论·病气候》曰:"肺主气,肺气有余,即喘咳上气。若又为风冷所加,即气聚于肺,令肺胀,即胸满气急也。"

(二)唐宋时期

唐代王焘《外台秘要》在《诸病源候论》的基础上进一步阐发肺胀的病因病机。该书明确了肺胀的发病原因是肺虚感受寒邪,病因包括虚实两个方面:一是肺虚感邪,正邪相搏,气逆上壅,聚于肺中。《外台秘要·咳逆上气方五首》曰:"〈病源〉肺虚感微寒而成咳,咳而气还聚于肺,肺则胀,是为咳逆也。邪气与正气相搏,正气不得宣通,但逆上喉咽之间,邪伏则气静,邪动则气奔上,烦闷欲绝,故谓之咳逆上气。"二是肺气有余,外感寒邪,肺失宣肃,气滞不通,也会产生肺胀的病证,出现咳嗽、喘、多涕唾,甚至面目浮肿的重症。如"〈病源〉咳嗽上气者,肺气有余也,肺感于寒,微则成咳嗽。肺主气,气有余则喘咳上气,此为邪搏于气,气壅滞不得宣发,是为有余,故咳嗽而上气也,其状喘咳上气,多涕唾,面目浮肿,则气逆也。"

宋代《太平圣惠方》提出"痰饮留滞"是肺胀的一个重要致病因素,而肺气不足,为冷风所伤,气壅气逆,气还聚于肺是肺胀的总病机,如《太平圣惠方·治咳嗽不得睡卧诸方》曰:"夫肺气不足,为风冷所伤,则咳嗽。而气还聚于肺,则肺胀。邪气与正气相搏,不得宣通,胸中痞塞,痰饮留滞,喘息短气,昼夜常嗽,不得睡卧也。"该书还详细论述了肺胀不同主症的病因病机特点,如指出久咳可以导致上气喘急等肺胀的症状出现,《太平圣惠方·治久咳嗽诸方》曰:"治久肺气咳嗽,涕唾稠黏,上气喘急。蛤蚧丸方。"其认为肺管不利,气道壅涩是喉中作水鸡声的主要病机,《太平圣惠方·治上气喉中作水鸡声诸方》曰:"夫肺主于气,若脏腑不和,肺气虚弱,风冷之气所乘,则胸满肺胀,胀则肺管不利,不利则气道壅涩,则喘息不调,故令喉中作水鸡声也。"其认为寒邪搏于气,气壅滞不通,肺气有余而发为肺胀,如《太平圣惠方·治咳嗽上气诸方》曰:"夫咳嗽上气者,为肺气有余也,肺感于寒,甚者则成咳嗽,肺主气,气有余,则喘咳上气,此为邪搏于气,气壅滞不得宣发,是为有余,故咳嗽上气也,其状,喘嗽上气,多涕唾,面目浮肿,而气逆也。"

宋代《圣济总录》认为肺胀为邪气客于肺经脉络而致,如《圣济总录·肺胀》曰:"肺胀者手太阴经是动病也,邪客于肺,脉气先受之,其证气胀满,膨膨而喘咳。"该书认为肺实热可导致肺胀胸满仰息,汗出气喘逆,咽中寒如欲呕等症状出现。而将养过温、饮食多辛又是导致肺气壅热的外在因素。此外,该书还从气之升降失常角度来强调是肺胀上气证候发病机理,认为其根本是肺脏虚又复感风邪,肺胀叶举所致。

宋代张锐《鸡峰普济方》对肺胀病因的认识有了极大的提高,首次提出肺胀可以由情志损伤或过劳而诱发,水气上扰也是加重肺胀病症的重要因素,肺胀是经久难愈之病。如《鸡峰普济方·妇人》曰:"若咳逆倚息,喘急鼻张,其人不得仰卧,咽喉如水鸡声,时发时止,此由惊忧之气蓄而不散,肺气郁伏,或因过饱劳动,其气上行而不能出于肺,又遇寒邪,肺寒则诸气收聚,气稍缓则息,有所触则发,经久不能治,谓之肺胀。"

（三）金元时期

金代刘完素《素问病机气宜保命集》认为郁热是肺胀的病机之一,如"肺主于气,贵乎通畅。若热甚则郁于内,故肺胀而腹大。"

金代张从正《儒门事亲·病机》与金代刘完素观点相同,也认为郁热是肺胀的病机之一,如"热结于内,肺胀于上"。

元代朱丹溪《丹溪心法》首次提出了肺胀的病机为痰挟瘀血,阻碍气机,开创了活血化瘀治疗肺胀之先河,如在《丹溪心法·咳嗽十六》曰:"肺胀而嗽,或左或右,不得眠,此痰挟瘀血碍气而病,宜养血以流动乎气,降火疏肝以清痰,四物汤加桃仁、诃子、青皮、竹沥、姜汁之类。"

（四）明清时期

明代吴崑《黄帝内经素问吴注》从阴阳之道与四季气象变化的角度,说明肺胀的病因病机,认为因人违逆秋收的养生规律,从而造成肺气被秋燥所伤,如"逆秋气则太阴不收,肺气焦满。太阴失其养收之令,则肺气不清而病焦满,肺胀是也。"

明代李时珍《本草纲目》通过对药物主治的论述反映了对肺胀病因病机的认识,认为肺胀与咳嗽日久,气散不收有关,如《本草纲目·谷部·罂子粟》曰:"咳嗽诸痛既久,则气散不收,而肺胀痛剧。"

明代秦景明《症因脉治》认为肺胀是由肺内郁结、复感外邪所致,且外邪又有热邪与寒邪之分,如《症因脉治·喘证论·附肺胀》曰:"（肺胀之因）内有郁结,先伤肺气,外复感邪,肺气不得发泄,则肺胀作矣。"又言:"（肺胀之因）肺受热邪,加味泻白散;肺受寒邪,小青龙汤加石膏。"

明代吴正伦《脉症治方》认为导致肺胀的原因是肺气因火伤极,遂成郁遏胀满,如《脉症治方·湿门·喘嗽》曰:"肺胀者,肺气因火伤极,遂成郁遏胀满,或左右不得眠者。"

清代吴谦《医宗金鉴》总结历代医书的精华，认为肺胀由外感风寒，内停水饮，风水相搏，肺气壅逆所致，如"风寒之邪，入于营卫，挟饮上逆，则咳而上气也。烦躁而喘，肺气壅逆，谓之肺胀。"

清代陈念祖《金匮方歌括》认为风水相搏，化热上蒸可导致肺胀的发生，如《金匮方歌括·肺痿肺痈咳嗽上气方·越婢加半夏汤》曰："治咳而上气，此为肺胀。其人喘，目如脱状，脉浮大者，此汤主之……元犀按：此肺胀，原风水相搏，热气奔腾，上蒸华盖，走入空窍，故咳而上气喘目如脱状证。"

清代李彣《金匮要略广注》认为肾病水气上逆是肺胀发病原因之一，如《金匮要略广注·肺痿肺痈咳嗽上气病脉证治》曰："合《内经》观之，肾病水气上逆，因致肺胀，以肺为母，肾为子，因子病而害及于母，所以喘出于肺，躁出于肾也。发汗则愈者，肺合皮毛，汗出则风水之邪从皮毛中泄去，肺胀自消矣。肺胀，咳而上气，烦躁而喘，脉浮者，心下有水，小青龙加石膏汤主之。心下有水，则水寒射肺，故致肺胀，而有喘咳烦躁之证，水病脉宜沉，而反浮者，水气泛溢上壅，又心肺居上焦，其脉原属浮也。"

清代高学山《高注金匮要略》认为肺受风邪，不能为肾输布水液，肺风肾水相合，发为肺胀，曰："肺不能纳气以归元，故喘，肾将欲蒸湿以为汗，故躁，上气而喘躁并见，是肾欲输水气于肺，将作汗而上蒸，肺已自受风邪，不能为肾分布以外泄，则肺肾以子母相持，而风水合为一片，肺之胀也宜矣。"此外，阳明胃气太过，使肺热盛，也可发为胀满。

清代李用粹《证治汇补》在归纳总结前人的论述及经验基础上，补充了自己的见解。他认为肺胀的病因病机包括"痰挟瘀血碍气""风寒郁于肺中，不得发越""停水不化，肺气不得下降""肾虚水枯，肺金不敢下降而胀""气散而胀""气逆而胀"等，脾湿是胀病发展过程中的重要环节，如《证治汇补·胸膈门·附肺胀》曰："肺胀者，动则喘满，气急息重，或左或右，不得眠者是也。如痰挟瘀血碍气，宜养血以流动乎气，降火以清利其痰，用四物汤，加桃仁、枳壳、陈皮、栝蒌、竹沥。又风寒郁于肺中，不得发越，喘嗽胀闷者，宜发汗以祛邪，利肺以顺气，用麻黄越婢加半夏汤。有停水不化，肺气不得下降者，其症水入即吐，宜四苓散，加葶苈、桔梗、桑皮、石膏。有肾虚水枯，肺金不敢下降而胀者，其症干咳烦冤，宜六味丸，加麦冬、五味。又有气散而胀者，宜补肺。气逆而胀者，宜降气。当参虚实而施治。若肺胀壅遏，不得眠卧，喘急鼻煽者，难治。"

清代汪蕴谷在《杂症会心录·喘证》中提出"肺叶胀大"的概念，其从病理解剖学角度认识疾病的意义，并认为肺胀虚证居多，以肺肾气虚为主，也有阴虚阳虚之别，并提出左右不得眠为侧卧时肺叶向脊，阻塞气道之路，喘咳加剧，非痰饮瘀血所致。

综上所述，古代医家对肺胀的病因病机认识主要为外感与内伤合而为病，外感六淫以风、寒、湿为主，内伤以肺、脾、肾三脏功能失调，气机不利，导致痰饮、水湿、瘀血等病理产物生成为主。病性有虚有实，实者主要以气滞、痰饮、瘀血为主；虚者主要为肺虚、肾虚，最终导致肺、脾、肾三脏亏虚，久病及心。其中正气亏虚为本，痰饮、水湿、瘀血为标，再加之外感之邪乘袭，使虚实夹杂、反复发作。

二、现代医家对肺源性心脏病的中医病因病机的认识

（一）对病因的认识

现代学者认为肺源性心脏病的病因与感受外邪、七情内伤及脏腑功能失调有关，内邪外邪共同导致疾病的发生。

1. 肺虚是发病的基础

久嗜烟酒、内伤久咳、哮喘、支饮、肺痨等肺系慢性疾病，迁延失治，痰浊潴留，壅塞肺气，出纳失常，还于肺间，日久导致肺虚。

2. 感受外邪是发病的外因

肺虚久病，卫外不固，外邪六淫反复乘袭，致肺气宣降不利，心阳虚衰，而见咳、痰、喘、瘀诸证。

（二）对病机的认识

肺源性心脏病属本虚标实之证，虚可分为气虚、阴虚、阳虚，实有外邪、痰、饮、瘀血、气滞之分。其脏腑涉及肺、脾、心、肾等脏。

1. 以虚为本

《素问·五脏生成》曰："诸气者皆属于肺"，肺是体内气体交换的场所，其主要的生理功能为主司呼吸、主宣发肃降、通调水道、朝百脉以助心行血。肺源性心脏病的发生多是慢性肺系疾病反复发作迁延不愈的结果。反复外邪侵犯，内伤因素，或他病及肺可致肺虚，日久迁延不愈，则累及脾、肾、心等脏，从而产生痰饮水肿，气虚不足津液输布失常，若复感外感，或内邪侵犯，内外合邪，则发而为咳喘、咳痰、水肿等症。因此，部分现代医家认为脏腑虚弱，尤其是肺气虚是肺源性心脏病发病的根本。

此外，部分现代医家依据"五脏皆有阳虚"，认为肺阳虚及脾、肾、心阳虚是肺源性心脏病病机的根本。肺阳是指肺脏所包含的具有温煦、蒸化作用的一类物质，其来源与先天之精气、自然界清气及脾阳、肾阳等有着密切联系。肺阳根于肾阳，又赖于脾阳的滋养。生理上，肺阳的升降出入具有内温煦肺心胸隔通心阳，外达皮毛鼻窍外通卫阳，上蒸肺阴为肺气，下通脾肾之阳的功能。肺阳上蒸肺气而宣发，外散卫阳而卫表的屏障功能是肺系防御外邪的基础，也是肺阳的主要生理功能。如外邪反复侵犯肺系、损伤肺中阳气，或肺气不足、久累肺阳即出现肺阳虚的症候。肺阳虚，肺失清肃，通调水道功能失司，水液不行则生痰饮，痰饮内停，因伤脾阳，肺为肾之母，母病及子，肺阳虚日久可致肾阳虚，脾肾阳虚则痰饮、水湿为患。肺阳虚，不能温运心血，心阳失养，瘀血形成。肺阳久虚，终致肺、脾、肾、心同病，痰饮、水湿、瘀血为患。

综上所述，肺源性心脏病病位首先在肺，继则影响脾、肾，后期累及于心。肺气虚、肺阳虚及脾、肾、心阳虚是肺源性心脏病病机的根本。

2. 以痰饮、水湿、瘀血为标

肺源性心脏病早期病机以痰浊为主，渐而痰瘀并渐，终致痰饮、水湿、瘀血错杂为患。"肺为水之上源"，肺失宣降，通调水道功能失调，津液聚而为痰；肺气亏虚日久进而影响脾、

肾之气;脾阳虚,运化失常,水湿之邪不化,日久成痰,上干于肺,进而加重肺气亏虚;肾阳虚衰,无力化气行水,反而聚水为痰。正如《医学从众录》中指出"痰之本,水也,源于肾;痰之功,湿也,主于脾;痰之行,气也,贮于肺"。肺朝百脉,主治节,心主血,心脉上通于肺,心阳根于命门之火,久病肺气虚弱累及肾阳,均可病及于心,导致心气虚、心阳虚,无力助血运行,则血行瘀滞,瘀血形成又进一步加重肺气亏虚。肺、脾、肾虚损产生的痰饮阻碍气机加重瘀血。痰饮、水湿、瘀血三者之间相互影响,相互转化。痰浊壅阻,阻滞血脉,导致痰瘀互结:血不利则为水,血瘀则水道不利,进一步加重水肿;水湿泛滥,影响气化,气虚则津液停聚,不能行血则血瘀。

肺、脾、肾、心等脏腑虚损产生痰饮、水湿、瘀血等病理产物;而痰饮、水湿、瘀血又能作用于肺,导致痰浊阻肺,呼吸不利,咳逆上气等表现。

3. 痰瘀互结贯穿疾病始终

痰瘀互结贯穿肺源性心脏病的始终,痰、瘀既是病理产物,又是继发病因。肺源性心脏病,肺虚日久,母病及子,必伤及肾气,致肺肾气虚;或肺虚不能助心行血,血行缓无力而滞留脉道,气虚则血液运行无力,血液停滞不前而血瘀。肺源性心脏病风热壅肺,入里化热,或痰热壅盛,热入营血,灼伤营阴,则血与热互结,血液运行不畅;或热邪灼伤脉络,迫血妄行,则血液蓄于肺脏,形成瘀血,随咳痰而出。因此,瘀血是在这一阶段的病理产物,然而血又为气之母,能载气又能养气,血瘀日久,则脏腑无所充养,气血新生及运行受阻,久则可致气血两伤之证。痰饮的生成与气机失常相关,气机不畅则水液内停而凝聚成痰。若痰浊壅盛,阻滞脉络,则又可致血行不利而成瘀血;若痰浊壅阻气道,则又可致肺气郁滞而不能朝百脉、主治节,心血循行不畅而致瘀血。

因此,痰可致瘀,瘀可成痰,痰瘀交阻,相致为病,伏着于肺,则肺气不利,壅塞于内,气还肺间,胸胁胀满,不能敛降而致病。症见喘咳,呼吸困难,气短不能睡卧,唇舌发绀,胸闷胸痛等。

第二章

肺源性心脏病的发病机制

多种支气管-肺组织病变、肺血管病变、心脏病变及胸廓疾病均可导致肺源性心脏病,其发病机制虽然不完全相同,但共同点是这些疾病均可造成呼吸系统功能和结构的明显改变,发生反复的气道感染和低氧血症,进而导致一系列体液因子和肺血管的变化,使 PVR 增加,肺动脉血管重构,导致肺动脉高压。肺动脉高压使右心室负荷加重,再加上其他因素共同作用,最终引起右心室扩大、肥厚,甚至发生右心衰竭。

第一节　肺动脉高压与肺源性心脏病

肺动脉高压是多种基础肺胸疾患导致慢性肺源性心脏病共同发病的中心环节和先决条件。而缺氧是肺动脉高压形成的重要机制,同时在多种血管活性物质、细胞因子、炎症介质的参与下,与剪切力、炎症反应和血栓形成通过单独或相互作用引起肺血管重构,进一步引起肺动脉高压,病情逐步进展最终导致肺源性心脏病的发生。

在肺动脉高压中,肺血管细胞过度增殖和凋亡抵抗性是血管重构的重要方面,肺血管重构可能由血管细胞的代谢重编程驱动,以增加谷氨酰胺分解和谷氨酸生成。

肺动脉高压是一种常见的疾病,是一种以进行性肺血管重构为特征的疾病,其 PVR 增加和右心室功能障碍,并且这将进一步导致右心衰竭和过早死亡。肺动脉高压可能由肺血管疾病、慢性左心或肺疾病、肺栓塞或其他病因引起。这些疾病肺血管床的机械性阻塞主要导致 MPAP 升高,尽管目前已有治疗选择,但仍可导致肺血管功能逐渐下降。这种疾病的基本发病机制包括肺血管收缩、原位血栓形成、内侧肥大和内膜增生,导致中小型肺动脉闭塞和丛状病变的形成。除了系统性激素的影响外,还出现了一些诱发或促进肺血管过度重构的机制,如血管内皮细胞损伤、持续炎症和免疫失调、细胞死亡抑制和信号转导通路过度激活、ES、局部生长因子、细胞因子、转录因子和种系突变。

在欧洲心脏病学会/欧洲呼吸学会(ESC/ERS)制定的相关临床指南中,肺动脉高压的特点是枕前肺动脉高压,其定义为 MPAP ≥ 25 mmHg,PCWP ≤ 15 mmHg,静息时肺静脉压 ≥ 3 个单位。肺动脉高压有特发性和遗传性/家族性,也可由药物和毒素暴露引起,并与其他疾病相关,如结缔组织病、人类免疫缺陷病毒感染和先天性心脏病。

病理学上,肺动脉高压中的血管病变是由血管细胞(肺内皮细胞和肺动脉平滑肌细胞)的异常增殖引起的。肺动脉远端小血管水平异常的原因不仅包括肺动脉血管重构,还包括血管收缩和内皮功能障碍,这也会影响血管的扩张性和肺静脉阻力。此外,肾素-血管紧张素-醛固酮系统(RAAS)介导的神经体液激活也可能介导肺血管收缩和重构在肺动脉高压发病机制中发挥作用。

肺动脉高压患者,其肺动脉在长期缺氧、炎症及多种细胞因子的相互作用下,往往出现以内膜血管内皮细胞、中膜平滑肌细胞、成纤维细胞增殖和抗细胞凋亡为特征的血管重构,血管重构导致血管硬化,管壁增厚,管腔狭窄,肺循环阻力进一步增加,进而加重了心室负担,最终导致右心功能不全。血管内皮细胞损伤是血管重构的始动环节。内皮素-1(endothelin-1, ET-1)是迄今发现的较强的内源性血管收缩因子之一,肺部是ET-1作用和代谢的重要脏器,缺氧使ET-1基因表达及释放增强。内源性一氧化氮(nitric oxide, NO)是血管内皮细胞合成和分泌的另一种血管活性物质,具有很强的舒张血管平滑肌,抑制血管内皮细胞增殖的生物学作用。诱导型一氧化氮合酶(inducible nitric oxide synthase, iNOS)是NO合成的关键酶,在缺血、缺氧等情况下大量产生,诱导NO长时间释放;另外低氧条件下缺氧诱导因子-1α(hypoxia inducible factor-1 alpha, HIF-1α)上调肺动脉内皮细胞中的iNOS表达,两者共同激活iNOS mRNA的基因表达。慢性阻塞性肺疾病患者,内皮细胞功能失调,产生的血管舒缩物质(如NO、前列腺素E、血栓素等)失衡,内皮细胞开始增生,细胞外基质(extracellular matrix, ECM)过度沉积,包括管壁炎细胞浸润等因素,导致肺小血管管壁厚度增加,弹性下降,肺动脉硬化,增加了右心室负担,导致右心衰竭。在血管重构的过程中,由于ECM代谢紊乱导致的肺动脉血管壁ECM沉积老化是肺血管重构的主要形态学特征之一。ECM主要由胶原蛋白、糖蛋白、蛋白多糖等组成,也是构成血管壁的主要成分,ECM的成分结构变化、含量变化或者老化均会影响血管的重构过程。体内ECM的代谢主要由基质金属蛋白酶(matrix metalloproteinase, MMP)调节,MMP是一种锌离子依赖蛋白水解酶,是影响ECM合成与降解平衡的关键酶,MMP的活性影响ECM在血管壁的更新沉积和血管壁弹性。

肺动脉高压早期,肺血管的变化主要是功能性改变,如果能及时去除病因,有可能逆转病变或阻断病变的进一步发展。肺动脉高压晚期,肺血管器质性改变明显,病变处于不可逆阶段,治疗困难。

(一)肺血管功能性改变

慢性阻塞性肺疾病和其他慢性呼吸系统疾患发展到一定阶段,可以出现肺泡低氧和动脉血低氧血症。肺泡氧分压下降可引起局部肺血管收缩和支气管舒张,以利于调整通气/血流比例,并保证肺静脉血的氧合作用,这是机体的一种正常保护性反应。缺氧可促进肺血管收缩和生长反应,进而导致肺血管病理性改变,产生肺动脉高压,这是目前研究最为广泛而深入的机制,主要可概括为以下几个方面。

(1)体液因素:正常时,肺循环是一个低阻、低压系统,低度的肺动脉张力是由多种收缩血管的物质和舒张血管的物质共同维持的。缺氧可以使肺组织中多种生物活性物质的含量发生变化，其中包括具有收缩血管作用的物质，如内皮素、组胺、5－羟色胺（5－hydroxytryptamine，5－HT）、血管紧张素Ⅱ（angiotensin Ⅱ，Ang Ⅱ）、白三烯、血栓素A_2（thromboxane A_2，TXA_2）、前列腺素F_2（prostaglandin F_2，PGF_2），也包括具有舒张血管作用的物质，如NO、前列环素I_2（prostaglandin I_2，PGI_2）及前列腺素E_1（prostaglandin E_1，PGE_1）等。肺血管对低氧的收缩反应是上述多种物质共同变化的结果。缺氧使收缩血管物质与舒张血管物质之间正常的比例发生改变，收缩血管物质的作用占优势，从而导致肺血管收缩。

（2）神经因素：缺氧和高碳酸血症可刺激颈动脉窦和主动脉体化学感受器，反射性地引起交感神经兴奋，儿茶酚胺分泌增加，使肺动脉收缩。缺氧后存在肺血管肾上腺素能受体失衡，使肺血管的收缩占优势，也会进一步导致肺动脉高压的形成。

高碳酸血症时，动脉血二氧化碳分压（$PaCO_2$）本身不能收缩血管，主要是$PaCO_2$增高时，产生过多的H^+，后者使血管对缺氧收缩敏感性增强，使肺动脉压增高。

（3）缺氧对肺血管的直接作用：缺氧可直接使肺血管平滑肌膜对Ca^{2+}的通透性增高，使Ca^{2+}内流增加，肌肉兴奋-收缩偶联效应增强，引起肺血管收缩。

（二）肺血管器质性改变

HIF－1α及其下游目的基因ET－1、$iNOS$共同参与肺动脉高压的形成。其中，肺血管内皮结构受损导致功能的改变被认为是缺氧型肺动脉高压的始动因素。

慢性缺氧除了可以引起肺动脉收缩外，还可以导致肺血管重构，其具体机制尚不清楚，可能涉及肺内外多种生长因子表达的改变及由此产生的一系列生物学变化，如血小板衍生生长因子、胰岛素样生长因子、表皮生长因子等。其他各种伴随慢性胸肺疾病而产生的肺血管病理学改变也都可能参与肺动脉高压的发病。

（三）血液黏稠度增加和血容量增多

慢性阻塞性肺疾病严重者可出现长期慢性缺氧，促红细胞生成素分泌增加，导致继发性红细胞生成增多，血液黏滞性增高，使肺血流阻力增加。血细胞比容超过55%~60%时，血液黏稠度就明显增加，血流阻力随之增加。缺氧可使醛固酮增加，使水、钠潴留；缺氧使肾小动脉收缩，肾血流减少也加重水、钠潴留，血容量增多。血液黏稠度增加和血容量增多，更使肺动脉压升高。

慢性阻塞性肺疾病患者还存在肺毛细血管床面积减少和肺血管顺应性下降等因素，血管容积的代偿性扩大明显受限，因而肺血流量增加时，可引起肺动脉高压。

此外，溶血导致血浆中游离血红蛋白积累，这与肺动脉高压疾病进展显著相关。游离血红蛋白可释放游离血红素，一方面可损伤内皮，另一方面可诱导破坏性内皮屏障通路，导致血管周围水肿的形成。资料表明，肺动脉高压早期发生血管周围水肿和内皮屏障功能障碍。在肺动脉高压晚期，血管周围水肿随着血管系统厚度的增加而减少。因此，由于炎症细胞浸润血管周围区域、与外膜成纤维细胞相互作用，以及细胞因子在血管周围液中的积聚而引起的血管周围炎症都可能是疾病发展阶段的重要因素。此外，血管周围的液体泄漏会对淹没的血管系统造成局部缺氧，并导致血管僵硬。有数据表明缺氧组织标志物碳酸氢酶

Ⅸ(caⅨ)在血管周围液体包围的血管系统中的表达增加,但在没有水肿的血管中没有表达。这将在肺部诱导缺氧诱导因子介导的代谢重编程,增加右心的负荷,导致肥大。

（四）肺循环血流动力学障碍的形成

肺循环是一个低压大容量的系统。肺动脉收缩压正常值≤25 mmHg,PVR 平均值为(0.8±0.4)WU,小于全身循环的 1/10。由于肺的低电容特性,肺血管系统的血液流量增加。肺动脉高压导致肺循环血流动力学障碍的主要原因如下。

（1）长期反复发作的慢性支气管炎及支气管周围炎症可累及邻近的肺小动脉,引起血管炎,腔壁增厚,管腔狭窄或纤维化,甚至完全闭塞,使 PVR 增加,产生肺动脉高压。

除了大弹性动脉、肺叶和节段性肺动脉的硬化外,肺动脉高压还可归因于内膜肥厚和(或)增生,内膜和外膜纤维化、(原位)血栓性病变和丛状病变的直径 70~500 μm 范围的末梢肌性动脉损伤。

（2）随肺气肿的加重,肺泡内压增高,压迫肺泡毛细血管,造成毛细血管管腔狭窄或闭塞。

（3）肺泡壁的破裂造成毛细血管网的毁损,肺泡毛细血管床减损超过 70% 时则肺循环阻力增强,促使肺动脉高压的发生。

（4）肺血管收缩与肺血管重构:慢性缺氧使血管收缩,管壁张力增高可直接刺激管壁增生。肺细小动脉和肌型微动脉的平滑肌细胞肥大或萎缩,细胞间质增多,内膜弹力纤维及胶原纤维增生,非肌型微动脉肌化,使血管壁增厚硬化,管腔狭窄,血流阻力增大。内皮源性舒张因子(endothelium derived relaxing factor, EDRF)和内皮源性收缩因子(endothelium derived contracting factor, EDCF)在缺氧性肺血管收缩反应中的作用特别引人重视,多数人认为缺氧时 EDRF 的生成减少。缺氧性肺血管收缩并非完全取决于某种缩血管物质的绝对量,很大程度上取决于局部缩血管物质和扩血管物质的比例。

（五）相关基因调节机制研究

缺氧诱导因子(hypoxia-inducible factor, HIF)和蛋白激酶 B[(protein kinase B, PKB),也称 AKT]被认为在肺动脉高压的代谢转换中起调节作用。HIF 可上调糖酵解基因的表达,如己糖激酶 2(HK-2)、葡萄糖转运蛋白 1(GLUT-1)、葡萄糖转运蛋白(GLUT-3)、磷酸果糖激酶(phosphofructokinase, PFK)和生长因子,这些基因反过来又可诱导 AKT。AKT 激活可通过诱导 HIF 信号转导,以及葡萄糖转运蛋白(GLUT-4)和哺乳动物雷帕霉素靶蛋白(mammalian target of rapamycin, mTOR)磷酸化的易位,进一步激活细胞增殖、凋亡抵抗和糖酵解。mTOR 激酶是肺血管重构和右心肥大的重要调节因子。此外,氧化应激的增加有助于 HIF 和 AKT 的激活,进而产生一个前馈回路。

此外,HIF-1α 上调了丙酮酸脱氢酶激酶(PDK)的表达,该激酶是线粒体酶丙酮酸脱氢酶(PDH)的抑制剂,并可降低线粒体内钙含量,从而额外损害 PDH 的 Ca^{2+} 依赖性活性。PDH 失活是疾病病理学的一个潜在原因,因为 PDH 失活限制丙酮酸流入三羧酸循环。限制线粒体基质中氧化磷酸化底物的形成,可以使 PDH 失活,进而糖酵解转换。事实上,用 PDK 抑制剂二氯乙酸(DCA)体外治疗肺动脉高压可诱导 PDH 活化,增加线粒体呼吸,改善动物模型的右心室功能。给予肺动脉高压患者 DCA 可降低 MPAP 和减小 PVR，说明 PDH 活性在肺动脉高压发病机制中发挥重要作用。

（六）代谢相关

目前尚不清楚线粒体功能障碍在血管细胞糖酵解转换过程中的作用是一种因果事件还是仅仅是疾病的后果。研究表明，抗霉素 A（antimycin A，AA）对线粒体呼吸的慢性抑制作用导致肺动脉压升高和血管壁增生，且导致从低氧动物中分离出的外膜成纤维细胞表现出糖酵解上调。糖酵解成纤维细胞反过来通过成纤维细胞-巨噬细胞相互作用激活炎症途径，导致细胞因子和趋化因子（如 IL-1β、IL-6 和 VEGF-A）分泌，从而促进血管重构。

代谢特征分析表明，在肺动脉高压发展的早期阶段，糖酵解和脂肪酸 β 氧化及炎症、氧化应激和纤维化生物标志物发生了显著的变化。也就是说，糖酵解增加，脂肪酸氧化减少都发生在肺动脉高压疾病的早期。

在发育阶段，促炎和抗炎前列腺素及 ω-6 脂肪酸都增加了。氨基葡萄糖及其衍生物和羟脯氨酸水平的升高表明易发生 ECM 重构。伴随着外膜成纤维细胞的激活，这可能涉及血管系统中的促纤维化变化。此外，升高的不对称二甲基精氨酸[一种内源性一氧化氮合酶（NOS）抑制剂]和精氨酸酶的上调可通过尿素循环增加精氨酸的消耗，同时尿素、鸟氨酸和多胺含量也明显增加，所有这些事件都表明精氨酸稳态受到破坏。肺动脉高压患者的血浆显示三羧酸循环中间产物、酰基肉碱、尿素、色氨酸和多胺代谢物显著增加。从肺动脉高压患者收集的肺组织中发现有精氨酸代谢物、ECM 代谢物、多胺、三羧酸循环中间产物的类似变化及血红蛋白降解的增加。可见，这些代谢过程变化发生在肺动脉高压形成的各阶段。

（七）炎症相关

肺动脉高压的炎症途径是其重要发病机制。肺动脉高压患者血管周围区域的炎性细胞（巨噬细胞、淋巴细胞、肥大细胞）浸润增加，血浆中循环细胞因子数量增加，如单核细胞趋化蛋白 1/趋化因子 2、趋化因子 5、TNF-α、IL-1 和 IL-6。重要的是，IL-6 和 TNF-α 的过度表达可诱导肺动脉高压的自发发展。细胞因子诱导肺动脉高压的机制是基于内皮细胞、平滑肌细胞和成纤维细胞可通过转录因子、信号转导及转录激活因子 3、丝裂原活化蛋白激酶、蛋白激酶 C 和 AKT 信号级联诱导增殖反应。因此，这促进了肺血管重构和随后的肺动脉压升高。

在血管周围炎症消退阶段，肺血管系统可发生 ECM 重构和纤维化组织形成。性激素是血管重构的纤维化表型易感性的重要组成部分。有研究表明发育性下调蛋白 9（NEDD9）在促生化转化生长因子 β（TGF-β）信号转导中存在着抗十肽同源物 3（Smad3）的作用。氧化应激介导的 NEDD9 损害了其与 Smad3 的复合物，导致胶原生成增加，而不依赖配体刺激。因此，这项工作在氧化应激和血管纤维化之间建立了一个重要的直接联系。女性激素介导抗氧化反应是公认的，因此，这一机制可以解释男性易患血管纤维化的原因。相反，结缔组织疾病已知与肺动脉高压发展的高风险有关。动脉纤维化会增加血管硬度，并通过下面的纤维化组织血管细胞的剪应力增加心脏负荷。

虽然已认识到肺动脉高压发病机制中炎症反应的复杂性,但尚未确定参与肺动脉高压发展的炎症的初始触发因素。尚不清楚肺血管系统的初始损伤是否激活炎症反应,或病原体/毒素介导的炎症是否损害肺血管系统,然而这两种情况在肺动脉高压早期都一定会发生。毒素或氧化应激对内皮和平滑肌细胞的初始损伤可导致损伤相关分子模式(damage associated molecular pattern, DAMP)激活并释放,随后通过模式识别受体(pattern recognition receptor, PRR)激活炎症细胞。破裂的红细胞也可能是 DAMP 的来源,病原体可以释放病原体相关分子模式(pathogen associated molecular pattern, PAMP),也可以通过 PRR 激活炎症反应。

（八）细胞相关

肺血管细胞的损伤是最早参与肺动脉高压发生和发展的机制之一,抑制血管内皮信号分子——血管内皮生长因子(vascular endothelial growth factor, VEGF)与缺氧可共同诱导肺内皮细胞凋亡,表现为严重的血管增殖性肺动脉高压。肺内皮细胞的初始凋亡能诱导剩余存活细胞的转变和选择,这会形成高度增殖和抗凋亡的亚群体,进而介导肺动脉高压进展。紫外线照射、药物和毒素、剪应力、线粒体功能障碍、氧化/硝化应激及遗传因素(如 BMPR2 信号丢失)在内的凋亡诱导刺激被证明与肺动脉高压的发病机制直接相关。相反,细胞凋亡抑制剂可以防止肺动脉高压的发展。肺中过度表达血管内皮生长因子可以抑制缺氧诱导的肺纤维化相关的肺动脉高压,阻断或缺失一种基因导致内皮细胞凋亡的肿瘤坏死因子相关凋亡诱导配体可以阻止肺动脉高压的发展。

凋亡细胞死亡不仅在肺动脉高压的发生中起作用,而且在发育阶段的持续进展中起作用,在一定程度上表明,与肺动脉高压相关的损伤不是一种“撞击和奔跑”效应,而是一个持续的过程,不断地介导疾病的发展。例如,Caspase-3 和 p53 等促凋亡因子在晚期不可逆地使肺动脉高压疾病患者的肺动脉压升高。

最初血管壁损伤在肺动脉高压中的作用已被广泛接受,但细胞凋亡转化为肺血管细胞增殖的具体机制仍存在争议。总的来说,细胞凋亡是组织完整性和内环境平衡的重要调节器,可以去除受损或不再具有功能的细胞,这代表的是一种无声的细胞损伤,然而,这种无声并不是完全的。凋亡细胞的吞噬清除需要产生化学吸引剂,这些化学吸引剂对于吞噬细胞识别和吞噬垂死的细胞至关重要,其与后来发现的凋亡细胞通过释放促凋亡、抗凋亡和有丝分裂途径的调节器来调节其局部环境的能力,解释了持续的血管凋亡在随后的周围细胞增殖中的最终作用。

研究发现,通过分泌肿瘤坏死因子-α(tumor necrosis factor-α, TNF-α)可以诱导组织部分凋亡进而刺激远端细胞的凋亡。其他诱导细胞死亡传播的机制需要功能性缝隙连接。两个不同的研究小组描述了细胞死亡信号是通过缝隙连接使用两个不同的系统传播的。凋亡细胞使用间隙连接蛋白 43(CX43)与非凋亡细胞结合,并传播细胞死亡。通过表达一个显性阴性突变体 CX43,使细胞中死亡细胞簇的形成受到抑制。相同的 CX43 介导的细胞间通讯可以从受辐射的“旁观者”细胞传输到未受辐射的“旁观者”细胞,这些细胞开始表达基因损伤或应激诱导基因表达的变化。由于缝隙连接通常能通过高达 1 000~1 500 Da 的分子,因此损伤信号的传播可能会通过 Ca^{2+}、核苷酸或肽之类的离子代谢物交换来实现。脂质过氧化物产物、肌苷核苷酸和细胞因子（如 TNF－α）及活性氧（reactive oxygen species，ROS）是将损伤信号从凋亡细胞传递到健康细胞的候选物质。细胞杀伤信号级联的相同传播可协调肺血管系统中的凋亡细胞死亡，以响应上述各种损伤性刺激。

凋亡细胞也可以介导凋亡诱导的死亡抵抗。与 PAH 相关的重要生存信号通过 VEGF 介导。由死亡的内皮细胞分泌，在存活的内皮细胞和血管平滑肌细胞中诱导凋亡抵抗。另一个重要的内皮生存因子——血管生成素-1，不仅由凋亡细胞产生，也由与凋亡细胞相互作用的单核细胞产生。炎症细胞也是 IL－6 的来源，IL－6 是一种多效性细胞因子，用于阻止暴露在有毒环境中的不同血管细胞的凋亡。相比之下，凋亡的内皮细胞以鞘氨醇 1 磷酸（s1p）依赖的方式促进巨噬细胞的存活，从而确保死亡细胞的快速吞噬。这种双面保护代表了不同类型细胞之间的功能网络，可协同稳定使血管壁免受损伤。

这种促凋亡刺激和抗凋亡刺激的结合并不能完全解释每个受影响细胞做出生存与凋亡决定的过程。目前的观点倾向于把每一个细胞群看作是对凋亡刺激更敏感或更具抵抗力的细胞的混合物。这意味着，在持续的自扰性细胞凋亡的条件下，由于敏感细胞的死亡和对幸存细胞凋亡抵抗的刺激，这种情况有利于选择抗凋亡细胞。凋亡内皮细胞释放的 TGF－1β 可促进内膜增生，血管平滑肌增殖和迁移，内皮-间充质转化与内皮细胞衍生的血管平滑肌积聚，以及 ECM 沉积。缺氧环境是一种促进内皮细胞凋亡的条件，通过前列腺素介导的机制刺激血管平滑肌的增殖，通过碱性成纤维细胞生长因子的分泌刺激成纤维细胞的生长。据报道，暴露于凋亡介质中的成纤维细胞以结缔组织生长因子反应方式进行肌成纤维细胞分化。内皮损伤损害了 NO 的分泌，NO 是一种主要的旁分泌血管扩张剂，具有抗有丝分裂的特性，可以刺激 ET－1 的分泌，而 ET－1 是一种有效的血管收缩剂和有丝分裂原。细胞凋亡也与 ROS 的增加有关，ROS 可以启动和控制细胞凋亡诱导的增殖的不同方面。

即使在免疫系统调节的背景下，凋亡细胞死亡也并非毫无作用，其在一定程度上发挥抗炎的作用。炎症的抑制是通过一系列的步骤实现的。首先，它需要吞噬细胞迅速有效地吞噬凋亡细胞，以防止细胞内含量的失控释放。这类引诱剂的实例包括脂质溶血磷脂酰胆碱（LPC）、趋化因子 CX3CL1（fractakine，FKN）、核苷酸 ATP 和 UTP、内皮素-单核细胞激活肽Ⅱ（endothelin-monocyte activating peptide Ⅱ，EMAP Ⅱ）、血小板反应蛋白Ⅰ、TGF－β、膜联蛋白Ⅰ和凋亡细胞的氧化磷脂。其中一些引诱剂也被认为是抗炎介质，如凋亡细胞衍生的 TGF－β 和 FKN 可抑制巨噬细胞促炎反应。

凋亡细胞通常被认为是 DAMP 的来源，它会引发一连串的炎症反应。例如，高迁移率族蛋白 1（high mobility group box－1 protein，HMGB1）可通过激活 PRR 刺激炎症细胞激活。然而，与坏死相反，凋亡细胞由于能够附着在凋亡染色质上，HMGB1 产量较低，人肺动脉内皮细胞尤其如此。凋亡细胞产生的 ROS 氧化细胞内蛋白质及细胞外环境中的蛋白质，因此，HMGB1 和其他氧化还原敏感的 DAMP 可能以预先氧化的非活性形式分泌，或在分泌后被氧化迅速灭活。重要的是，氧化的 HMGB1 具有抑制炎症的作用，因为它能够启动免疫耐受。凋亡细胞也能通过一种与旁分泌作用或吞噬作用无关的机制来调节先天免疫抑制，这一过程由编码炎症细胞因子的基因直接转录抑制组成，并可在巨噬细胞、成纤维细胞及所有可能与凋亡细胞接触的邻近细胞中被激活。一旦巨噬细胞吞噬凋亡细胞,它们就类似于另一种激活模式,并转化为抗炎 M2 表型的巨噬细胞,而不是经典的促炎 M1 表型。这种 M2 巨噬细胞产生一系列抗炎介质,包括 TGF-β、IL-10 和前列腺素。此外,已经激活的 M1 巨噬细胞对凋亡细胞的吸收将抑制促炎性细胞因子的产生,如 TNF-α、IL-6、IL-1β、IL-8 和 IL-12。因此,细胞凋亡不仅可以阻止炎症反应的发展,而且可以停止任何持续的炎症反应。此外,巨噬细胞的加入会将凋亡细胞摄取到脂多糖(LPS)诱导的炎症细胞中,从而减少炎症途径。除了抗炎活性外,M2 巨噬细胞还通过分泌 ECM 成分及血管生成和趋化因子在组织修复中发挥重要作用,因此可直接促进血管重构。

　　尽管细胞凋亡具有抗炎作用,但肺动脉高压的发生与血管性肺壁的严重炎症改变密切相关。肺动脉高压先天性和适应性免疫系统的激活与肺血管损伤直接相关,这似乎产生了一个明显的悖论,这需要考虑到细胞凋亡并不是受损细胞的唯一结果。肺动脉高压细胞损伤也可能引起凋亡或坏死,这些类型的细胞死亡在肺动脉高压发病机制中的作用几乎没有被证实。坏死细胞和凋亡的死细胞都是 DAMP 的来源,也都是许多炎症反应的激活剂。在野百合碱(monocrotaline, MCT)诱导的肺动脉高压早期释放到细胞外空间的 HMGB1 有助于肺动脉高压的形成。缺氧诱导的肺动脉高压的肺动脉壁中存在核外 HMGB1 的累积。凋亡细胞即使在二次坏死后也不会释放 HMGB1,因为细胞凋亡过程中出现的一种或多种染色质成分乙酰化不足,导致 HMGB1 与染色质的结合牢固。因此,由于 HMGB1 的释放将坏死细胞与凋亡细胞区分开来,可以预期 MCT 或缺氧诱导的肺动脉高压与坏死细胞死亡有关,这种坏死能够通过激活 TLR4/NF-κB 启动肺动脉中的炎症信号转导,激活内皮细胞并增加炎症细胞的募集,激活的单核细胞和巨噬细胞反过来又能主动分泌 HMGB1,这一过程需要 HMGB1 超乙酰化,因此与凋亡细胞中发生的低乙酰化和核保留相反。然而,如果周围的血管细胞因凋亡而死亡,吞噬细胞在产生任何细胞因子之前的促炎性激活是不可能发生的。相反,从坏死细胞释放的 HMGB1 是巨噬细胞向 M1 样表型重新编程的积极促进者,而其中和作用降低了 M1 巨噬细胞的浸润。因此,坏死启动促炎机制,而不是凋亡。通过使巨噬细胞向 M1 样表型分化,HMGB1 也减少了 M2 巨噬细胞的数量,并干扰了凋亡细胞的正常清除,因此,一旦释放到细胞外环境中,HMGB1 将正常维持的促炎和抗炎事件之间的平衡转移到炎症,而炎症反过来又会自我延续。

　　凋亡细胞产生的许多其他 DAMP 具有核酸、细胞溶质或线粒体来源,可通过刺激促生存/增殖途径参与组织愈合,或诱发炎症。所有这些因素的特殊贡献尚未确定,但其中一些已经被报道为与肺动脉高压相关的有前景的生物标志物。

第二节　心脏病变与肺源性心脏病

　　肺循环阻力增加时,右心发挥其代偿功能,以克服肺动脉压升高的阻力而发生右心室肥厚。肺动脉高压早期,右心室尚能代偿,舒张末压仍正常。随着病情的进展,特别是急性加重期,肺动脉压持续升高且严重,超过右心室的负荷,右心失代偿,右心排血量下降,右心室收缩末期残留血量增加,舒张末压增高,促使右心室扩大和右心衰竭。

肺源性心脏病患者除发现右心室改变外,也有少数可见左心室肥厚。当前对肺源性心脏病左心室发生肥厚的原因有不同的认识,有学者认为该病由伴发的高血压或冠心病等所致,与肺源性心脏病无直接关系。国内较多临床研究表明,肺源性心脏病甚至失代偿期,测得 PCWP 属正常范围,认为左心室肥大患者应首先考虑左心病变。但也有学者认为肺源性心脏病时若由于缺氧、高碳酸血症、酸中毒、相对血流量增多等因素持续性加重,则可发生左、右心室肥厚,甚至导致左心衰竭。

除此之外,左心功能障碍导致左心充盈压升高,可导致肺静脉压升高、肺淤血、肺循环阻力增加,随着病程进展和压力传导,肺动脉发生血管内皮功能障碍,出现反应性血管收缩,神经内分泌激活导致肺小动脉血管重构、炎性细胞激活、NO 减少、内皮素分泌增加、利钠肽舒张血管作用降低,进一步导致肺血管重构发生,肺动脉高压形成,最终导致右心室后负荷增加及右心衰竭。

第三节　氧化应激与肺源性心脏病

活性氧(ROS)是一个以氧为基础的具有高度化学活性的物质家族,包括母体超氧自由基($\cdot O^{2-}$)及其直接歧化产物过氧化氢(H_2O_2)、羟自由基($\cdot OH$)、次氯酸(OCl^-)和过氧化氢自由基($HO_2\cdot$)。ROS 的细胞来源包括 NADPH 氧化酶(NOX)酶家族、线粒体电子传递链复合物(主要是Ⅰ和Ⅲ)、黄嘌呤氧化还原酶(XO)、细胞色素 P450、脂质氧合酶,还包括了环氧合酶(COX)和脂氧合酶(LOX)、过氧化物酶和非偶联 NOS。氮氧化物蛋白质被认为是唯一的"专业"ROS 发生器,因为 ROS 是它们的主要产物,而不是它们化学反应的副产物。NOX1、NOX2、NOX4 和 NOX5 在肺血管系统中表达。为了平衡细胞中 ROS 的来源,存在许多内源性抗氧化系统。这些包括超氧化物歧化酶(SOD,它将 O_2 转化为 H_2O_2)、过氧化氢酶(将 H_2O_2 转化为 H_2O)、谷胱甘肽过氧化物酶、血红素加氧酶(HO)、谷氧还蛋白、谷胱甘肽和硫氧还蛋白。非酶抗氧化系统也有助于平衡,包括维生素 C、维生素 E、维生素 A、谷胱甘肽和 β-胡萝卜素。与 ROS 相似,活性氮(reactive nitrogen species, RNS)是一类含有氮原子的反应活性分子,如一氧化氮(NO)、过氧亚硝基($ONOO^-$)等。NO 的主要酶源是 NOS,其中有 3 种亚型:神经元(nNOS 或 NOSⅠ)、可诱导(iNOS 或 NPSⅡ)和内皮(eNOS 或 NOSⅢ)。通过几种亚硝酸盐还原酶还原亚硝酸盐也可以产生 NO。NO 可与蛋白质半胱氨酸残基、含铁蛋白质中的血红素铁和脂类反应。重要的是,NO 也能与 $\cdot O^{2-}$ 反应生成高活性过氧亚硝酸盐,这会导致蛋白质硝化(酪氨酸残基修饰成硝基酪氨酸)。

ROS、RNS 及其来源(如用于 ROS 的 NOX 酶)与体内和体外研究中的 pH 和右心室(right ventricle, RV)的相关反应有关,并且越来越多的证据表明,肺动脉高压患者的 ROS 水平增加。例如,全身和肺血管 EC、血管平滑肌细胞(SMC)和外膜成纤维细胞表达 NOX1、

NOX2 和 NOX4,这些酶在多项研究中都与肺动脉高压有关。肺动脉高压患者血浆中的 ROS 清除分子谷胱甘肽和维生素 E 较低,而丙二醛(MDA)和脂质过氧化氢等脂质过氧化产物升高。硝基酪氨酸、5-氧代-二十碳五烯酸和羟二十碳五烯酸(HETE)的水平也升高。NO 和黄嘌呤氧化还原酶在体内和肺血管平滑肌细胞中的作用已被证实。ROS/RNS 的一个全局效应是通过化学清除降低生物利用度,类似于形成高活性过氧亚硝酸盐时发生的情况。这有助于增加血管收缩和受损的血管舒张,从而促进肺动脉高压的发展。NO 是一种主要的血管扩张剂和基础血管舒缩张力的调节器。无信号或其信号的中断可导致血管舒张受损,并与 pH 相关。此外,ROS 的来源,如氮氧化物酶和 XO 可以中断 NO 的产生和信号转导,进一步导致 NO 生物利用度的降低。事实上,已经证明使用亚硝酸盐作为 NO 源与实验 pH 的衰减有关。ROS/RNS 也与肺血管收缩剂 ET-1 的增加水平和信号转导有关,而 ET-1 是引起肺动脉高压发展的主要因素之一。

ROS 和 RNS 对促进血管细胞增殖、迁移、肥大和凋亡的细胞和分子变化也有重要影响,并与促进内皮、平滑肌和成纤维细胞增殖有关。NOX1 的中断与肺动脉内皮细胞增殖的减弱有关,NOX4 的靶向作用与肺动脉平滑肌和成纤维细胞增殖的减少及成纤维细胞凋亡的增加有关。两种亚型在肺动脉高压患者肺组织中均上调。NOX4 效应似乎与 mTOR 复合物 mTORC2 和 AMPK 的激活有关。在药物抑制剂作用下以 ROS 为靶点的新生儿持续性酸碱度模型中,载脂蛋白和 N-乙酰半胱氨酸与内皮细胞血管生成的改善有关。一般来说,除了 DNA、蛋白质和脂质的直接氧化和自由基损伤外,ROS(如 H_2O_2)还影响关键信号转导通路和转录因子,这些信号转导通路和转录因子驱动与肺动脉高压和肺血管重构相关的细胞病理生理过程密切相关。相关信号转导通路和转录因子主要包括有丝分裂原活化蛋白激酶(MAPK)途径、p38、ERK1/2、c-Jun N 端激酶(JNK)途径、AKT/PKB 途径、NF-κB 转录因子、p53 和 ap1。

其他如 NOX1 通过上调音猬因子(sonic hedgehog, Shh)介导的 BMP 信号拮抗剂 gremlin1 的表达来促进肺动脉内皮细胞增殖。BMP 受体和信号损伤普遍存在于肺动脉高压的遗传形式中,也与特发性肺动脉高压的一个子集有关。此外,gremlin1 还与 HIF2α 和血管平滑肌增生、迁移和血管生成有关,进一步支持了 ROS 在这些过程和酸碱度发展中的作用。研究表明,通过 NOX 抑制药物减少缺氧诱导的肺血管内皮和平滑肌增殖,并将这种减少与 TGF-β 的减少和过氧化物酶体增殖物激活受体 γ(PPARγ)的挽救联系起来。此外,NOX1 介导的增殖与肺动脉平滑肌细胞中 sod2、nrf2、cyclin d1 和 cofilin 的调节有关。在肺动脉高压模型中观察到 caveolin-1(cav-1)的减少表达与抑制 NOX 相关;这与增加 NOX 活性和 ROS 升高相关。同样,有证据表明 TGF-β 是一种有效的细胞表型调节剂,通过激活肺动脉平滑肌细胞中的胰岛素样生长因子结合蛋白 3(igfbp3)和 AKT/PKD 来上调 NOX,特别是 NOX4。

ROS 已被证实参与了缺氧性肺血管收缩的急性和慢性调节,包括相关的过程,如血管细胞增殖和中间肥大,部分通过调节钙通道和钾通道,但精确的机制仍然难以确定。例如,在来自 NOX1 空白动物的肺动脉平滑肌细胞中,kv1.5 电压依赖性钾通道减少,细胞内 K^+ 水平增加,凋亡细胞减少。另外,通过与 kv1.5 的直接关联,ROS 和 NOX4 的中断被证明可以提高

缺氧诱导的 K^+ 电流降低。这些差异暗示了这些过程的复杂性,但确实支持了在肺动脉高压中 ROS 和钾电流之间的明确联系。NOX2 基因缺失或 SOD 的增加也减少了缺氧小鼠的血管收缩,支持了 ROS 的作用,并进一步支持了与 NO 减少的潜在相互作用。ROS 影响细胞内 Ca^{2+} 和钙通道的机制,即 Cav1.2 通道,可能涉及糖酵解丙酮酸激酶 M2(PKM2)的下调,并涉及 PKC 信号转导的作用。ROS 执行其第二信使效应的一种机制是通过氧化和关闭磷酸酶,将这些主要途径的激酶和磷酸酶之间的平衡转移到活化上。这主要通过氧化效应蛋白的关键半胱氨酸残基发生。RNS - $ONOO^-$ 可直接诱导蛋白酪氨酸硝化,从而抑制和刺激参与血管舒张的重要酶的降解,如 eNOS、PKG。酪氨酸硝化还可以模拟内皮细胞中的磷酸化并诱导 AKT 的活化。

因此,可以看出,ROS/RNS 在肺动脉高压及其驱动过程的发展和进展中起着重要作用。它们是未来发展的可行治疗目标。有证据表明重组 SOD 和 SOD 模拟物、eNOS 抑制剂、NOX 抑制剂和 ROS 清除剂的增加均可显示降低动物模型中的肺动脉高压值。未来针对组织特异性抑制 ROS 或 ROS 来源的治疗方法可能证明对现有药物有价值的附加治疗,这些药物可以防止血管重构后果。

肺源性心脏病时,PVR 增加、肺动脉高压的原因中功能性因素较器质性因素更为重要。在急性加重期经过治疗后,缺氧和高碳酸血症得到纠正,肺动脉压可明显降低,部分患者甚至可恢复到正常范围。因此,在缓解期如 MPAP 正常,不一定没有肺源性心脏病。

临床研究证明,阻塞性肺气肿、肺源性心脏病的肺动脉高压,可表现为急性加重期和缓解期肺动脉压均高于正常范围;也可表现为间歇性肺动脉压增高。这两种现象可能是肺源性心脏病发展的不同阶段和临床表现,也可能是两种不同的类型。临床上测定肺动脉压,如静息 MPAP≥2.67 kPa(20 mmHg),即为显性肺动脉高压;若静息 MPAP<2.67 kPa,而运动后 MPAP>4.0 kPa(30 mmHg)时,则为隐性肺动脉高压。肺源性心脏病患者多为轻、中度肺动脉高压。

此外,肺血管性疾病,如原发性肺动脉高压、反复发作的肺血管栓塞、肺间质纤维化、肺尘埃沉着病等皆可引起肺血管的病理的改变,使血管腔狭窄、闭塞,使 PVR 增加,发展成肺动脉高压。

肺动脉高压中的肺血管重构不仅以肺动脉壁[肺动脉平滑肌细胞(PA-SMC)、内皮细胞、成纤维细胞、肌成纤维细胞和外周细胞]中不同血管细胞的积累为特征,而且还有前毛细血管动脉减少和血管周围浸润炎性细胞(B 细胞、T 细胞、肥大细胞、树突状细胞、巨噬细胞等)增多的特征。由于目前的肺动脉高压的治疗并不专门针对肺血管重构和炎症,因此迫切需要更好地确定肺动脉管腔变窄和血管周围炎症及血管损失的病理生理学机制,以支持针对扭转这些变化并再生新肺血管的创新治疗。

第四节　胸廓畸形与肺源性心脏病

胸廓病变、脊柱弯曲、胸膜纤维化、胸廓成形术后等所致胸廓畸形可导致肺源性心脏病的发生,相对其他病因,胸廓畸形所致肺源性心脏病所占比例最小。

胸廓畸形致肺源性心脏病机制:① 胸部畸形使支气管变形,肺内气体分布不均,血管扭曲、闭塞,血流灌注不均,造成局部通气血流比例失调。② 因肺内气体交换面积减小,弥散功能下降,导致低氧血症。长期缺氧引起肺血管收缩,血管壁增厚,肺血管闭塞,血管面积减少,最后形成肺动脉高压,导致肺源性心脏病。③ 由于支气管扭曲、狭窄,导致排痰不畅,使气管及肺部反复感染,造成管腔进一步狭窄,气道阻力增高,引起缺氧及二氧化碳潴留。

肺源性心脏病发生、发展的病理生理过程复杂,影响因素众多,除受上述因素影响外,患者的个体差异、身心状态、生活方式、饮食习惯、生活环境等因素也对肺源性心脏病的发展起到了重要作用。因此,深入研究肺源性心脏病发病的关键环节,明确关键治疗靶点,制定个体化治疗方案,将有助于肺源性心脏病患者的临床治疗和康复。更重要的是,从肺源性心脏病的诊断角度来看,如果更多的研究工作集中在剖析疾病早期阶段和随后按疾病进展的时间顺序所涉及的途径上,这将是非常有益的。

第三章

肺源性心脏病的诊断和临床评估

第一节 分类和诊断

一、分类

根据起病缓急和病程长短,肺源性心脏病可分为急性肺源性心脏病和慢性肺源性心脏病两大类。急性肺源性心脏病是指因各种原因所致的急性右心功能障碍,尤其常见于肺栓塞引发的突发肺循环阻力增加,主要病理表现为右心室扩张;慢性肺源性心脏病常见于肺动脉压力逐渐升高最终导致右心室作功增加而引起右心功能障碍,主要病理表现为右心室肥厚。

（一）急性肺源性心脏病

急性肺源性心脏病,简称急性肺心病,来自静脉系统包括下肢深静脉和盆腔静脉的血栓、血栓性静脉炎所致脱落的血栓,或右心的栓子进入肺循环系统,或感染性病灶、癌栓、脂肪栓塞、羊水栓塞、空气栓塞等,导致肺动脉主干及其分支广泛栓塞,同时可伴发广泛肺细小动脉痉挛,肺循环阻力升高,肺动脉压急速升高,右心功能失代偿,引起急性右心室扩张和右心衰竭。急性肺栓塞是最常见的致病原因。此外,慢性阻塞性肺疾病和各类肺动脉高压的急性加重期、急性呼吸窘迫综合征(acute respiratory distress syndrome , ARDS)、机械通气也可引起急性肺源性心脏病。

（二）慢性肺源性心脏病

慢性肺源性心脏病,简称慢性肺心病,可由支气管肺疾病(慢性阻塞性肺疾病、支气管哮喘、支气管扩张、肺结核、肺间质纤维化等)、胸廓疾病(广泛胸膜粘连、脊柱关节病、胸廓畸形等)、神经肌肉疾病(重症肌无力、急性脱髓鞘性病变等)、通气驱动力失常性疾病(阻塞性睡眠呼吸暂停低通气综合征、肥胖低通气综合征等)、肺血管疾病(结节性肺动脉炎、多发性肺小动脉栓塞等)等各种原因导致肺功能和肺正常结构的改变,引起持续性肺动脉高压,进而逐步发展最终导致右心负荷增加,室壁肥厚,右心室肥大,进一步发展出现右心衰竭,其中继发于慢性阻塞性支气管炎或肺气肿引起的慢性阻塞性肺疾病及肺动脉高压是最为常见的致病原因。

二、分期分级

（一）急性肺源性心脏病分期

急性肺栓塞是导致急性肺源性心脏病最常见的原因，故临床对肺栓塞可能性及严重程度的评估对急性肺源性心脏病后续的诊断及治疗至关重要。

1. 急性肺栓塞临床可能性评估

2014 年 ESC 在《急性肺栓塞诊断和管理指南》中使用了 Wells - PE 评估量表、Geneva - PE 评估量表进行临床可能性评估，具体见表 3 - 1、表 3 - 2。

表 3 - 1 Wells - PE 评估量表

Wells 评分法	原 始 版 本	简 化 版
既往肺栓塞或深静脉血栓	1.5	1
心率≥100 次/分	1.5	1
过去 4 周内手术或制动	1.5	1
咯血	1	1
活动性癌症	1	1
深静脉血栓的临床征象	3	1
非肺栓塞其他诊断的可能性小	3	1
三 分 类 法	原 始 版 本	简 化 版
低可能性	0~1	不适用
中度可能性	2~6	不适用
高度可能性	≥7	不适用
二 分 类 法	原 始 版 本	简 化 版
不太可能	0~4	0~1
很有可能	≥5	≥2

表 3 - 2 Geneva - PE 评估量表

修正的 Geneva 评分法	原 始 版 本	简 化 版
既往肺栓塞或深静脉血栓	3	1
心率：75~94 次/分	3	1
≥95 次/分	5	2
过去 1 个月内手术或骨折	2	1
咯血	2	1
活动性癌症	2	1
单侧下肢痛	3	1
下肢深静脉触痛和单侧下肢水肿	4	1
年龄>65 岁	1	1

续表

三 分 类 法	原 始 版 本	简 化 版
低可能性	0~3	0~1
中度可能性	4~10	2~4
高度可能性	≥11	≥5

二 分 类 法	原 始 版 本	简 化 版
不太可能	0~5	0~2
很有可能	≥6	≥3

2. 急性肺栓塞严重程度临床分级

疑似急性肺栓塞患者,在排除新发心律失常、血容量下降、脓毒血症后,若收缩压<90 mmHg,或收缩压下降≥40 mmHg并持续15分钟以上者,说明存在低血压或休克,此时属于高危患者,否则为非高危(图3-1)。

(二)慢性肺源性心脏病分期

1. 肺、心功能代偿期(临床缓解期)

该期患者往往心功能代偿情况尚可,肺功能处于代偿状态,所以临床表现以肺部原发病为主。症状常见慢性咳嗽、咳痰、喘息,活动后心悸、气短、乏力,劳动耐力下降,可见有不同程度的缺氧表现、胸痛、咯血。体征常见肺气肿表现,如桶状胸、肋间隙增宽、肺部叩诊过清音、肝上界和肺下界下移,肺底活动度缩小,听诊普遍呼吸音降低,急性期可

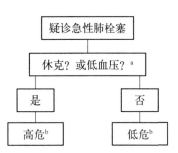

图3-1　急性肺栓塞初始危险分层

a. 在排除新发心律失常、血容量下降、脓毒血症后,若收缩压<90 mmHg,或收缩压下降≥40 mmHg并持续15分钟以上

b. 基于因肺栓塞而入院或30分钟内死亡

闻及干、湿啰音。心血管系统体征可见右心室扩大,心音遥远,肺动脉第二心音亢进,提示有肺动脉高压存在。三尖瓣可闻及收缩期杂音,剑突下可及心脏收缩期搏动,提示右心室肥厚和扩大。一部分患者因肺气肿胸腔内压升高,腔静脉回流障碍,可出现颈静脉充盈,肝下缘因膈肌下移而可在肋缘触及。

2. 肺、心功能失代偿期(急性加重期)

(1)呼吸衰竭:急性呼吸道感染为最常见诱因。由于通气、换气功能进一步减退,所以该期主要表现为缺氧和二氧化碳潴留所致。患者呼吸困难进一步加重,被迫端坐位,呼吸节律、频率和强度均表现异常。常有头痛,夜间为甚。中、重度呼吸衰竭时可出现轻重不等的肺性脑病表现。体征可见球结膜充血水肿、眼底网膜血管扩张和视盘水肿等颅压升高表现。腱反射减弱或消失,锥体束征阳性。高碳酸血症还可导致周围血管扩张,皮肤潮红,儿茶酚胺分泌亢进而大量出汗。早期心排血量增加,血压升高,晚期血压下降甚至休克。

(2)心力衰竭:主要为右心衰竭表现。患者心悸、气短、发绀更为明显,伴见腹胀、食欲

缺乏、恶心、尿少等。体征可见颈静脉怒张,肝肿大伴压痛,肝颈静脉回流征阳性,可出现腹水、下肢不同程度水肿。此时静脉压明显升高,心率增快,可出现心律失常,剑突下可闻及收缩期反流性杂音,吸气时增强,可出现三尖瓣舒张中期杂音,甚至三尖瓣舒张期奔马律,少数患者可出现急性肺水肿或全心衰竭的症状和体征。

（3）其他器官系统损害:可见肺性脑病、酸碱失衡及水电解质代谢紊乱、消化道出血、肝脏损害、肾脏损害、休克、弥散性血管内凝血等相应症状及体征。

（三）肺、心功能分期分级

1. 肺功能分级

（1）肺通气功能障碍分级:最大自主通气量(MMV)是反映通气能力的最科学的指标,但由于其测定较为困难,而第 1 秒用力呼气容积(FEV_1)与 MMV 呈正相关,故临床采用 FEV_1实测值进行通气功能的评估。不同国家或学术部门分级标准各不相同,简要概述如下。

2000 年美国医学会肺功能分级标准:轻度 60%≤FEV_1占预计值%<健康人群低限(LLN);中度 41%≤FEV_1占预计值%≤59%;重度 FEV_1占预计值%≤40%。

2005 年 ATS/ERS 标准:轻度 70%≤FEV_1占预计值%;中度 60%≤FEV_1占预计值%≤69%;中重度 50%≤FEV_1占预计值%≤59%;重度 35%≤FEV_1占预计值%≤49%;极重度 FEV_1占预计值%<35%。

我国常用分级方法:轻度 60%≤FEV_1占预计值%<80%;中度 40%≤FEV_1占预计值%<60%;重度 FEV_1占预计值%<40%。

（2）肺换气功能障碍分级:各国分级标准较为一致。我国标准:轻度 60%≤D_LCO(CO弥散量)占预计值%<80%;中度 40%≤D_LCO 占预计值%<60%;重度 D_LCO 占预计值%<40%。

2. 心功能分期分级

（1）美国心力衰竭分期(A、B、C、D 期):2001 年美国心脏病学会(American College of Cardiology,ACC)、美国心脏协会(American Heart Association,AHA)《成人慢性心力衰竭诊断和治疗指南》(简称 ACC/AHA 指南)首次提出心力衰竭分期概念,2018 年更新版中继续强调分期,内容如下。

A 期:有心力衰竭的高危因素,但尚无器质性心脏(心肌)病变或心力衰竭症状,如患有高血压、心绞痛、糖尿病的患者,有应用心脏毒性药物、酗酒、风湿热病、心肌病等既往史。

B 期:已出现器质性心脏病变,但从未有过心力衰竭的症状和体征,如有左心室肥厚或纤维化、左心室扩大或收缩力降低者,没有症状的瓣膜性心脏病患者,有心肌梗死病史者。

C 期:有器质性心脏病,有过或仍有心力衰竭症状,如左心室收缩功能不全引起呼吸困难或乏力的患者,经治疗心力衰竭症状消失的无症状患者。

D 期:已经应用效果最强的药物治疗和休息时症状严重,需要特殊治疗措施,如机械循环支持、持续的正性肌力药治疗、心脏移植和临终关怀的终末期难治性心力衰竭。

（2）慢性心力衰竭纽约心脏病协会（New York Heart Association，NYHA）心功能分级：NYHA 分级是根据诱发心力衰竭症状的活动程度将心功能的受损状况分为四级，1928 年由 NYHA 提出，是对 C 期和 D 期患者症状严重程度的分级，具体如下。

Ⅰ级：患者有心脏病，但日常活动量不受限制，一般体力活动不引起过度疲劳、心悸、气喘或心绞痛。

Ⅱ级：心脏病患者的体力活动轻度受限制。休息时无自觉症状，一般体力活动引起过度疲劳、心悸、气喘或心绞痛。

Ⅲ级：患者有心脏病，以致体力活动明显受限制。休息时无症状，但小于一般体力活动即可引起过度疲劳、心悸、气喘或心绞痛。

Ⅳ级：心脏病患者不能从事任何体力活动，休息状态下也出现心力衰竭症状，体力活动后加重。

（3）六分钟步行试验（6MWT）：即 6 分钟步行距离，该试验是一种对中、重度心肺疾病患者功能状态的运动试验。具体结果判读：重度心功能不全<150 m；中度心功能不全为 150~450 m；轻度心功能不全>450 m。

三、检查方法

（一）实验室检查

1. 急性肺源性心脏病

血浆 D-二聚体（D-dimer）敏感性高而特异性差，当其含量<500 μg/L 时可除外血栓风险。肺栓塞后动脉血气分析常提示低氧血症、低碳酸血症，原有心肺疾病者尤著，肺泡-动脉血氧分压差明显增高，但需要注意的是尚有部分患者动脉血气分析可无明显异常。其余常规检查中，可见患者血白细胞数正常或升高，红细胞沉降率（简称血沉）增快，血清乳酸脱氢酶、肌酸磷酸激酶及胆红素升高。血清纤维蛋白原降解产物和可溶性纤维蛋白复合物均为阳性时，有利于肺栓塞的诊断。部分患者可出现肌钙蛋白 T 增高，提示可能并发右室心肌梗死。脑钠肽（BNP）和 N 末端脑钠肽前体（NT-proBNP）可反映右心功能不全和血流动力学损害的严重性。

2. 慢性肺源性心脏病

BNP 和 NT-proBNP 增高幅度和心力衰竭严重程度呈一定的相关性。肌钙蛋白增高往往提示心肌明显损伤，病情重。血气分析如为慢性阻塞性肺疾病出现呼吸衰竭时可表现为低氧血症和高碳酸血症；如为原发性肺血管疾病或肺间质病变可仅表现为低氧血症，血二氧化碳分压可正常或轻度降低。在缺氧的肺源性心脏病患者中，外周血红细胞和血红蛋白可代偿性增高，血细胞比容、血液黏滞度增高，合并感染时，可见白细胞和中性粒细胞增加。部分患者出现肝肾功能异常及电解质、酸碱失衡等表现。

（二）心电图检查

1. 急性肺源性心脏病

大多数急性肺源性心脏病患者心电图正常，或仅有非特异性改变。心电图改变仅见于小部分患者,一般于栓塞数小时后发生,1~2 天最明显,数天或 2~3 周后逐渐恢复。最常见的心律失常为窦性心动过速。当出现肺动脉及右心压力增高时,可出现典型的心电图改变,包括短暂的右束支传导阻滞,$S_I Q_{III} T_{III}$ 型,胸导联 T 波倒置,电轴显著右偏,极度顺钟向转位,肺型 P 波,ST 段改变等。

2. 慢性肺源性心脏病

慢性肺源性心脏病主要为右心肥大的表现,可见肺型 P 波,电轴右偏,右束支传导阻滞及低电压等,有时需与心肌梗死相鉴别。合并缺氧、酸中毒、电解质紊乱时可出现相应可逆的 ST-T 改变及心律失常。

（三）影像学检查

1. 急性肺源性心脏病

（1）超声心动图:可见肺动脉高压、近段肺动脉扩张,右心室壁局部运动幅度减弱,右心扩张、肥厚,三尖瓣扩张伴三尖瓣反流,室间隔矛盾运动、左移,左心室舒张功能受损,右心室肥厚等表现。经食管超声有时尚可见右心腔及肺动脉起始部的较大血栓。

（2）下肢深静脉超声:下肢深静脉超声阳性提示深静脉血栓形成,对肺栓塞诊断具有重要提示意义。

（3）X 线检查:肺梗死形成早期,X 线检查可无特殊发现或仅见肋膈角模糊,一侧肺门血管影增粗,周围局部肺血管影变细及同侧因肺不张或膨胀不全可见膈肌抬高。肺梗死明显时,可出现梗死区卵圆形或三角形密度增高影,底部向外与胸膜相连,可有胸腔积液。两肺多发栓塞时,可出现类似支气管肺炎的浸润影,密度不均,非阶段性分布,双下肺多见,右侧明显,好发于后基底段。严重者肺动脉段明显突出、心影增大、奇静脉与上腔静脉增宽。

（4）CT 肺动脉造影（CTPA）:是确诊肺栓塞的首选影像学诊断方法。CTPA 可显示左右肺动脉及其分支的血栓栓塞,表现为管腔内中心或偏心性充盈缺损及截断性阻塞。其他还可见中心肺动脉扩张,远端血管分支减少、消失,伴见肺不张等表现。

（5）肺通气/灌注（V/Q）显像:是诊断肺栓塞无创且阳性率高的方法。V/Q 显像结果可分为正常、低度、中度和高度可能性。正常和低度可能性者基本除外肺栓塞,高度可能性者肺栓塞的可能性大于90%。对于无法行 CTPA 者可行 V/Q 显像。其对远端肺栓塞的诊断价值更高,且可用于肾功能不全和对碘造影剂过敏的患者。

（6）磁共振成像和磁共振肺动脉造影（MRI/MRPA）:MRPA 可直接显示肺动脉内的栓子及肺栓塞所致的低灌注区,但对于肺段以下的肺栓塞诊断价值有限。该法可用于肾功能严重受损、对碘造影剂过敏、妊娠患者。

（7）肺动脉造影:选择性肺动脉造影是目前诊断肺栓塞最正确可靠的方法,其阳性率高,可准确了解栓塞部位和范围。但其为有创性检查,具有一定的致命性及严重并发症,需要较为严格的适应证及操作技术要求,从而限制了其在临床的应用。

2. 慢性肺源性心脏病

（1）超声心动图:可直接筛查肺动脉高压,反映右心结构和功能。当肺动脉收缩压>50 mmHg,三尖瓣反流速度>3.4 m/s 时,常提示存在肺动脉高压。肺源性心脏病患者可表现为右心室内径增大,室壁增宽,左右心室比值变小,右心室流出道内径增宽,右心室流出道/左心房内径值增大,室间隔运动减低,出现矛盾运动,右心室射血前期/右心室射血期值增高等。

（2）X 线检查：可见肺部原发疾病的表现,如肺透光度增加,肺纹理增粗紊乱,膈肌下移等,尚可见肺动脉高压和右心增大表现,肺动脉高压时,胸部 X 线片见上肺血管影较正常粗大,右下肺动脉扩张,横径≥15 mm,横径与气管比值≥1.07,肺动脉段突出≥3 mm,中央肺动脉扩张,外周肺血管纤细,右前斜位肺动脉圆锥突出≥7 mm。右心室增大者见心尖上翘或圆突,右侧位见心前缘向前隆凸,心前间隙变小,有时可见扩大的右心室将左心室后推与脊柱阴影重叠。右心衰竭时心脏面积多呈明显扩大,肺淤血加重,心力衰竭控制后心脏扩大、肺动脉高压和肺淤血情况可有所控制。

（3）右心导管检查（RHC）：有助于肺源性心脏病的早期诊断,是确诊肺动脉高压及评估肺循环血流动力学的金标准。当静息状态下 MPAP≥25 mmHg 可诊断为肺动脉高压。但需注意的是,肺源性心脏病患者在右心室失代偿后,心排血量降低会出现肺动脉压力降低。

（4）CT 检查：慢性肺源性心脏病患者可见肺部原发病变,包括磨玻璃影、斑片状影、结节影、韦斯特马克征等,纵隔可见肺门淋巴结增大,右心室扩大,室间隔变平,肺动脉直径增加,外周血管变细等表现。

四、鉴别诊断

（一）急性肺源性心脏病

1. 肺炎、胸膜炎、气胸

急性肺源性心脏病与肺炎、胸膜炎、气胸均可见胸痛表现,但肺炎临床表现尚可见发热、咳嗽、咳痰,血白细胞显著增高,胸部影像学提示肺部炎性浸润阴影;胸膜炎临床表现尚可见低热、盗汗,尤其是结核引起的胸膜炎,常有低热、盗汗,实验室检查可见结核菌素试验阳性,胸部影像学提示胸腔积液、胸膜粘连等;气胸的体格检查提示患侧呼吸运动、呼吸音减弱,胸部影像学提示肺叶有不同程度的压缩等特殊表现。

2. 冠状动脉粥样硬化性心脏病（冠心病）、急性心肌梗死、肺栓塞

急性肺源性心脏病所致胸痛与累及胸膜有关,其疼痛性质往往为钝痛并伴呼吸困难。而冠心病、心肌梗死常见胸骨后压榨性疼痛或濒死感,伴有一定程度的放射痛,与呼吸不相关。冠心病心电图和心肌酶水平的特征变化是鉴别诊断的关键,但急性肺源性心脏病时可出现冠状动脉供血不足或合并冠心病而难以鉴别。

3. 主动脉夹层动脉瘤

主动脉夹层动脉瘤胸痛可突然出现,但患者常伴有高血压病史,疼痛较为剧烈,胸部 X 线片提示上纵隔阴影增宽,主动脉变宽、延长,心血管超声和胸部 CT 造影可见主动脉夹层征象。

4. 急性心脏压塞

急性心脏压塞与急性肺源性心脏病症状有相似之处,但急性心脏压塞者体格检查常可见心脏浊音界扩大,心音遥远,心电图示低电压,超声心动图可见心包积液。

（二）慢性肺源性心脏病

1. 冠心病

两者均多见于老年人,均可有心脏扩大、心律失常、心力衰竭等表现。冠心病多有典型心绞痛、心肌梗死病史,或者出现相应的心电图表现。体格检查、胸部 X 线片、心电图、超声心动图等检查常提示左心室肥厚为主要表现,冠状动脉造影可见冠状动脉狭窄。但因临床上往往两病共存,导致鉴别诊断较为复杂和困难。

2. 风湿性心脏病

风湿性心脏病出现三尖瓣病变时,需与慢性肺源性心脏病三尖瓣相对关闭不全进行鉴别。风湿性心脏病患者往往发病较早,有风湿性关节炎和心肌炎病史,其他心脏瓣膜也可受累,包括二尖瓣、主动脉瓣,胸部 X 线片、心电图、超声心动图可有相应的特殊表现。

3. 原发性心肌病

原发性心肌病好发于青壮年,病变累及全心,无明显肺部疾患及肺动脉高压征象,心电图示心肌损害为主要表现,超声心动图提示各心腔明显增大,室壁运动减弱等表现。

第二节　诊断程序与评估

一、急性肺源性心脏病的诊断程序与评估

（一）急性肺源性心脏病的诊断

1. 临床症状和体征

急性肺源性心脏病的临床症状和体征主要为肺栓塞的临床表现,但常常为非特异性。

（1）症状：小的栓塞可无症状,或可伴有发热、短暂气促、胸痛、心悸和血压下降。大块或多发性肺栓塞时,突然出现剧烈胸痛及与体征不相符的呼吸困难,可因右心室后负荷的急剧增加而出现胸闷、心悸、发绀、剧烈咳嗽、咳暗红色或鲜红色痰。严重者可出现烦躁、焦虑、出冷汗、恶心、呕吐、晕厥、血压下降、心律失常,甚至休克、死亡。肺栓塞后部分患者还可出现其他非特异性临床表现,如发热、弥散性血管内凝血、急性腹痛、无菌性肺脓肿、无症状性肺部结节等。尚可在5~15天后发生梗死后综合征,如心包炎、发热、胸骨后疼痛、胸膜炎、白细胞增多及血沉增快等。

（2）体征

1）肺部：肺部大面积梗死区叩诊呈浊音,听诊呼吸音减弱或伴干、湿啰音,当病变累及胸膜时,可有胸膜摩擦音和胸腔积液。

2）心脏：心律失常,心动过速,心浊音界向右扩大,胸骨左缘第 2~3 肋间肺动脉段浊音

区增宽,搏动增强,肺动脉瓣区第二心音亢进、分裂,可闻及收缩期和舒张期杂音。三尖瓣区可闻及收缩期杂音、舒张期奔马律,吸气时增强。

3）其他：可伴发热,多为低热,右心衰竭时可出现颈静脉异常搏动或充盈、怒张,肝大,肝颈静脉反流征阳性,黄疸,急性期下肢水肿可不明显,部分患者有血栓性静脉炎体征。

2. 诊断要点

（1）引发急性肺源性心脏病的病因或诱因：包括长期卧床、手术、骨折、分娩、肿瘤、长期口服避孕药、下肢深静脉炎、操作不当及慢性充血性心力衰竭等病史。

（2）临床表现：不能解释的呼吸困难、咯血、心动过速、突发的剧烈胸痛、心悸、发绀、晕厥或休克等。

（3）血浆 D-二聚体：其临界值为 500 μg/L,当 D-二聚体低于此值时,具有排除肺栓塞诊断的重要意义。

（4）动脉血气分析：表现为低氧、低碳酸血症,肺泡-动脉血氧分压差增大,但需注意的是部分患者动脉血气分析结果可正常。

（5）心电图：大多数患者心电图呈非特异性改变。最常见的心律失常为窦性心动过速。当出现肺动脉及右心压力增高时,可出现典型的心电图改变,包括 $V_{1\sim2}$ 甚至累及 V_4 导联 T 波倒置和（或）ST 段异常,$S_ⅠQ_ⅢT_Ⅲ$ 型（Ⅰ导联 S 波加深,Ⅲ导联出现 Q/q 波及 T 波倒置）,右束支传导阻滞,电轴显著右偏,极度顺钟向转位,肺型 P 波等。注意动态观察,需与急性冠状动脉综合征相鉴别。

（6）胸部 X 线片：可见肺动脉阻塞征（区域性肺纹理变细、稀疏或消失,肺野透亮度增加）;肺动脉高压征及右心扩大征（右下肺动脉干增宽或伴截断征,肺动脉段膨隆,右心扩大）;肺组织继发改变（肺野局部片状阴影,尖端指向肺门呈楔形阴影,肺不张或膨胀不全,肺不张侧可见膈肌上抬,可合并少量至中等量胸腔积液）。

（7）超声心动图：可见肺动脉高压、近段肺动脉扩张,右心室壁局部运动幅度减弱,右心扩张、肥厚,三尖瓣扩张伴三尖瓣反流,室间隔矛盾运动、左移,左心室舒张功能受损,右心室肥厚等表现。经食管超声有时尚可见右心腔及肺动脉起始部的较大血栓。当右心房或右心室发现血栓可诊断为肺栓塞,若符合以下四项中任意两项指标时,可诊断为右心功能障碍：右心室扩张,右心室壁运动幅度降低,吸气时下腔静脉不萎陷,三尖瓣反流压差 > 30 mmHg。

（8）下肢深静脉检查：主要用于排查深静脉血栓,明确病因。

（9）CTPA：可准确发现肺段以上的动脉内栓子,直接征象可见肺动脉内低密度充盈缺损,部分或完全包围在不透光血流之间的轨道征,或完全充盈缺损,远端血管不显影;间接征象可见肺野楔形密度增高影,条带状高密度区或盘状肺不张,中心肺动脉扩张及远端血管分支减少或消失。

（10）V/Q 显像：典型征象可见肺段分布的肺血流灌注缺损,并与通气显像不匹配。其结果分为三类：高度可能（至少 2 个或更多肺段的局部灌注缺损,但该部位通气良好或胸部

X线片未见明显异常);正常或接近正常;非诊断性异常(其征象介于高度可能与正常之间)。当结果呈高度可能时,具有诊断价值。

(11) MRI/MRPA:可直接显示肺动脉内的栓子及肺栓塞所致的低灌注区,但对于肺段以下的肺栓塞诊断价值有限。

(12) 肺动脉造影:直接征象可见肺动脉内造影剂充盈缺损,轨道征;间接征象可见肺动脉造影剂流动缓慢,局部低灌注,静脉回流延迟或消失等。其为有创性操作检查,有一定的致命性(0.1%)或严重并发症的可能性(1.5%),应严格掌握适应证和禁忌证。

以上 CTPA、V/Q 显像、MRI/MRPA、肺动脉造影中有一项阳性即可明确诊断为肺栓塞。

(二) 急性肺源性心脏病的评估

1. 危险因素评估

(1) 危险因素:因肺栓塞和深静脉血栓具有共同危险因素,均可归属于静脉血栓栓塞(venous thromboembolism,VTE)危险因素,所以任何导致 VTE 的危险因素都需要关注,即 Virchow 三要素(任何可导致静脉血流淤滞、静脉系统内皮损伤和血液高凝状态的因素)。具体可分为原发性、继发性两大类(表 3-3)。

表 3-3　VTE 危险因素

原发性(遗传性)	继发性(获得性)	
抗凝血酶缺乏	创伤/骨折	血小板异常
先天性异常纤维蛋白原血症	髋部骨折(50%~75%)	克罗恩病
血栓调节蛋白异常	脊髓骨折(50%~100%)	充血性心力衰竭(>12%)
高同型半胱氨酸血症	外科手术后	急性心肌梗死(5%~35%)
抗心磷脂抗体综合征	疝修补术(5%)	恶性肿瘤
纤溶酶原激活物抑制因子过量	腹部大手术(15%~30%)	肿瘤静脉内化疗
凝血酶原 20210A 基因变异	冠状动脉搭桥术(3%~9%)	肥胖
Ⅻ因子缺乏	脑卒中(30%~60%)	因各种原因的制动/长期卧床
Ⅴ因子 Leiden 突变	肾病综合征	长途航空或乘车旅行
纤溶酶原缺乏	中心静脉插管	口服避孕药
纤溶酶原不良血症	慢性静脉功能不全	真性红细胞增多症
蛋白 S 缺乏	吸烟	巨球蛋白血症
蛋白 C 缺乏	妊娠/产褥期	植入人工假体
	血压黏滞度增高	高龄

注:括号内数字为该人群中发生 VTE 的百分率。

(2) 原发性危险因素:多是由于遗传变异所引起,常表现为反复静脉血栓形成和栓塞。若患者,尤其是 40 岁以下患者反复无明显诱因下出现深静脉血栓和肺栓塞,或具有家族聚集倾向发病史,应注意排查相关原发性危险因素。继发性危险因素指后天导致的各种容易发生深静脉血栓和肺栓塞的病理及病理生理改变。各种危险因素可单独出现,也可同时出现并呈协同作用。年龄是独立危险因素,与深静脉血栓和肺栓塞发病率呈正相关。在临床中,应及时预防、识别深静脉血栓和肺栓塞,部分患者危险因素常具有隐匿性,虽经积极排查,仍会有难以明显识别的危险因素存在。

（3）VTE风险评估量表：该类量表可用于评估患者VTE风险,从而起到早期预防作用。

1）Padua评估量表：该量表针对内科住院患者进行评估并经临床验证显示有较好预估价值。我国内科住院患者VTE预防的专家也建议采用了该评估量表（表3-4）,尽管尚有不足之处,但仍是目前最好的住院患者VTE风险评估模型。

表3-4 Padua评估量表组成及评分

危 险 因 素	Padua预测评分
活动性癌症：有局部扩散或远处转移和(或)6个月内接受过放化疗	3
既往VTE病史(不包含浅表性静脉血栓)	3
活动减少：卧床至少3天(由于患者活动受限或遵医嘱)	3
已知的易栓症：遗传性抗凝血酶缺乏、遗传性蛋白C/S缺乏、V因子Leiden突变、凝血酶原20210A基因变异、抗心磷脂抗体综合征	3
近期(1个月内)发生创伤和(或)手术	2
年龄≥70岁	1
心力衰竭和(或)呼吸衰竭	1
急性心肌梗死或缺血性卒中	1
急性感染和(或)风湿性疾病	1
肥胖(BMI≥30)	1
目前正接受激素治疗	1

注：≥4分为VTE高危患者。

2）Caprini评估量表：该表最早应用于外科住院患者,经验证也适用于内科住院患者,但对于内科患者来说,其评估内容相对较为复杂,且有些危险因素覆盖的是外科患者,并不适用于内科患者,故在内科范围较为少用。

3）Rogers评估量表：2012年美国胸科医师协会（American College of Chest Physicians,ACCP）公布的《抗栓与血栓预防临床实践指南》（第9版）对其评价表示不够简单易用,模型建立的数据来源并不全是未采取预防措施的患者,故有一定的缺陷,此外尚缺乏充分的临床验证。该模型也不适合我国临床应用。

4）门诊Khorana评估量表：该量表针对化疗相关的门诊患者VTE风险。

2. PTE临床可能性评估

尽管采取了积极的预防措施,仍有患者会发生VTE,尽早发现并积极治疗可改善预后,但是并非所有患者都需要接受影像学检查而增加过多经济负担。运用评估量表结合实验室检查同样有效而且更为经济。目前临床应用的 VTE 诊断评估量表包括 Wells – DVT 评估量表、RAPT – DVT 评估量表、Wells – PE 评估量表、Geneva – PE 评估量表。前两者针对深静脉血栓患者不在此赘述;后两者则是针对肺栓塞,对于怀疑已存在肺栓塞的患者,可用于评估临床可能性并协助诊断。

（1）Wells – PE 评估量表:该量表评分方法可分为三分类法和二分类法,结合 D – 二聚体指导临床诊疗(图 3 – 2)。

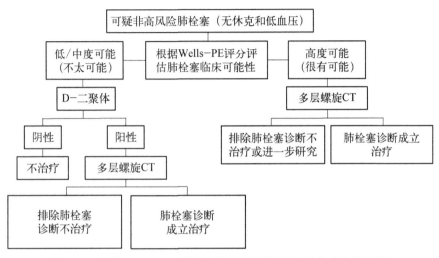

图 3 – 2 根据 Wells – PE 评分的肺栓塞诊断流程(无休克和低血压)

（2）Geneva – PE 评估量表:该量表用于评估急诊病房中疑似肺栓塞患者的肺栓塞可能性。

3. 肺栓塞临床严重程度分层

根据病情严重程度迅速准确地对患者进行相应的危险程度分层,能对进一步治疗提供重要依据(表 3 – 5)。

表 3 – 5 肺栓塞临床严重程度分层

危险程度分层指标	高危(>15%)		中危(3%~15%)		低危(<1%)
临床指标: 休克或低血压	+	–	–	–	–
右心室功能不全: 超声心动图示右心室扩张、压力超负荷;CT 示右心室扩张;BNP 或 NT – proBNP 升高	+	+	+	–	–
心肌损伤标志物: 肌钙蛋白阳性	+	+	–	+	–

（1）休克或低血压:低血压定义为收缩压<90 mmHg 或血压下降超过 40 mmHg,至少持续 15 分钟。此为早期死亡的危险性标记,可发生晕厥、心脏停搏,具有相当高的死亡风险,需立即积极处理。此外,因右心室功能不全,右心室及近段静脉腔内存在漂浮血栓会发生再次栓塞。

（2）超声心动图示右心室扩张、压力超负荷：合并右心功能不全者，其病死率比单纯肺栓塞患者要增加 2%。当超声心动图检查完全正常时，才考虑肺栓塞的死亡风险较低。

（3）CT 示右心室扩张：当 RV/LV>0.9 时，1 个月内死亡可能性为 5.17%。

（4）BNP 或 NT－proBNP 升高：反映右心室功能不全和血流动力学损伤的严重程度。其浓度升高与预后不良密切相关。

（5）心肌损伤标志物：肌钙蛋白升高与患者死亡风险密切相关，住院患者中肌钙蛋白阳性者，病死率可达 44%，而阴性时则为 3%。

4. 肺栓塞预后评估

肺栓塞严重指数（PESI）评估量表是目前使用最广泛的验证量表（表 3－6），其优势在于可识别低风险患者的 30 天死亡率（PESⅡ和Ⅱ级）。

表 3－6　PESI 评估量表

	PESI 评分法	评　　分
简化版	年龄>80 岁	1
	肿瘤	1
	慢性心力衰竭/慢性肺部疾病	1
	脉搏≥100 次/分	1
	收缩压<100 mmHg	1
	动脉血氧饱和度<90%	1
	总分： 0 分 ≥1 分	30 天死亡风险： 1.0%（0%~2.1%） 10.9%（8.5%~13.2%）
原始版*	男性	+10
	肿瘤	+30
	慢性心力衰竭	+10
	慢性肺部疾病	+10
	脉搏≥100 次/分	+20
	收缩压<100 mmHg	+30
	呼吸频率>30 次/分	+20
	体温<36℃	+20
	精神状态改变	+60
	动脉血氧饱和度<90%	+20
	总分： Ⅰ级：≤65 分 Ⅱ级：66~85 分 Ⅲ级：86~105 分 Ⅳ级：106~125 分 Ⅴ级：>125 分	30 天死亡风险： 极低：0%~1.6% 低：1.7%~3.5% 中：3.2%~7.1% 高：4.0%~11.4% 极高：10%~24.5%

* 原始版中的评分方式以年龄为分数，即真实年龄+分值。如"男性"一栏，如果其年龄为 40 岁，则评分为 40+10=50。

二、慢性肺源性心脏病的诊断程序与评估

（一）慢性肺源性心脏病的诊断

1. 临床症状和体征

对于有慢性支气管（肺部疾病）、肺血管疾病、胸廓畸形等病变病史的患者，均存在发展为慢性肺源性心脏病的风险，需及时评估以早期发现和干预。

（1）症状：本病呈缓慢发展，在原有支气管、肺、胸廓疾病等各种临床和体征基础上，逐渐出现肺、心功能障碍，以及其他脏器功能损害的表现。部分原发于肺血管的疾病，包括特发性肺动脉高压、栓塞性肺动脉高压等可无慢性咳嗽、咳痰、喘息等呼吸系统基础表现。最主要的症状可见活动后呼吸困难、乏力、劳动耐力下降。此外，还可伴见心悸、恶心、食欲减退、腹胀等。随着病情进一步发展，上述症状逐渐加重，而病程中感染也可加重以上表现，加速疾病的发展。

（2）体征：肺气肿体征，肺部听诊在干、湿啰音等原发肺部疾病的体征基础上，还可出现肺动脉瓣区第二心音 P_2>主动脉瓣区第二心音 A_2，三尖瓣区可出现收缩期杂音或剑突下心脏搏动增强，颈静脉充盈、怒张，肝颈静脉反流征阳性，下肢水肿，甚至累及躯干，严重心力衰竭时可出现腹腔、胸腔等多浆膜腔积液。

2. 辅助检查

（1）胸部 X 线片：除肺、胸基础疾病及可能存在的急性肺部感染表现外，常表现为肺动脉高压和右心增大，包括右下肺动脉干扩张，其横径≥15 mm；肺动脉段明显突出；中心肺动脉扩张和外周分支纤细，形成"残根"征；右心室增大。

（2）心电图：表现为电轴右偏，额面平均电轴≥+90°；顺钟向转位，V_1 导联 R/S≥1，V_5 导联 R/S≤1，R_{V_1}+S_{V_5}≥1.05 mV；aVR 导联 R/S 或 R/Q≥1；V_1~V_3 导联呈 QS、Qr 或 qr，V_1~V_3 导联 ST 段压低或 T 波倒置；肺型 P 波等。

（3）超声心动图：慢性肺源性心脏病的超声心动图表现包括右心室流出道内径≥30 mm；右心室内径≥20 mm；右心室前壁厚度≥5 mm 或前壁搏动幅度增强；左、右心室内径比值<2；右肺动脉内径≥18 mm 或肺动脉干≥20 mm；右心室流出道与左心房内径比值>1.4；肺动脉瓣曲线出现肺动脉高压征象（a 波低平或<2 mm，或有收缩中期关闭征等）。

3. 诊断要点

（1）诊断标准

1）患者有慢性阻塞性肺疾病或慢性支气管炎、肺气肿病史或其他胸肺疾病病史（原发于肺血管疾病，包括特发性肺动脉高压、栓塞性肺动脉高压等可无相应病史）。

2）存在活动后呼吸困难、乏力、劳动耐力下降。

3）出现肺动脉高压、右心室增大或右心功能搏动增强、肝大压痛、肝颈静脉反流征阳性、下肢水肿等。

4）胸部 X 线片、心电图示肺源性心脏病征象。

5）超声心动图示肺动脉增宽、右心增大、肥厚征象。

符合 1）~4）中任一条并满足 5），除外其他疾病所致的右心改变，如先天性心脏病、风湿

性心脏病等,即可诊断为慢性肺源性心脏病。

（2）诊断流程图：具体见图 3-3。

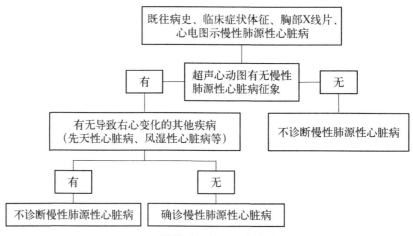

图 3-3　慢性肺源性心脏病诊断流程

（二）慢性肺源性心脏病的评估

1. 临床评估

慢性肺源性心脏病的最主要临床表现为在慢性的咳嗽、咳痰、喘息等呼吸系统表现的基础上,进行性加重的活动后呼吸困难、乏力、劳动耐力下降。其临床表现缺乏特异性,当原发于肺血管疾病时可无慢性呼吸系统基础表现,而患者常因无明显自觉症状导致病情拖延,未及时就诊,此时需要结合实验室检查以获得早期诊断。而原发病因在各种诱因下出现的急性加重常常会掩盖心功能障碍的早期非特异性临床表现,从而导致误诊、漏诊。

2. 病程评估

（1）初始评估：尽早完善相应实验室检查,包括相关肺功能、心功能的评估,是早期发现,并且预防疾病进一步发展的关键。胸部 X 线片、心电图示肺源性心脏病征象,超声心动图示肺动脉增宽、右心增大、肥厚征象等可以远远早于患者临床表现。明确肺源性心脏病病因,支气管肺疾病包括慢性阻塞性肺疾病、支气管哮喘、支气管扩张、肺结核、肺尘埃沉着病、放射病、特发性弥漫性间质纤维化、弥漫性泛细支气管炎、结节病等;胸廓疾病包括广泛胸膜粘连、脊柱关节病、胸廓和脊柱的畸形等;神经肌肉疾病包括重症肌无力、急性炎症性脱髓鞘性病变、脊髓灰质炎等;肺血管疾病包括结节性肺动脉炎、多发性肺小动脉栓塞、原发性肺动脉高压等;其他还可见阻塞性睡眠呼吸暂停低通气综合征、肥胖低通气综合征等。

（2）发展阶段评估：随着患者原发病的发展,逐渐出现肺动脉高压,继而右心功能下降,早期代偿阶段可无明显临床表现,晚期失代偿阶段出现右心功能不全、心力衰竭,此时针对心功能进行评估,包括美国心力衰竭分期（A、B、C、D 期）、慢性心力衰竭 NYHA 心功能分级、6MWT。

（3）预后评估：慢性肺源性心脏病频繁发作,会加速加重肺、心功能损害,预后差。原发肺部疾病合并心功能不全时常提示预后较差,轻中度低氧患者6年内发展为肺动脉高压可能性为25%,而长期氧疗的慢性阻塞性肺疾病患者合并心功能不全时,5年生存率仅为36%,严重肺动脉高压时5年生存率仅有15%。尽早结合实验室检查,包括血液检查、血气分析、超声心动图、心电图等,纠正缺氧及二氧化碳潴留,控制感染,识别肺动脉高压、右心功能障碍,早期干预,积极治疗,控制疾病的发作频率对慢性肺源性心脏病的发生发展至关重要。

第三节　中医辨证分型

一、辨证要点

（一）急性肺源性心脏病辨证要点

急性肺源性心脏病表现为本虚标实,病情多变,包括肺肾气虚外感证、心脾肾阳虚水泛证、痰浊闭窍证、元阳欲绝证、瘀伤络证等。此外,尚可参照慢性肺源性心脏病急性加重期进行辨证。

（二）慢性肺源性心脏病辨证要点

慢性肺源性心脏病多由肺脏疾患迁延失治而成,痰瘀稽留,正虚卫外不固,外邪易反复侵袭,诱使本病反复发作。本病的证候要素以痰、火（热）、水饮、瘀血、阳虚、气虚为主,病位以肺、肾、心为主。痰、火（热）多表现于心、脑、肺而成痰浊蒙窍、痰浊蕴肺、痰热蕴肺;气虚多表现于肺、心、肾而表现为心肺气虚、肺肾气虚;阳虚、水饮多表现于心、肾而成心肾阳虚或伴水泛等;瘀血多兼痰、阳虚、气虚、火（热）。慢性肺源性心脏病中医证候诊断标准中将其分为基础证和临床常见证两大部分。基础证有10种:痰热证、痰浊证、血瘀证、寒（水）饮证、心气虚证、肾气虚证、肺气虚证、肺阴虚证、肾阴虚证、脾气虚证。基础证可单独存在,但常常以复合形式而呈现临床常见证,包括虚证类（心肺气虚证、肺肾气虚证、肺肾气阴两虚证）、实证类（寒饮停肺证、痰热壅肺证、痰浊阻肺证、阳虚水泛证、痰蒙神窍证）、兼证类（血瘀证）等3类9证候。临床常见证中各证可单独存在也常兼见,如心肺气虚兼痰湿阻肺证、肺肾气阴两虚兼痰热壅肺证等。血瘀既是慢性肺源性心脏病的主要病机环节,也是常见兼证,常兼于其他证中,如兼于痰湿阻肺证则为痰湿瘀肺证,兼于痰热壅肺证则为痰热瘀肺证,兼于肺肾气虚证则为肺肾气虚瘀证。急性加重期以实证为主常兼见虚证,缓解期以虚证为主多兼见血瘀、痰湿,临床诊断时应予以注意。

二、辨证分型

（一）急性肺源性心脏病辨证分型

1. 肺肾气虚外感证（肺功能不全合并呼吸道感染）

（1）偏寒型:咳喘,气短,咳白痰,或恶寒,周身不适,苔白,脉浮紧。

（2）偏热型:咳嗽喘促或不能平卧,痰黄质稠,或发热,苔黄,脉滑数。

2. 心脾肾阳虚水泛证(以心功能不全为主)

浮肿,心悸,气短不能平卧,尿少,口唇紫绀,舌质紫绛,苔白腻,脉沉虚数或结代。

3. 痰浊闭窍证(肺性脑病)

意识朦胧,谵语,甚至昏迷,呼吸急促或伴痰鸣,舌质紫,脉滑数。兼肝风内动证可并见有烦躁不安,抽搐。

4. 元阳欲绝证(休克)

面色晦暗,汗出,肢冷,脉沉细而数,甚至脉微欲绝。

5. 瘀伤络证(伴有出血倾向)

皮肤瘀斑或有出血倾向,舌质紫绛,脉细数或涩数。

(二)慢性肺源性心脏病辨证分型

1. 虚证类

(1)心肺气虚证

主症:喘促,动则喘甚,胸闷,气短,心悸,怔忡,乏力,神疲,自汗,易感冒,舌质淡,舌苔白。

次症:咳嗽,脉结代。

(2)肺肾气虚证

主症:喘促、胸闷、气短、动则加重,咳嗽,面目浮肿,头昏,神疲,乏力,易感冒,腰膝酸软,小便频数,夜尿增多,舌质淡,舌苔白,脉沉弱。

次症:痰白,耳鸣,咳时遗尿。

(3)肺肾气阴两虚证

主症:喘促、气短、动则加重,不能平卧,气不得续,胸闷,咳嗽,少痰,咳痰不爽,自汗,盗汗,神疲,乏力,易感冒,手足心热,腰膝酸软,舌质红,舌苔少,脉数沉细弱。

次症:面红,耳鸣,头昏,头晕,少气懒言,发绀。

2. 实证类

(1)寒饮停肺证

主症:喘满不得卧,咳嗽,痰多、色白、质清稀或呈泡沫状,气短,恶寒,遇寒发作或加重,舌质淡,苔白滑,脉弦紧。

次症:周身酸痛,发热,舌体胖大。

(2)痰热壅肺证

主症:喘促,动则喘甚,咳嗽,痰黏稠,痰黄,胸闷,口渴,尿黄,大便秘结,舌质红,舌苔黄腻,脉滑数。

次症:发热,烦躁,发绀,不能平卧,纳呆,咳痰不爽,气短。

(3)痰浊阻肺证

主症:喘促,动则喘甚,咳嗽,痰黏稠,痰白,胸闷,胃脘痞满,纳呆,食少,舌苔白腻,脉滑。

次症:咳痰不爽,气短,痰多,痰清稀,乏力,腹胀,便溏。

（4）阳虚水泛证

主症：咳嗽，喘促，气短，肢体浮肿，痰白，胸闷，不能平卧，乏力，发绀，舌白，苔滑，脉沉滑弦。

次症：心悸，痰少，肢冷，畏寒，纳呆，神疲，尿少。

（5）痰蒙神窍证

主症：喉中痰鸣，痰黏稠，喘促，动则喘甚，头痛，烦躁，恍惚，嗜睡，谵妄，昏迷，瘛疭甚则抽搐，舌质暗红或淡紫，苔腻，脉滑数。

次症：咳痰不爽，神疲，发绀。

3. 兼证类（血瘀证）

主症：面色紫暗，唇甲青紫，舌下脉络迂曲、粗乱，舌质暗红，有瘀斑、瘀点，脉涩结代。

次症：胸闷，胸痛。

第四章

肺源性心脏病的鉴别诊断及并发症

第一节 鉴 别 诊 断

（一）急性肺源性心脏病的鉴别诊断

急性肺源性心脏病以肺栓塞为主要表现，临床可见突然出现的剧烈胸痛及与体征不符的呼吸困难，可伴有心悸、血压下降、咳嗽，甚至休克、死亡等一系列症状。应结合症状、体征、实验室及影像学检查，与急性发作且伴随类似症状的其他疾病相鉴别。

1. 心肌梗死

心肌梗死发病前数日可有乏力、胸部不适，活动时有心悸气急、心绞痛等先兆症状，发病时出现持久的胸骨后剧烈疼痛、发热，疼痛剧烈时常伴有频繁的恶心、呕吐等胃肠道症状，亦可伴有心律失常、休克或心力衰竭。实验室检查可见白细胞总数升高；血沉在梗死后 1~2 天往往正常，在 4~5 天时增快并达到高峰，且维持数周；心电图可见 ST 段抬高、病理性 Q 波、T 波倒置或普遍性 ST 段压低≥0.1 mV，但 aVR 导联 ST 段抬高；心肌损害血清标志物的动态变化：肌红蛋白通常在梗死后 1~4 小时开始升高，6~7 小时达到高峰，肌钙蛋白、CK‐MB 于梗死后 3~12 小时升高，24 小时达到高峰；超声心动图可见室壁运动异常区（非透壁性梗死除外），需要特别注意的是当发生右心室梗死时，超声心动图检查可见右心室壁活动异常、右心室扩大及右心室射血分数（right ventricular ejection fraction，RVEF）下降等表现，该类患者更应结合其他理化指标进行鉴别；冠状动脉造影可明确诊断。

2. 急性主动脉夹层分离

这是一种灾难性的急危重症，通常因代谢性异常或遗传因素，致使患者主动脉中层囊样出现退行性病变情况，造成动脉中层弹力纤维出现断裂，主动脉膜破口中血液涌入主动脉壁中层，引起夹层血肿，随着患者病情加剧，可能产生延伸剥离情况，最终引起心血管急症，甚至直接造成患者死亡。急性肺源性心脏病与主动脉夹层分离均可表现为胸痛、休克，但后者胸痛多为突然发生，疼痛性质呈撕裂样、搏动样或刀割样，疼痛可沿着夹层分离的走向逐步向其他部位转移，且常伴有晕厥、恶心呕吐及大汗淋漓等血管迷走神经兴奋性表现。远端主动脉夹层分离的患者 80%~90% 有高血压;近端主动脉夹层分离的患者多表现为低血压,有脉搏短绌、主动脉反流杂音、神经系统临床表现。其中"真性低血压"通常是心脏压塞、胸腔或腹腔内动脉破裂的结果,"假性低血压"可能由夹层分离累及头、臂血管造成。逆行主动脉造影是评价主动脉夹层分离的重要诊断技术,造影可见直接征象(双腔或内膜片)或间接征象(主动脉腔变形、主动脉壁变厚、分支血管异常及主动脉反流)。MRI 检查特别适用于诊断主动脉夹层分离。超声心动图适合评价可疑的主动脉夹层患者。

3. 急性呼吸窘迫综合征

急性呼吸窘迫综合征(ARDS)是在严重感染、休克及创伤等非心源性疾病过程中,由于肺毛细血管内皮细胞和肺泡上皮细胞损伤造成弥漫性肺间质及肺泡水肿,导致的急性低氧性呼吸功能不全或衰竭。ARDS 最早出现的症状为呼吸加快,并呈进行性加重的呼吸困难、发绀,常伴有烦躁、焦虑等。早期 X 线可无改变或轻度间质改变,随之出现斑片状以至于融合成大片状的浸润阴影,大片阴影中可见支气管充气征;动脉血气分析的典型改变为 PaO_2 及 $PaCO_2$ 降低,pH 升高,$PaO_2/FiO_2 \leqslant 200$。肺超声监测对诊疗起着重要作用,当超声提示以下征象时可诊断 ARDS:① 非匀齐的 B 线分布;② 存在正常的肺实质(正常通气区);③ 胸膜线异常征象(不规则的胸膜线节段增厚);④ 前壁胸膜下实变;⑤ 肺滑动征减弱或消失。ARDS 危重患者出现右心室功能障碍,可能合并急性肺源性心脏病,对于该类患者心肺联合超声更有助于鉴别。伴有急性肺源性心脏病的患者超声表现为右心室扩张(与右心房、下腔静脉扩张及三尖瓣反流有关),左、右心室收缩期末面积比值>0.60,以及心脏短轴切面上明显的收缩期末室间隔矛盾运动(与左、右心室之间压力梯度的倒置有关)。在 ARDS 病情发展的不同阶段可通过检测心肺超声影像变化,以鉴别是否合并急性肺源性心脏病。

4. 自发性气胸

部分自发性气胸患者发病前可有持重物、屏气、剧烈体力活动等诱因,起病急骤,常感一侧胸痛,呈针刺样或刀割样,继之出现胸闷和呼吸困难,可伴有刺激性咳嗽。少数患者可发生双侧气胸,以呼吸困难为突出表现,积气量大或原有较严重的慢性肺疾病患者,呼吸困难明显,不能平卧,听诊时呼吸音减弱。胸部 X 线片检查可见被压缩肺边缘呈外凸弧形的细线条形阴影,线外透亮度增高。通过影像学检查有助于鉴别两者。

(二) 慢性肺源性心脏病的鉴别诊断

慢性肺源性心脏病通常有肺系疾病、胸廓疾病等基础疾病,并随着疾病的发展逐渐出现心肺功能及全身脏器功能的损害,临床可见活动后呼吸困难、乏力、心悸、恶心、食欲减退等症状,这些症状随着疾病发展逐渐加重。以下对于同样具有上述临床症状的疾病,进行鉴别诊断。

1. 慢性阻塞性肺疾病

慢性阻塞性肺疾病的特征性症状是慢性和进行性加重的呼吸困难,咳嗽和咳痰。呼吸困难早期仅在剧烈运动后出现,后逐渐加重,甚至发生于日常活动和休息时。晚期常有体重下降、食欲减退、外周肌肉萎缩和功能障碍、精神抑郁和(或)焦虑等。合并感染时可咳脓痰。肺通气功能检查对慢性阻塞性肺疾病的诊断、严重程度评价、疾病进展及预后有重要意义,伴有上述临床症状及吸入支气管扩张剂后 $FEV_1/FVC<70\%$ 的患者,即可诊断为慢性阻塞性肺疾病。随着疾病的发展,后期因外周气道阻塞、肺实质破坏及肺血管异常等原因影响气体交换,导致低氧血症及高碳酸血症的发生;而长期缺氧可导致肺血管广泛收缩和肺动脉高压,进而出现右心衰竭,最终导致慢性肺源性心脏病的发生。慢性阻塞性肺疾病合并肺动脉高压时,肺动脉瓣听诊区第二心音（P_2）较主动脉瓣区第二心音（A_2）强;右心衰竭患者可见下肢水肿和肝脏增大。慢性阻塞性肺疾病早期 X 线可无明显变化,之后出现肺纹理增多和紊乱等,主要征象为肺过度充气,肺容积增大,肺野透亮度增高,心脏悬垂狭长,肺门血管纹理呈残根状,肺野外周血管纹理纤细稀少等,有时可见肺大疱形成。后期并发肺动脉高压和慢性肺源性心脏病时,除右心增大的 X 线特征外,还可有肺动脉圆锥膨隆,肺门血管影扩大及右下肺动脉增宽等。超声心动图示早期慢性阻塞性肺疾病无明显变化,当合并慢性肺源性心脏病时可见右心室的改变及肺动脉高压等征象。综上所述,慢性阻塞性肺疾病与慢性肺源性心脏病密切相关,应根据慢性阻塞性肺疾病病情发展的不同阶段与慢性肺源性心脏病进行鉴别。

2. 稳定性冠心病

该病包括慢性稳定性劳力型心绞痛、急性冠状动脉综合征和缺血性心肌病等。因心肌缺血引起胸部不适,部位常位于胸骨体后,可波及心前区,常放射至左肩、左臂内侧,或至颈、咽或下颌部;胸痛常为压迫、紧缩或胸口沉重感,可伴有呼吸困难,也可伴有非特异性症状如乏力、头晕、恶心、坐立不安或濒死感,呼吸困难也可能为该病的唯一临床表现;胸痛持续时间约数分钟至 30 分钟;与劳累或情绪激动相关是心绞痛的重要特征。含服硝酸酯类药物可在数分钟内使心绞痛缓解。对于疑诊的患者应行静息心电图检查,可作为患者病情发生变化时的参照;动态心电图有助于发现日常活动时心肌缺血的证据和程度。负荷心电图有助于诊断心肌缺血,负荷运动过程中心电图 2 个以上导联 J 点后 $0.06\sim0.08$ 秒的 ST 段出现水平或下斜性下移 ≥0.1 mV 具有诊断意义。部分患者超声心动图检查示左心功能正常,但局部有心室壁活动异常,这与慢性肺源性心脏病以右心室改变为主的超声影像有明显差别。冠状动脉 CT 血管成像对诊断该病有一定价值。

3. 缩窄性心包炎

该病常继发于急性心包炎,临床可见劳力性呼吸困难、咳嗽、端坐呼吸、胸痛、疲乏、食欲减退、上腹胀满或疼痛等症状。胸痛可呈典型的心绞痛样,这与冠状动脉灌注不足或增厚的心包压迫心外膜冠状动脉有关。当左右心充盈压中度升高（$10\sim15$ mmHg）时,即出现水肿、腹胀、腹水及肝淤血症状;当左右心充盈压升高到 $15\sim30$ mmHg 时,出现劳累后呼吸困难、咳嗽、端坐呼吸等肺静脉淤血的症状。听诊中最典型的是舒张期心包叩击音（通常出现在 A_2 后 $0.09\sim0.12$ 秒）。胸部 X 线片可见心影缩小、正常或偏大,上腔静脉常扩张,有时可见心包钙化,60%患者可出现胸腔积液。心电图可出现 QRS 低电压（与肺源性心脏病相似）、广泛 T 波倒置或低平、二尖瓣型 P 波。缩窄性心包炎的超声心动图示心包固定不动和密度增高、舒张早期充盈时室间隔突然移位（间隔反跳）、室壁活动减弱。CT 和 MRI 可检测到心包增厚、腔静脉扩张、右心室变形。

4. 心瓣膜病

心瓣膜病中与慢性肺源性心脏病较易混淆的为二尖瓣狭窄。二尖瓣狭窄临床表现为呼吸困难,伴有咳、喘,甚者可出现咯血,部分患者有胸痛、血栓栓塞,并可伴有其他症状如声音嘶哑、肝肿大、体静脉压增高、水肿、腹水、胸腔积液等。听诊时 S_1 亢进,伴 $Q-S_1$ 间期延长,二尖瓣区有舒张中晚期隆隆样杂音。当肺动脉高压时,P_2 亢进并广泛传导,进一步加重时可出现 S_2 分裂,甚者有二尖瓣拍击音。心电图对轻度二尖瓣狭窄不敏感,但对中重度二尖瓣狭窄,可显示特征性改变:左心房增大(II 导联 P 波>0.12 秒,V_1 导联终末负电势>0.003 mV/s、P 波轴在+45°~-30°),可见于 90% 的显著二尖瓣狭窄伴窦性心律患者;是否有右心室肥大取决于右心室收缩压的高度,右心室收缩压<70 mmHg 时右心室肥大不常见,当右心室收缩压超过 100 mmHg 时一定伴有右心室肥大。X 线在左侧位和左前斜位见左心耳增大和左心房增大,重度二尖瓣狭窄可见肺动脉扩张,右心室、右心房增大;胸部 X 线片上肺野的变化可反映二尖瓣狭窄的严重程度,Kerley B 线见于阻塞严重的间质水肿,Kerley A 线见于重度和长时间二尖瓣阻塞。超声心动图可协助判断二尖瓣狭窄情况。综上所述,当二尖瓣狭窄合并肺动脉高压,并出现右心改变时,容易与慢性肺源性心脏病混淆,应予以鉴别。

5. 扩张型心肌病

扩张型心肌病症状以充血性心力衰竭为主,最常见的表现为气促和浮肿,或有乏力,听诊可闻及心率加快,心尖搏动向左下移位,可有抬举性搏动,心浊音界向左扩大,常可听到第三或第四心音,心率快时呈奔马律。由于心腔扩大,可有相对性二尖瓣或三尖瓣关闭不全所致的收缩期吹风样杂音。X 线检查示心影扩大,晚期外观如球形,少数患者以左心室、左心房或右心室增大为主,病程较长的患者常有肺淤血和肺间质水肿,两肺肋膈角处可有间隔线,肺静脉和肺动脉影可扩大。心电图改变以心脏肥大、心肌损害和心律失常为主,心室内传导阻滞常见。超声心动图在该病早期可见到心腔轻度扩大,尤其是左心室,室壁运动减弱,后期各心腔均扩大,室间隔和左心室后壁运动也减弱,二尖瓣前叶双峰可消失而前后叶呈异向活动。扩张型心肌病最突出的症状是左心衰竭,这与慢性肺源性心脏病不难鉴别,但是当后期出现右心衰竭、右心室扩大时,应与慢性肺源性心脏病鉴别。

6. 先天性心脏病

先天性心脏病由于遗传和环境等因素致畸,临床可见患儿喂养困难、呼吸急促、不生长、心率加快、心脏和肝脏增大等症状。很多先天性心脏病患者因肺血流量增高,或因血管张力增高、肺血管发育不良和(或)肺血管床血管阻塞、管腔闭合等结构改变而引起肺动脉高压,此时患者可出现发绀、红细胞增多、杵状指,听诊可闻及柔软的肺动脉瓣收缩期喷射性杂音,还可闻及肺动脉瓣关闭不全引起的舒张早期递减性吹风样杂音。当伴有右心室衰竭和右心室扩张时,在胸骨左缘下部可闻及三尖瓣关闭不全引起的收缩期杂音。胸部 X 线片可见右心室增大,肺动脉段增大,肺门血管纹理显著,周围血管变细。超声心动图和(或)心导管、心血管造影术的检查可以确定基础的缺损部位,帮助鉴别。

7. 肝肺综合征

肝肺综合征一般起病较隐匿,早期多无明显自觉呼吸症状,但随着肝病的进展,可出现活动和直立性呼吸困难、杵状指(趾)、发绀及仰卧呼吸等。临床三联征(基础肝脏病、动脉血氧合障碍/低氧血症及肺内血管扩张/分流)是诊断该病的主要依据。该病与慢性肺源性心脏病最主要的鉴别要点在于该病是因肝脏疾病导致的肺血管改变,常在肝病和(或)门静脉高压基础上出现肺内血管扩张/分流,从而导致动脉血氧合障碍/低氧血症等一系列病理生理改变和临床表现。对比增强超声心动图(CEE)是证实肺内血管扩张/分流的首选非侵袭性检查方法,同时可估测肺动脉压、排除心内右向左分流而致的低氧血症。

8. 系统性硬化

系统性硬化是一种系统性自身免疫性疾病,主要特征是小血管功能和结构发生异常,皮肤、内脏呈现纤维化,免疫系统活化,出现乏力、雷诺现象、肌肉骨骼痛等临床症状。系统性硬化最严重的并发症和死亡原因为肺动脉高压。系统性硬化合并肺动脉高压多见于严重雷诺现象患者,在发病初期可能没有任何症状,严重时主要表现为劳力性呼吸困难、心律失常、心绞痛、晕厥等临床症状。X线片可见蜂窝状改变,血沉正常或轻度升高,半数病例有高丙球蛋白血症和类风湿因子阳性,70%抗核抗体阳性。该病属于自身免疫性疾病,可通过免疫指标的测定来协助鉴别诊断。

9. 肺蛋白沉积症

肺蛋白沉积症是一种以肺泡和终末呼吸性细支气管腔富含的磷脂蛋白质物质沉积为特征的肺部少见病,该病主要影响肺部气体交换,发病多隐匿。临床表现差异较大,有的无临床症状,有的以进行性呼吸困难、低氧血症为主要表现,有的因呼吸衰竭最终导致死亡。胸部X线片是该病首选的影像学检查方法,也是诊断该病的初级筛选方法,呈非特异性的弥漫分布的高密度实变或磨玻璃影,CT呈典型的地图样、铺路石样表现等;该病的肺功能检查以限制性通气功能障碍及肺弥散功能障碍为常见;病理学检查以肺泡内充满PAS染色阳性的蛋白样物质为特征。但极少数肺蛋白沉积症重症患者可合并出现肺源性心脏病。

(三) 中医鉴别诊断

1. 肺胀与喘证、哮病、气短

肺胀与喘证、哮病、气短均以咳而上气、喘满为主症。肺胀是在多种慢性肺系疾病的基础上逐渐发展而来,除咳喘外,尚可见心悸、唇甲发绀、胸腹胀满、肢体浮肿等症状;哮病具有反复发作性,发作时喉中有哮鸣声,呼吸气促困难,甚则喘息不能平卧,平时可如常人;喘证是多种急慢性疾病在发生发展中的一种表现症状,其症状轻重不一,轻者仅为呼吸困难,不能平卧;重者稍动则喘息不已,甚则张口抬肩、鼻翼煽动;严重者,喘促持续不解,伴烦躁不安、肢冷汗出,面唇青紫,脉浮大无根,发为喘脱。气短即少气,主要表现为呼吸浅促,或短气不足以息,似喘而无声,亦不抬肩撷肚,亦无咳痰、心悸、乏力等症,故可鉴别。肺胀可隶属于喘证的范畴,哮病与喘病久不愈又可发展成为肺胀,肺胀久病损肺,耗伤津液,肺失濡养亦可发展成肺痿。故肺胀既是一个独立的疾病，又与哮病、喘病、肺痿密切相关。

2. 肺胀与肺痿

肺胀与肺痿均以咳而上气、喘满为主症。《金匮要略心典·肺痿肺痈咳嗽上气病脉证治》说："痿者萎也，如草木之萎而不荣。"历代医家均认识到肺痿是多种肺系疾病的慢性转归，久嗽、肺痈、肺痨、哮喘等伤肺，均有转化为肺痿的可能，病机为肺脏虚损，津气耗伤，临床以咳吐浊唾涎沫为症状，亦可面色㿠白或青苍、形体瘦削、神疲、头晕，或时有寒热等全身症状，但无心悸、发绀、肢体浮肿等症，可资鉴别。肺胀可后期发展而成为肺痿。

3. 肺胀与肺癌、肺痨

肺胀与肺癌、肺痨均有咳嗽喘促、胸痛。肺癌是由于正气内虚、邪毒外侵引起的，以痰浊内聚、气滞血瘀，蕴结于肺，以致肺失宣发与肃降为基本病机，以咳嗽、咯血、胸痛、发热为主要临床表现的一种恶性疾病。肺痨以咳嗽、咯血、潮热、盗汗及身体逐渐消瘦等症为主要临床表现，甚者可见胸痛、气急，是一类具有传染性的慢性消耗性疾病。肺胀日久导致痰浊内聚、气滞血瘀，可能夹杂肺癌。

4. 肺胀与支饮、悬饮

肺胀与支饮、悬饮均有咳逆上气喘满。支饮与悬饮皆为痰饮的类型。支饮以咳逆倚息，短期不得平卧，其形如肿为主要表现，属饮邪支撑胸肺。悬饮表现为胸胁饱满，咳唾引痛，喘促不能平卧，转侧、呼吸时引痛或痛加，或有肺痨病史，属饮流胁下。肺胀在急性发病阶段可表现出支饮、悬饮证候。

5. 肺胀与胸痹

肺胀与胸痹均有胸闷胸痛、咳嗽喘促。肺胀日久亦可见胸中憋闷，胸部胀满，甚者胸痛，但均伴有咳逆上气、痰多、喘息，动则加剧，甚者张口抬肩、目胀如脱、烦躁不安等。胸痹以胸部闷痛，甚则胸痛彻背，短气、喘息不得卧为主症，轻者仅感胸闷如窒、呼吸欠畅；重者胸痛彻背，背痛彻心，伴有肢冷汗出，喘不得卧，唇青肢厥。肺胀日久亦可出现痰瘀互结，瘀滞心脉导致胸痹，两者互有影响。

6. 肺胀与厥证

肺胀与厥证均可见不省人事。肺胀在疾病发展到后期严重者可出现神昏、痉厥、喘脱等危重证候。厥证是由多种原因引起的，以气机逆乱，升降失调，气血阴阳不相接续为基本病机，以突然昏倒，不省人事，或伴有四肢逆冷为主要临床表现的一种急性病证。病情轻者，一般在短时内苏醒，醒后无偏瘫、失语及口眼㖞斜等后遗症；但病情重者，则昏厥时间较长，甚至一厥不复而导致死亡。厥证一般咳嗽、喘促等症状不明显，故可鉴别。肺胀病情严重时可出现厥证表现。

7. 肺胀与癫狂

肺胀与癫狂均可见表情淡漠、神志恍惚。肺胀失代偿期出现肺性脑病时可见表情淡漠、神志恍惚、谵妄甚则幻听等症。而癫狂主要以表情淡漠、沉默寡言、语无伦次或狂躁不安、骂人毁物等症状为主要表现，其病机为脏气不平，阴阳失调，脑之神机逆乱，但无明显咳嗽、喘促等症状，故可鉴别。肺胀发展到疾病后期，出现痰浊壅盛或痰热内扰，闭阻气道，蒙蔽神机,则可见烦躁、谵妄、神志恍惚等癫狂表现。

8. 肺胀与水肿、溢饮

肺胀与水肿、溢饮均可见肢体浮肿、腹胀。水肿是因感受外邪,饮食失调,或劳倦过度等,使肺失宣降通调、脾失健运、肾失开合、膀胱气化失常,导致体内水液潴留,泛滥肌肤,以头面、眼睑、四肢、腹背,甚至全身浮肿为临床特征的一类病证,但该病咳嗽、喘促、胸闷胸痛等症状不显。溢饮表现为身体疼痛而沉重,甚则肢体浮肿,当汗出而不汗出,或伴咳喘,属饮溢肢体。肺胀疾病发展过程中可伴随溢饮症状出现;肺胀后期出现气化失常会出现肢体浮肿等水肿病表现。

第二节　主要并发症

一、西医并发症

（一）酸碱平衡失调及电解质紊乱

肺源性心脏病患者呼吸衰竭时由于缺氧和二氧化碳潴留,可并发酸碱失衡,呼吸性酸中毒一般是普遍存在的,然而,由于患者体内代偿情况不同或其他疾病的影响,可出现错综复杂的、各种不同类型的酸碱失衡和电解质紊乱。常见类型：① 呼吸性酸中毒;② 呼吸性酸中毒合并代谢性碱中毒;③ 呼吸性酸中毒合并代谢性酸中毒;④ 呼吸性碱中毒。

1. 呼吸性酸中毒

呼吸性酸中毒为肺源性心脏病酸碱失衡最常见的类型,呼吸道感染为导致呼吸性酸中毒的主要原因,呼吸道感染后气道内分泌物增加,黏膜充血水肿,气道阻塞加重,引起二氧化碳潴留,$PaCO_2$升高,从而使 pH 下降,当机体代偿不足以阻止肺动脉压下降时,即发生失代偿性呼吸性酸中毒。

（1）临床表现：呼吸困难、换气不足、全身乏力,可有气促、发绀、头痛,加重时有血压下降、谵妄、昏迷等。

（2）实验室检查：$PaCO_2$原发性升高,HCO_3^-代偿性升高,肺动脉高压下降,血钾升高或正常,血氯下降,血钠正常或下降,阴离子间隙（anion gap, AG）正常。

（3）诊断：根据患者近期呼吸道感染加重、不适当吸氧及使用镇静剂等引起呼吸道功能障碍的病史,除缺氧和二氧化碳潴留症状,还有嗜睡、恍惚、肌张力降低等临床表现,结合实验室检查如血气分析、电解质检查等结果可做出诊断。

2. 呼吸性酸中毒合并代谢性碱中毒

由于肺源性心脏病呼吸衰竭治疗过程中,补充碱性药物过量、大量利尿和使用肾上腺皮质激素,尿钾排出增加,呕吐导致低氯血症,使用人工辅助呼吸过度通气等均可导致呼吸性酸中毒合并代谢性碱中毒。

（1）临床表现：除了呼吸性酸中毒表现外,还有代谢性碱中毒的表现,如呼吸变浅变慢,或神经、精神异常,谵妄、精神错乱或嗜睡等,严重时发生昏迷。

（2）实验室检查:$PaCO_2$原发性升高,HCO_3^-升高,且必须符合实测 $HCO_3^- > 24 + 0.35 \times$ $\Delta PaCO_2 \pm 5.58$,当 $HCO_3^- > 45$ mmol/L 时,不管肺动脉压正常与否,均可诊断为慢性呼吸性酸中毒合并代谢性碱中毒。肺动脉压升高、正常、下降均可,一般多为下降或正常。低钾或正常,低氯,血钠下降或正常。AG 正常或轻度升高。

（3）诊断:患者有人工过度通气、大量利尿、使用肾上腺皮质激素、过量补碱和呕吐等使 K^+、Cl^-丢失的病史,并有兴奋、谵妄、抽搐及肌张力增强的临床表现,结合实验室检查如血气分析、电解质检查等结果可做出诊断。

3. 呼吸性酸中毒合并代谢性酸中毒

该型在临床上不常见,一旦出现,预示病情危重,预后极差。常由于严重感染或休克,长期慢性缺氧,肾功能不全导致氮质血症等致大量乳酸、丙酮酸等酸性代谢产物增加,伴有糖尿病、脱水、营养不良等均为诱因。

（1）临床表现:除了呼吸性酸中毒的表现外,还有代谢性酸中毒的表现,如疲乏、嗜睡、感觉迟钝或烦躁,尤其是呼吸深快,面部潮红,心率加快,心律不齐,血压降低,神志不清,昏迷,体格检查有对称性肌张力减退,腱反射减退或消失。

（2）实验室检查:$PaCO_2$原发升高;HCO_3^-升高、下降、正常均可,以下降或正常多见;pH极度下降;血钾升高;血氯下降、正常或升高均可,但以正常或升高多见;血钠正常或下降;AG 升高。

（3）诊断:在呼吸性酸中毒的基础上,伴有严重缺氧、肾功能不全、休克及饮食不足、糖尿病病史,以及有循环衰竭、少尿、无尿和严重心力衰竭的临床表现,结合实验室检查如血气分析、电解质检查等结果可做出诊断。

4. 呼吸性碱中毒

这是一种少见的酸碱失衡。由于机械通气掌握不当,排出 CO_2过快过多,弥漫性肺间质纤维化因缺氧而过度通气,严重支气管痉挛或呼吸道阻塞经气管切开后,阻塞解除通气过度,而引起呼吸性碱中毒。

（1）临床表现:可有眩晕,手、足和口周麻木和针刺感,肌肉震颤,手足抽搐及 Trousseau 征阳性。

（2）实验室检查:$PaCO_2$原发下降,HCO_3^-正常或代偿性下降,肺动脉压升高,当呼吸性碱中毒合并代谢性碱中毒时尤为明显,血钾、血钙下降,血氯升高,血钠正常或下降,AG 正常或轻度升高。

（3）诊断:患者有通气过度的病史,结合实验室检查如血气分析、电解质检查等结果可做出诊断。

（二）心律失常

心律失常是由于各种原因导致心脏激动的起源、频率、节律,以及激动传导速度与顺序的异常。肺源性心脏病尤其是在急性加重期,特别是使用洋地黄制剂者、水电解质紊乱者、严重感染者、有冠心病病史者、高龄心功能差者更易发生各种心律失常。常见的心律失常有室性期前收缩、房性期前收缩、室上性心动过速、心房颤动、不完全性或完全性右束支传导阻滞、Ⅰ度或Ⅱ度房室传导阻滞。

1. 临床表现

心律失常患者常有心悸、胸闷、气短表现。体格检查如心律整齐多为窦性节律、完全性房室传导阻滞；心律不规则多为期前收缩、心房颤动。心音强弱对辨别心律失常也有重要帮助，如期前收缩、心房颤动、房室传导阻滞等均有心音强弱的变化。

2. 特殊检查

静息12导联体表心电图是鉴别心律失常最常规的手段，缺点是难以捕捉发作不频繁的心律失常；24小时动态心电图可以更好地鉴别和诊断多种心律失常。心脏电生理检查包括心脏激动顺序标测和程序电刺激，已被公认为确认大多数快速心律失常的金标准。

3. 诊断

心律失常患者有心悸、胸闷等临床症状，发作时体检，结合心电图、其他心电监测设备及心脏电生理检查不难做出具体属于何种心律失常的诊断。

（三）肺性脑病

肺性脑病（简称肺脑），是肺源性心脏病严重并发症之一，死亡率很高。原有慢性肺胸疾病在各种诱发因素如急性肺部感染、气管痉挛、痰液堵塞作用下，或由于治疗不当如应用地西泮，或右心衰竭使脑血流减少，或因利尿、休克等导致严重通气功能不全，出现严重缺氧、二氧化碳潴留等表现的高碳酸血症和低氧血症，进而引起脑水肿致使中枢神经系统功能紊乱，出现精神神经症状。

1. 临床表现

肺性脑病除了原有的肺胸基础疾病，即肺、心功能不全的表现如呼吸困难、发绀、下肢水肿等外，还有脑细胞水肿和颅内高压引起的精神神经症状。① 精神症状：可见神志恍惚、表情淡漠、记忆衰退、失眠等症状，随着病情的加重，可出现嗜睡、谵语、多话、狂躁、动作离奇、定向力障碍、幻觉。② 神经症状：早期可见头晕、头痛，继而出现肢体麻木、持物乏力、二便失禁或尿潴留、抽搐、癫痫样发作，最终昏迷。③ 眼部表现：外眼征象，可见球结膜充血、水肿，若瞳孔两侧不对称，说明严重脑水肿，形成脑疝。另可见视盘水肿，这是由于脑水肿等病理变化引起颅内压升高。此可作为肺脑之诊断依据。

2. 实验室检查

血液检查示急性发作期或合并肺部感染时，白细胞、中性粒细胞、C反应蛋白增高。动脉血气分析：PaO_2降低至60 mmHg以下，SaO_2降低，$PaCO_2$升高（一般>65 mmHg），pH<7.35。

3. 诊断

慢性肺胸疾病伴有呼吸功能衰竭，出现缺氧、二氧化碳潴留的临床表现，具有意识障碍、精神神经症状或体征，并除外其他原因引起者即可诊断为肺性脑病。血气分析中二氧化碳分压、氧分压、pH可作为该病诊断参考。

（四）多脏器功能衰竭

慢性肺源性心脏病急性发作，由于感染严重，心功能受损，酸碱平衡失调和电解质紊乱，容易合并肺性脑病、心力衰竭、休克等,从而出现多器官功能衰竭(multiple organ failure, MOF)。MOF 一般指同时或序贯发生 2 个或 2 个以上的器官功能衰竭,但有学者建议将其命名为多器官功能障碍综合征(multiple organ dysfunction syndrome, MODS)。

1. 临床表现

MOF 早期可能有不同程度的少尿、黄疸、呼吸功能不全或凝血异常。MODS 最主要的诱发因素是感染,肺是最早累及的器官,其次是肝、胃肠道和肾。相应的可见到各个器官的临床表现。

2. 实验室检查

血气分析:$PaO_2 < 55$ mmHg。肾功能:血尿素氮(BUN)>28.6 mmol/L,血肌酐(Cr)>176.8 μmol/L,连续 6 小时尿量<20 mL/h。肝功能:血清谷丙转氨酶$>1\,000$ nmol·s^{-1}·L^{-1},血清胆红素>34 μmol/L。血常规:血小板$<50×10^9$/L,白细胞$<1×10^9$/L。血中 pH<7.20,血钾<2.8 mmol/L,血钠<128 mmol/L,血氯<90 mmol/L。

3. 诊断

MOF/MODS 病情重,进展快,病死率高,所以要强调前期的诊断,对严重感染、休克早期等均应引起警觉,脓毒症常是 MOF/MODS 的前奏,老年患者各器官功能常已有减退,不易鉴别是原先已存在还是新近改变,应详询病史。目前常用 Dorinsky 提出的诊断标准,① 肺:严重低氧血症,而一般氧疗不能纠正,机械通气时 PaO_2 与吸入氧浓度之比<200。② 心血管:无心肌梗死而出现低血压,平均动脉压<60 mmHg,心排血指数<2.0 L·min^{-1}·m^{-2},严重心律失常,室性心动过速或心室扑动。③ 肾:肾小球滤过功能急剧下降,肌酐从正常上升到 $177 \sim 265$ μmol/L 或以上,或原有肾脏疾病较原先肌酐数值上升 1 倍,尿量<500 mL/24 h。④ 肝:胆红素>34 μmol/L,伴谷丙转氨酶增高 1 倍,凝血酶原时间延长超过 1.5 倍。⑤ 血液:血小板$<50×10^9$/L,白细胞$<1×10^9$/L,纤维蛋白原<1 g/L。⑥ 胃肠道:上消化道出血 24 小时输血 $1\,000$ mL 以上,内镜或手术证实有应激性溃疡,肠麻痹或肠吸收不良。⑦ 中枢神经系统:可见躁动不安、神志错乱甚至不同程度昏迷。⑧ 代谢:高糖血症、低钠血症、代谢性酸中毒。患者已有脓毒症并伴有 2 个或 2 个以上上述脏器功能异常指征,即可考虑为 MOF/MODS。

(五)肺水肿

肺水肿是肺脏内血管与组织之间液体交换功能紊乱所致的肺含水量增加。肺源性心脏病患者由于严重感染、缺氧等原因导致肺静脉高压,毛细血管通透性增加,淋巴管回流障碍,从而致肺间质或肺泡内蓄液过多,形成肺水肿。

1. 临床表现

夜间阵发性呼吸困难,甚至端坐呼吸,面色苍白,汗流满面,心前区有压迫或疼痛感,咳嗽、咳痰,痰色逐渐由白色转淡黄色、粉红色或血色,痰性状为泡沫痰,有时在 $1 \sim 2$ 小时内即咳出 $2\,000 \sim 3\,000$ mL 的泡沫。体征有皮肤青紫,呼吸频数、浅表,胸部叩诊过响,听诊可听到细湿啰音,大水泡音,甚至两肺广泛性湿啰音,心脏听诊常发现心动过速,有时出现心律不齐,心尖区闻及舒张期奔马律。

2. 实验室及特殊检查

① 血气分析：间质水肿期，$PaCO_2$下降，肺动脉压升高，呈呼吸性碱中毒；肺泡水肿期，PaO_2下降或$PaCO_2$升高，pH下降，表现为呼吸性酸中毒和低氧血症。② X线检查：显示浓密的软性阴影，从肺门向肺内中带散开，形成蝴蝶状阴影，支气管充满水肿液的部分呈放射透明的线条状分支，心脏阴影增大。③ 肺CT检查：可区分肺间质水肿和肺泡水肿。

3. 诊断

根据患者肺源性心脏病病史，结合临床阵发性端坐呼吸，咳吐大量粉红色泡沫痰，体检肺部听诊广泛湿啰音或大水泡音，心脏听诊心动过速，结合X线或CT检查、血气分析等可以做出明确诊断。

（六）休克

多种原因可引起肺源性心脏病休克，最常见的是感染性休克，其次是心源性休克，上消化道出血引起的失血性休克。患者体内交感神经-肾上腺系统均处于兴奋状态，从而引起微动脉、微静脉痉挛收缩，微循环阻滞和血管阻力增加，大量血液被隔绝和瘀滞在微循环和静脉系统内，使有效循环血量不足，回心血量减少，心排血量降低，组织灌注不足，进而发生酸中毒，甚或DIC。

1. 临床表现

发生休克时多表现为精神萎靡、淡漠、心悸、呼吸困难、少尿或无尿，重者意识模糊，甚至昏迷。由于病因与发病机制不同，临床表现亦各异。感染性休克多见于老年、体弱、消瘦的肺源性心脏病患者，体温过高（>40.5℃）或过低（<36℃），白细胞总数大多增高，中性粒细胞增多伴核左移。皮肤严重脱水，四肢厥冷，发绀加重，心率增快，第一心音减弱，可出现奔马律或心律失常，血压迅速下降，若不及时抢救可危及生命。失血性休克多见于晚期肺源性心脏病并发上消化道出血者，短时间内出血量>1 000 mL，可出现休克表现。患者常诉上腹部疼痛、胀满、恶心、呕吐等症状，随之出现心悸、口干、冷汗等症状，皮肤由发绀转为苍白或厥冷，接着可出现呕血和黑便，血压下降，血红蛋白进行性减少，并发生昏迷。心源性休克多见于顽固性右心衰竭和全心衰竭的患者，因心肌无力而搏出量不足，或伴严重心率失常，使心搏出量更加减少，患者诉心悸，心前区不适或疼痛，呼吸困难和发绀愈加明显，极易发生阿-斯综合征。

2. 实验室检查和特殊检查

感染性休克时，血常规示白细胞大多升高。血清降钙素原、可溶性髓系细胞触发受体1是脓毒症早期诊断的有效指标，当这些指标明显升高时当考虑脓毒症合并感染性休克。低血容量性休克在失血时大便或呕吐物隐血试验阳性。心源性休克的心电图示ST段变化，超声心动图见射血分数（ejection fraction，EF）明显降低，右心室或左心室舒张功能不全。

3. 诊断

肺源性心脏病如出现以下征象预示发生休克可能：① 有发生休克的诱因，如感染。② 非神经系统病变出现神志改变，如表情淡漠或烦躁不安。③ 心率加快>100次/分，体温升高不平行，脉搏细或不能触及。④ 四肢湿冷、黏膜苍白或发绀，每小时尿量<20 mL或无

尿。⑤ 收缩压<80 mmHg。⑥ 脉压<20 mmHg。

二、中医并发症

1. 喘脱

喘证日久,肺肾俱虚,孤阳欲脱,累及至心。因心脉上通于肺,肺主治节,调控心血运行,宗气贯心脉而司呼吸;肾脉上络于心,心肾相济,心阳赖肾阳以温煦,心气、心阳的盛衰与肺、肾密切相关,故肺肾俱虚之时,累及至心,可见心气、心阳衰惫,血脉鼓动无力,临床可见喘逆剧甚,张口抬肩,鼻煽气促,端坐不能平卧,或有痰鸣,心慌心悸,烦躁不安,面青唇紫,汗出如珠,四肢逆冷,脉虚浮无根或见结代,是为喘脱,此属危候,需及时救治,且预后不良。

2. 黄疸

喘证日久,脾湿郁而化热,内生湿热之邪,壅滞中焦,脾胃失健,肝气郁滞,疏泄不利,熏蒸肝胆,胆汁无常道以利,外泄肌肤,下注膀胱,可除喘证主症外,兼见身黄、目黄、小便黄。若黄疸失治误治,进一步发展,侵袭营血,内蒙心窍,引动肝风,即发为急黄,临床可见起病急,黄疸迅速加深,色如金,伴皮肤瘙痒,高热口渴,胁痛腹满,神昏谵语,烦躁抽搐,或可见衄血、便血,或肌肤瘀斑,舌红绛,苔黄燥,脉弦滑或数,症情多危重。

3. 关格

喘证日久,肺脾肾虚衰至极,气化不利,湿浊毒邪壅滞三焦,水饮内停,在下可见小便不通,周身浮肿;在上可见恶心、呕吐时作。以肾阳衰败,寒水上泛为主时,临床可兼见小便短少,色清,甚或尿闭,面色晦暗,形寒肢冷,神疲乏力,腰下浮肿,纳差,腹胀,呕恶,大便溏薄,舌淡胖,边见齿痕,苔白腻,脉沉细;若阳损及阴,肝阳上亢,肝风内动,可兼见腰膝酸软,头晕头痛,面部烘热,手足抽搐,舌红,苔黄腻,脉细弦;若邪毒内陷心包,可兼见神志昏蒙,循衣摸床,四肢厥冷,面白唇暗,全身浮肿,少尿无尿,舌卷缩,淡胖,苔白腻或灰黑,脉沉细欲绝。

4. 厥证

喘证痰浊久蕴,五脏受累,脾病清阳不升,肾虚精气失于上注,肝病气郁气逆,心病神明失用,气机逆乱,升降乖戾,气血阴阳运行失常,不相顺接,痰随气升,阻滞神明,而致突然昏倒,不省人事,或喉中痰鸣,或呕吐涎沫,呼吸气促,舌苔白腻,脉沉滑。乃危急重症,当及时救治,醒神回厥。

5. 脱证

喘证日久,元气衰竭,五脏亏败,气血阴阳俱衰,阳浮于上,阴竭于下,上引下竭,阴阳离决,五络俱衰,临床见突然汗出,目合口开,二便自遗为主症。以气脱为主可见神志淡漠,声低息微,倦怠乏力,汗漏不止,四肢微冷,舌质淡,苔白润,脉微弱;以阴脱为主可见神情恍惚,面色潮红,口干欲饮,皮肤干燥而皱,舌质红干,脉微细数;以阳脱为主则可见神志淡漠,神低息微,汗漏不止,四肢厥冷,舌质淡,苔白润,脉微弱,甚则突然大汗不止,或汗出如油,神情恍惚,四肢逆冷,二便失禁,脉微欲绝。脱证乃急危重症,预后极差。

第五章

肺源性心脏病的西医治疗

第一节 诱发因素治疗

一、概述

肺源性心脏病根据起病缓急和病程长短,可分为急性和慢性两类,临床上以后者多见。慢性肺源性心脏病发展缓慢,临床上除原有肺胸疾病的各种症状和体征外,主要是逐步出现肺功能衰竭、心力衰竭,以及其他器官损害的征象。根据病程,分为急性加重期和缓解期。急性肺源性心脏病主要由于来自静脉系统或右心的栓子进入肺循环,造成肺动脉主干或其分支的广泛栓塞,同时并发广泛肺细小动脉痉挛,使肺循环受阻,肺动脉压急剧升高而引起右心室扩张和右心衰竭。

急性肺源性心脏病由肺栓塞引起,大多数栓子可自行溶解、消失。因此,治疗目的在于使患者能渡过危急期,直至栓塞解除并防止其再发。大块肺动脉栓塞引起者,病情极凶险。若患者出现心搏骤停,应立即复苏,进行体外心脏按压,气管插管给氧或人工呼吸;出现休克者,予以抗休克治疗;为解除肺血管和冠状动脉反射性痉挛,在心率缓慢时可试用阿托品、哌替啶、吗啡,以解痉止痛;发生室上性心动过速、心房颤动等,可给予快速洋地黄制剂;溶血栓治疗;抗凝治疗,防止血栓再形成;外科手术治疗切除栓子;其他非血栓性肺动脉栓塞的治疗,如气栓、羊水栓、脂肪栓、瘤栓或菌性栓。

慢性肺源性心脏病急性加重期常由急性呼吸道感染导致,是引起肺、心功能衰竭的常见诱因之一,病死率较高。其治疗原则:积极控制感染;保持呼吸道通畅;纠正缺氧和二氧化碳潴留;控制呼吸和心力衰竭;控制心律失常;抗凝治疗。慢性肺源性心脏病缓解期是防止慢性肺源性心脏病发展的关键。其治疗原则:积极治疗原发病;去除诱发因素;减少或避免急性加重期的发生;家庭氧疗;提高免疫力;康复锻炼;积极处理并发症。

二、改善生活方式

肺源性心脏病病程较长,发展缓慢,改善生活方式有利于延缓疾病的发展,预防疾病加重。

（一）生活饮食调理

1. 防寒训练

肺源性心脏病在寒冷季节最易加重,因此要注意随气候变化增减衣物,预防感冒。此外,还需进行防寒训练以增加御寒能力。每早可食冷饮,以锻炼耐寒能力;自春季开始,每天将双手搓红后,搓头、面部及四肢,每次10分钟,每日数次,把全身暴露的部位搓红,坚持全年;从夏季开始,每日用手捧凉水冲鼻腔;从秋天开始,加用凉水洗脸,直至冬天。还需注意保暖,冬季外出要戴帽子、围巾、口罩,穿厚鞋袜。保证室内温度,夜间不要受凉等。

2. 增强营养

国内外均有关于肺源性心脏病伴营养不良发生率的报道,发生率为21%~70%,长期住院或急性发作期的肺源性心脏病患者营养不良发生率达50%以上。与正常体重的慢性阻塞性肺疾病患者相比,低体重指数(BMI)与运动能力降低、死亡风险增加相关。保持高蛋白质、高热量饮食,慢性阻塞性肺疾病患者每日的蛋白质摄入量应为1.2~1.5 g/kg,以优质蛋白为主,如奶制品、瘦肉、鸡蛋等。多食蔬菜和水果,摄入多种维生素、高纤维。应少吃过甜的食物,以免产生更多的二氧化碳,加重呼吸负担,避免辛辣刺激及过油腻的食物。少食多餐,每天可吃5~6餐,每餐不要吃太饱,餐前可以先休息,餐后适量运动。而且肺源性心脏病患者饮食要规律,避免不当饮食危害健康。

另外,要维持居室整洁宁静,无烟尘。避免和呼吸道感染患者接触,不要去人群密集的公共场所或参加大型集会。流行性感冒期间,注射流感疫苗或肺炎球菌疫苗。

（二）心理调理

情绪变化可加重病情。临床研究显示,老年肺源性心脏病患者均存在不同程度的焦虑、抑郁、悲观等情绪,且在长期治疗后病情没有得到有效的改善,治疗信心容易受到打击,使得负面情绪更为严重,产生恶性循环,严重影响病情的治疗和转归。老年人生活自立能力差,又长年有病,易产生自卑感,家人一时照顾不周时,往往更加重其失落气馁的感觉,以致对治疗丧失信心,所以要做好患者的心理疏导。积极主动地向患者宣传有关知识,消除其内心多余的杂念;医院可定期开展一些健康宣教的讲座活动,给患者讲解一些疾病预防知识,让其主动参与到治疗和护理中,从而转移其不良情绪,促进医患关系的和谐以增强治疗的效果;多开导、多交流,提高其战胜疾病的信心,保证其拥有最佳接受治疗的状态;指导患者既要正确对待自己,也要理解别人;多体贴理解患者的内心,生活上多加关心照顾,使患者的基本需求得到满足;必要时积极正确地引导患者进行不良情绪的发泄。

掌握情绪调节方法,使患者能够时刻保持良好的心态来接受治疗,也能够提高机体的免疫力和调节力,使得机体长期处于平衡的状态,在一定程度上能控制病情的进展。而且在情志调养的过程中也加强了与患者之间的交流沟通,利于构建和谐医患关系,利于患者更好地进行个人生活的管理，从而以更加科学的生活方式来控制病情。

（三）减轻心脏负担

肺源性心脏病加重期有 25% ~ 70% 的患者发生心力衰竭，是肺源性心脏病死亡的重要原因。因此，应想尽办法减轻心脏负担，保护好心脏。患者应绝对卧床休息；不能平卧的，可取半坐位或前倾坐位，周围用被子垫好，使患者感到舒服，不疲劳。

（四）戒烟

对于吸烟患者，应积极劝导其戒烟。吸烟是引起慢性气管炎、肺气肿，乃至肺源性心脏病的重要因素。就支气管炎的发生率而言，吸烟者比不吸烟者高 4 ~ 7 倍。吸烟者肺源性心脏病患病率明显高于不吸烟者。吸烟能使支气管上皮纤毛变短、不规则，纤毛运动发生障碍；削弱呼吸道的正常机械防御功能，降低局部抵抗力；长期大量吸烟可使支气管黏液腺体肥大增生，支气管黏膜发生炎症水肿，分泌物增多，并使终末支气管管腔变窄甚至阻塞，通气功能降低，还能引起支气管痉挛，使气流阻力加大，久之便形成肺气肿、肺源性心脏病。戒烟有助于延缓肺源性心脏病的进展，对防治肺源性心脏病的发生发展具有重要意义。

三、抗感染治疗

急性呼吸道感染是肺源性心脏病急性发作和加重的常见诱因，它是诱发呼吸衰竭、心力衰竭、酸碱失衡的根源。因此，积极抗感染治疗具有非常重要的意义。

（一）抗菌药物使用原则

1. 痰培养及药敏试验

尽早查明感染病原，根据病原种类及药物敏感试验结果选用抗菌药物。

2. 经验性治疗

在未明确病原菌种类之前，可根据患者的感染部位、基础疾病、发病情况、发病场所、既往抗菌药物用药史及其治疗反应等推测可能的病原体，并结合当地细菌耐药性监测数据，先给予抗菌药物经验治疗。待获知病原学检测及药敏结果后，结合先前的治疗反应调整用药方案；对培养结果阴性的患者，应根据经验治疗的效果和患者情况采取进一步诊疗措施。

3. 按照药物的抗菌作用及其体内过程特点选择用药

各种抗菌药物的药效学和人体药动学特点不同，因此，各有不同的临床适应证。临床医师应根据各种抗菌药物的药学特点，按临床适应证正确选择抗菌药物。

4. 品种选择

根据病原菌种类及药敏试验结果尽可能选择针对性强、窄谱、安全、价格适当的抗菌药物。进行经验治疗者可根据可能的病原菌及当地耐药状况选用抗菌药物。

5. 给药剂量

一般按各种抗菌药物的治疗剂量范围给药。治疗重症感染（如血流感染、感染性心内膜炎等）和抗菌药物不易达到的部位的感染（如中枢神经系统感染等），抗菌药物剂量宜较大（治疗剂量范围高限）；而治疗单纯性下尿路感染时，由于多数药物尿药浓度远高于血药浓度,则可应用较小剂量(治疗剂量范围低限)。

6. 给药途径

对于轻、中度感染的大多数患者,应予口服治疗,选取口服吸收良好的抗菌药物品种,不必采用静脉或肌内注射给药。仅在下列情况下可先予以注射给药。

(1) 不能口服或不能耐受口服给药的患者(如吞咽困难者)。

(2) 患者存在明显可能影响口服药物吸收的情况(如呕吐、严重腹泻、胃肠道病变或肠道吸收功能障碍等)。

(3) 所选药物有合适抗菌谱,但无口服剂型。

(4) 需在感染组织或体液中迅速达到高药物浓度以达杀菌作用者(如感染性心内膜炎、化脓性脑膜炎等)。

(5) 感染严重、病情进展迅速,需给予紧急治疗的情况(如血流感染、重症肺炎患者等)。

(6) 患者对口服治疗的依从性差。肌内注射给药时难以使用较大剂量,其吸收也受药动学等众多因素影响,因此只适用于不能口服给药的轻、中度感染者,不宜用于重症感染者。

接受注射用药的感染患者经初始注射治疗病情好转并能口服时,应及早转为口服给药。

抗菌药物的局部应用宜尽量避免:皮肤黏膜局部应用抗菌药物后,很少被吸收,在感染部位不能达到有效浓度,反而易导致耐药菌产生,因此治疗全身性感染或脏器感染时应避免局部应用抗菌药物。

抗菌药物的局部应用只限于少数情况:① 全身给药后在感染部位难以达到有效治疗浓度时加用局部给药作为辅助治疗(如治疗中枢神经系统感染时某些药物可同时鞘内给药,包裹性厚壁脓肿脓腔内注入抗菌药物等)。② 眼部及耳部感染的局部用药等。③ 某些皮肤表层及口腔、阴道等黏膜表面的感染可采用抗菌药物局部应用或外用,但应避免将主要供全身应用的品种作为局部用药。局部用药宜采用刺激性小、不易吸收、不易导致耐药性和过敏反应的抗菌药物。青霉素类、头孢菌素类等较易产生过敏反应的药物不可局部应用。氨基糖苷类等耳毒性药不可局部滴耳。

7. 给药次数

为保证药物在体内能发挥最大药效,杀灭感染灶病原菌,应根据药动学和药效学相结合的原则给药。青霉素类、头孢菌素类和其他 β -内酰胺类、红霉素、克林霉素等时间依赖性抗菌药,应一日多次给药。氟喹诺酮类和氨基糖苷类等浓度依赖性抗菌药可一日给药一次。

8. 疗程

抗菌药物疗程因感染不同而异,一般宜用至体温正常、症状消退后 72~96 小时,有局部病灶者需用药至感染灶控制或完全消散。但血流感染、感染性心内膜炎、化脓性脑膜炎、伤寒、布鲁菌病、骨髓炎、B 组链球菌咽炎、扁桃体炎、侵袭性真菌病、结核病等需较长的疗程方能彻底治愈,并减少或防止复发。

9. 抗菌药物的联合应用

单一药物可有效治疗的感染不需联合用药,仅在下列情况有指征时联合用药。

（1）病原菌尚未查明的严重感染，包括免疫缺陷者的严重感染。

（2）单一抗菌药物不能控制的严重感染，需氧菌及厌氧菌混合感染，2种及2种以上复数菌感染，以及多重耐药菌或泛耐药菌感染。

（3）需长疗程治疗，但病原菌易对某些抗菌药物产生耐药性的感染，如某些侵袭性真菌病；或病原菌含有不同生长特点的菌群，需要联合使用不同抗菌机制的药物，如结核和非结核分枝杆菌。

（4）毒性较大的抗菌药物，联合用药时剂量可适当减少，但需有临床资料证明其同样有效。如两性霉素B与氟胞嘧啶联合治疗隐球菌脑膜炎时，前者的剂量可适当减少，以减少其毒性反应。

联合用药时宜选用具有协同或相加作用的药物联合，如青霉素类、头孢菌素类或其他β-内酰胺类与氨基糖苷类联合。联合用药通常采用2种药物联合，3种及3种以上药物联合仅适用于个别情况，如结核病的治疗。此外，必须注意联合用药后药物不良反应亦可能增多。

（二）肾功能减退患者抗菌药物的应用

1. 基本原则

许多抗菌药物在人体内主要经肾排出，某些抗菌药物具有肾毒性，肾功能减退的感染患者应用抗菌药物的原则如下。

（1）尽量避免使用肾毒性抗菌药物，确有应用指征时，严密监测肾功能情况。

（2）根据感染的严重程度、病原菌种类及药敏试验结果等选用无肾毒性或肾毒性较低的抗菌药物。

（3）使用主要经肾排泄的药物，需根据患者肾功能减退程度及抗菌药物在人体内的清除途径调整给药剂量和方法。

2. 抗菌药物的选用及给药方案调整

根据抗菌药物体内过程特点及其肾毒性，肾功能减退时抗菌药物的选用有以下几种情况。

（1）主要由肝胆系统排泄，或经肾脏和肝胆系统同时排出的抗菌药物用于肾功能减退者，维持原治疗量或剂量略减。

（2）主要经肾排泄，药物本身并无肾毒性，或仅有轻度肾毒性的抗菌药物，肾功能减退者可应用，可按照肾功能减退程度（以内生肌酐清除率为准）调整给药方案。

（3）肾毒性抗菌药物避免用于肾功能减退者，如确有指征使用该类药物时，宜进行血药浓度监测，据以调整给药方案，达到个体化给药，疗程中需严密监测患者肾功能。

（4）接受肾脏替代治疗患者应根据腹膜透析、血液透析和血液滤过对药物的清除情况调整给药方案（表5-1）。

（三）肝功能减退患者抗菌药物的应用

肝功能减退时，抗菌药物的选用及剂量调整需要考虑肝功能减退对该类药物体内过程的影响程度，以及肝功能减退时该类药物及其代谢物发生毒性反应的可能性。由于药物在

表 5 - 1　肾功能减退患者抗菌药物的应用

肾功能减退时的应用	抗 菌 药 物
按原治疗剂量应用	(1) 阿奇霉素、多西环素、米诺环素、克林霉素、氯霉素、萘夫西林 (2) 头孢哌酮、头孢曲松、莫西沙星、利奈唑胺、替加环素 (3) 利福喷汀、利福布汀、利福昔明 (4) 卡泊芬净、米卡芬净、伏立康唑口服制剂、伊曲康唑口服液、酮康唑 (5) 替硝唑、乙胺嘧啶
轻、中度肾功能减退时按原治疗剂量,重度肾功能减退时减量应用	(1) 红霉素、克拉霉素、苯唑西林、氨苄西林、阿莫西林 (2) 美洛西林、哌拉西林 (3) 氨苄西林/舒巴坦[1]、阿莫西林/克拉维酸[1]、哌拉西林/他唑巴坦[1]、头孢哌酮/舒巴坦[1] (4) 环丙沙星、甲硝唑、达托霉素[1]、氟康唑[1] (5) 利福平、乙胺丁醇、吡嗪酰胺、氟胞嘧啶[1]
轻、中、重度肾功能减退时均需减量应用	(1) 青霉素、羧苄西林、替卡西林、阿洛西林、头孢噻吩、头孢唑啉 (2) 头孢氨苄、头孢拉定、头孢呋辛、头孢孟多、头孢西丁、头孢他啶 (3) 头孢唑肟、头孢噻肟、头孢吡肟、拉氧头孢、替卡西林/克拉维酸、氨曲南 (4) 亚胺培南、美罗培南、厄他培南、氧氟沙星、左氧氟沙星、加替沙星 (5) 磺胺甲噁唑、甲氧苄啶
避免应用,确有指征应用时需在治疗药物浓度监测下或按内生肌酐清除率调整给药剂量	(1) 庆大霉素、妥布霉素、奈替米星、阿米卡星、卡那霉素 (2) 链霉素、其他氨基糖苷类 (3) 万古霉素、去甲万古霉素、替考拉宁、多黏菌素 B、多黏菌素 E (4) 两性霉素 B 去氧胆酸盐[2]、伊曲康唑静脉注射液[2,3]、伏立康唑静脉注射液[4]
不宜应用	四环素、呋喃妥因、萘啶酸

[1] 轻度肾功能减退时按原治疗量,只有严重肾功能减退者需减量。
[2] 该药有明显肾毒性,虽肾功能减退者不需调整剂量,但可加重肾损害。
[3] 非肾毒性药,因静脉制剂中赋形剂(环糊精)蓄积,当内生肌酐清除率(Ccr)<30 mL/min 时避免应用或改口服。
[4] 非肾毒性药,因静脉制剂中赋形剂(环糊精)蓄积,当内生肌酐清除率(Ccr)<50 mL/min 时避免应用或改口服。

肝脏代谢过程复杂,不少药物的体内代谢过程尚未完全阐明,根据现有资料,肝功能减退时抗菌药物的应用有以下几种情况(表 5 - 2)。

1. 药物主要经肝脏或有相当量经肝脏清除或代谢

肝功能减退时清除减少,并可导致毒性反应的发生,肝功能减退患者应避免使用该类药物,如氯霉素、利福平、红霉素酯化物等。

2. 药物主要由肝脏清除

肝功能减退时清除明显减少,但并无明显毒性反应发生,肝病时仍可正常应用,但需谨慎,必要时减量给药,治疗过程中需严密监测肝功能。红霉素等大环内酯类(不包括酯化物)、克林霉素、林可霉素等属于此类。

3. 药物经肝、肾两途径清除

肝功能减退者药物清除减少,血药浓度升高,同时伴有肾功能减退的患者血药浓度升高尤为明显，但药物本身的毒性不大。严重肝病患者，尤其肝、肾功能同时减退的患者在使用该类药物时需减量应用。经肾、肝两途径排出的青霉素类、头孢菌素类等均属此种情况。

4. 药物主要由肾排泄

肝功能减退者不需调整剂量。氨基糖苷类、糖肽类抗菌药物等属此类。

表 5 - 2　肝功能减退患者抗菌药物的应用

肝功能减退时的应用	抗　菌　药　物
按原治疗剂量应用	（1）青霉素 G、头孢唑林、头孢他啶 （2）庆大霉素、妥布霉素、阿米卡星、其他氨基糖苷类 （3）万古霉素、去甲万古霉素、多黏菌素类、达托霉素[1] （4）氧氟沙星、左氧氟沙星、诺氟沙星、利奈唑胺[1] （5）米卡芬净、乙胺嘧啶
严重肝病时减量慎用	（1）哌拉西林、阿洛西林、美洛西林、羧苄西林 （2）头孢噻吩、头孢噻肟、头孢曲松、头孢哌酮 （3）替加环素、甲硝唑 （4）环丙沙星、氟罗沙星 （5）伊曲康唑、伏立康唑[1]、卡泊芬净[1]
肝病时减量慎用	红霉素、培氟沙星、异烟肼[2]、克林霉素、林可霉素
肝病时避免应用	（1）红霉素酯化物、酮康唑 （2）两性霉素 B、咪康唑 （3）磺胺类、利福平 （4）四环素 （5）氯霉素

［1］在严重肝功能不全者中的应用目前尚无资料。
［2］活动性肝病时避免应用。

（四）老年患者抗菌药物的应用

由于老年人组织器官呈生理性退行性变，免疫功能下降，一旦罹患感染，在应用抗菌药物时需注意以下事项。

（1）老年人肾功能呈生理性减退，按一般常用量接受主要经肾排出的抗菌药物时，由于药物自肾排出减少，可导致药物在体内积蓄，血药浓度增高，易发生药物不良反应。因此，老年患者，尤其是高龄患者接受主要自肾排出的抗菌药物时，可按轻度肾功能减退减量给药。青霉素类、头孢菌素类和其他 β-内酰胺类的大多数品种即属该类情况。

（2）老年患者宜选用毒性低并具杀菌作用的抗菌药物，无用药禁忌者可首选青霉素类、头孢菌素类等 β-内酰胺类抗菌药物。氨基糖苷类具有肾毒性及耳毒性，应尽可能避免应用。万古霉素、去甲万古霉素、替考拉宁等药物应在有明确应用指征时慎用，必要时进行血药浓度监测，并据此调整剂量，使给药方案个体化，以达到用药安全、有效的目的。

（五）急性细菌性上呼吸道感染

急性上呼吸道感染是最常见的社区获得性感染，多由鼻病毒、冠状病毒、流感病毒、副流感病毒、腺病毒所致,有时也由肠道病毒所致,病程多为自限性,一般不需要使用抗菌药物,予以对症治疗即可痊愈,少数患者可原发或在病毒感染基础上继发细菌性感染,抗菌药物仅限于出现细菌感染症状,如咳脓痰或流脓涕、白细胞增多等时才应用。

1. 急性细菌性咽炎及扁桃体炎

急性细菌性咽炎及扁桃体炎的病原菌主要为 A 组溶血性链球菌,少数为 C 组溶血性链球菌。

(1)治疗原则

1)针对溶血性链球菌感染选用抗菌药物。

2)必要时给药前先留取咽拭子培养,有条件者可做快速抗原检测试验(RADT)作为辅助病原诊断。

3)由于溶血性链球菌感染后可发生非化脓性并发症(急性风湿热和肾小球肾炎),因此,抗菌治疗以清除病灶中细菌为目的,疗程需 10 天。

(2)病原治疗

1)青霉素为首选,可选用青霉素 G,也可肌内注射普鲁卡因青霉素或口服青霉素 V,或口服阿莫西林,疗程均为 10 天。

2)青霉素过敏患者可口服四环素或对溶血性链球菌敏感的氟喹诺酮类。大环内酯的应用应参照当地药敏情况。

3)其他可选药有口服第一代或第二代头孢菌素,疗程 10 天,但不能用于有青霉素过敏性休克史的患者。

2. 急性细菌性中耳炎

病毒性上呼吸道感染可合并轻度中耳炎表现,不需用抗菌药物,但如表现为急性起病的耳部疼痛、听力下降、发热、鼓膜进行性充血和膨隆,或已有鼓膜穿孔伴黄色渗液时,则需考虑急性细菌性中耳炎的临床诊断,可予以抗菌治疗。急性细菌性中耳炎的病原菌以肺炎链球菌、流感嗜血杆菌和卡他莫拉菌最为常见,三者约占病原菌的近 80%;少数为 A 组溶血性链球菌、金黄色葡萄球菌等。

(1)治疗原则

1)抗菌治疗应覆盖肺炎链球菌、流感嗜血杆菌和卡他莫拉菌等。

2)疗程 7~10 天,以减少复发。

3)中耳有渗液时需采取标本做细菌培养及药敏试验。

(2)病原治疗

1)初治可口服阿莫西林。如当地流感嗜血杆菌、卡他莫拉菌产 β-内酰胺酶菌株多见时,也可口服阿莫西林/克拉维酸。

2)其他可选药物有第一代或第二代口服头孢菌素。

3)用药 3 天无效的患者应考虑为耐青霉素肺炎链球菌感染可能,可选用大剂量阿莫西林/克拉维酸口服或头孢曲松静脉滴注。

4)青霉素过敏患者慎用头孢菌素类(有青霉素过敏性休克史者除外)。

3. 急性细菌性鼻窦炎

急性细菌性鼻窦炎常继发于病毒性上呼吸道感染,以累及上颌窦者为多见。病原菌以肺炎链球菌和流感嗜血杆菌最为常见,两者约占病原菌的 50% 以上;卡他莫拉菌在成人和儿童中各约占病原菌的 10% 和 20%;尚有少数为厌氧菌、金黄色葡萄球菌、A 组溶血性链球菌及革兰氏阴性杆菌。

（1）治疗原则

1）初始治疗应覆盖肺炎链球菌、流感嗜血杆菌和卡他莫拉菌,如阿莫西林/克拉维酸,而后根据治疗反应和细菌培养及药敏试验结果调整用药。

2）局部用血管收缩药,以利于鼻窦内脓液引流。

3）疗程 10~14 天,以减少复发。

（2）病原治疗: 抗菌药物的选用与急性细菌性中耳炎相同。

（六）急性细菌性下呼吸道感染

1. 急性气管-支气管炎

本病以病毒感染多见,多数病例为自限性。

（1）治疗原则

1）以对症治疗为主,不应常规使用抗菌药物。

2）少数病例可由肺炎支原体、百日咳博德特菌或肺炎衣原体引起,此时可给予抗菌药物治疗。

3）部分情况可予抗菌药物治疗,如 75 岁以上的发热患者;心力衰竭患者;胰岛素依赖性糖尿病患者;严重神经系统疾病患者。

（2）病原治疗

1）可能由肺炎支原体或百日咳博德特菌引起者,可采用大环内酯类、四环素类或氟喹诺酮类。

2）肺炎衣原体感染可用多西环素、大环内酯类或氟喹诺酮类。

2. 慢性阻塞性肺疾病急性加重

慢性阻塞性肺疾病急性加重可由感染、空气污染或其他因素引起。

（1）治疗原则

1）具备呼吸困难加重、痰量增多和脓性痰 3 项症状,或 2 项症状且其中 1 项为脓性痰,为抗菌治疗的指征。

2）最常见病原为流感嗜血杆菌、肺炎链球菌和卡他莫拉菌,肺炎支原体相对少见。

3）具备下列 2 条或 2 条以上标准,需考虑铜绿假单胞菌感染可能:最近住院史;经常（每年 4 次）或最近 3 个月使用抗菌药物;病情严重（$FEV_1 < 30\%$ 预计值）;既往急性加重时曾分离出铜绿假单胞菌;有结构性肺病（如支气管扩张）;使用糖皮质激素（ICS）者。

4）注意结合当地病原体流行病学分布及抗菌药物的耐药情况。

5）疗效不佳的患者可参考痰液培养和药敏试验结果调整用药。

6）轻症患者给予口服药,病情较重者可用注射剂。

（2）经验治疗：见表5-3。

表5-3　慢性阻塞性肺疾病急性加重的经验治疗

不 同 人 群	口服抗菌药物	口服替代药	静脉抗菌药物
轻度慢性阻塞性肺疾病,无合并症	通常不需要;如需要,可用阿莫西林、多西环素	阿莫西林/克拉维酸,第一、二代头孢菌素,大环内酯类,左氧氟沙星,莫西沙星	—
中、重度慢性阻塞性肺疾病,无铜绿假单胞菌感染危险因素	阿莫西林/克拉维酸	第二、三代头孢菌素,左氧氟沙星,莫西沙星	阿莫西林/克拉维酸,头孢曲松、头孢噻肟,左氧氟沙星、莫西沙星
中、重度慢性阻塞性肺疾病,伴有铜绿假单胞菌感染危险因素	环丙沙星	左氧氟沙星	抗假单胞菌β-内酰胺类(头孢他啶、头孢吡肟、β-内酰胺类/β-内酰胺酶抑制剂、碳青霉烯类等)±氨基糖苷类或环丙沙星、左氧氟沙星

注：表中"±"是指2种及2种以上药物可联合应用,或可不联合应用(以下表格同)。

（3）病原治疗：见表5-4。

表5-4　慢性阻塞性肺疾病急性加重的病原治疗

病　　原	宜 选 药 物	可 选 药 物	备　　注
流感嗜血杆菌	氨苄西林,阿莫西林,氨苄西林/舒巴坦,阿莫西林/克拉维酸	磺胺甲噁唑/甲氧苄啶(SMZ/TMP),第一、二代口服头孢菌素	10%~40%菌株产β-内酰胺酶
肺炎链球菌 青霉素敏感	青霉素	阿莫西林,氨苄西林	10%~40%菌株青霉素不敏感
肺炎链球菌 青霉素不敏感	头孢曲松	氟喹诺酮类	
卡他莫拉菌	SMZ/TMP,第一、二代口服头孢菌素	氟喹诺酮类,阿莫西林/克拉维酸,氨苄西林/舒巴坦	约90%菌株产β-内酰胺酶
肺炎支原体	大环内酯类、氟喹诺酮类	米诺环素,多西环素	经验性应用大环内酯类,尽量参照当地药敏情况
肺炎衣原体	大环内酯类	多西环素,氟喹诺酮类	
肺炎克雷伯菌等肠杆菌科细菌	第二代或第三代头孢菌素	氟喹诺酮类	

3. 支气管扩张合并感染

支气管扩张合并急性细菌感染时,最常见病原菌为铜绿假单胞菌和流感嗜血杆菌,其次为肺炎链球菌和金黄色葡萄球菌,少见星形诺卡菌、曲霉、木糖氧化产碱杆菌及分枝杆菌等。

（1）治疗原则

1）呼吸道引流通畅。

2）应进行痰病原体培养及药敏试验。

3）尽量选用支气管渗透性良好并且能强效减少细菌负荷的抗菌药物。

（2）经验治疗：见表5－5。

表5－5　支气管扩张合并感染的经验治疗

不 同 人 群	口服抗菌药物	静脉抗菌药物
无铜绿假单胞菌感染危险因素	阿莫西林/克拉维酸，左氧氟沙星、莫西沙星，第二、三代头孢菌素	阿莫西林/克拉维酸，头孢曲松，头孢噻肟，莫西沙星，左氧氟沙星
有铜绿假单胞菌感染危险因素	左氧氟沙星，环丙沙星	抗假单胞菌 β－内酰胺类（头孢他啶、头孢吡肟、β－内酰胺类/β－内酰胺酶抑制剂、碳青霉烯类等）±氨基糖苷类或环丙沙星，左氧氟沙星

（3）病原治疗：见表5－6。

表5－6　支气管扩张合并感染的病原治疗

病　　原		宜 选 药 物	可 选 药 物
流感嗜血杆菌		阿莫西林，氨苄西林，阿莫西林/克拉维酸，氨苄西林/舒巴坦	第一代或第二代口服头孢菌素
肺炎链球菌	青霉素敏感	青霉素	阿莫西林，氨苄西林
	青霉素不敏感	头孢曲松	氟喹诺酮类
厌氧菌		阿莫西林/克拉维酸，氨苄西林/舒巴坦	克林霉素，甲硝唑
肺炎克雷伯菌等肠杆菌科细菌		第三代头孢菌素	氟喹诺酮类，第四代头孢菌素
铜绿假单胞菌		环丙沙星、左氧氟沙星	抗假单胞菌 β－内酰胺类（头孢他啶、头孢吡肟、β－内酰胺类/β－内酰胺酶抑制剂、碳青霉烯类等）±氨基糖苷类或环丙沙星，左氧氟沙星

4. 社区获得性肺炎

（1）治疗原则

1）依据病情严重程度决定门诊或住院治疗，以及是否需要入住 ICU，并尽早给予初始经验性抗感染治疗。

2）注意结合当地病原体分布及抗菌药物耐药情况，选用抗菌药物。

3）住院患者入院后应立即采取痰标本，做涂片革兰氏染色检查及培养；体温高、全身症状严重者应同时送血培养。

4）轻症且胃肠道功能正常患者可选用生物利用度良好的口服药物；重症患者选用静脉给药，待临床表现显著改善并能口服时改用口服药。

（2）经验治疗：见表5-7。

表5-7　不同人群社区获得性肺炎初始经验治疗

不同人群	常见病原体	初始经验治疗的抗菌药物选择
青壮年、无基础疾病患者	肺炎链球菌、肺炎支原体、流感嗜血杆菌、肺炎衣原体等	青霉素，阿莫西林，多西环素，米诺环素，第一代或第二代头孢菌素，呼吸喹诺酮类*
老年人或有基础疾病患者	肺炎链球菌、流感嗜血杆菌、需氧革兰阴性杆菌、金黄色葡萄球菌、卡他莫拉菌等	第二代头孢菌素（头孢呋辛、头孢丙烯、头孢克洛等）单用或联合大环内酯类；阿莫西林/克拉维酸、氨苄西林/舒巴坦单用或联合大环内酯类；呼吸喹诺酮类*
需入院治疗，但不必收住ICU的患者	肺炎链球菌、流感嗜血杆菌、混合感染（包括厌氧菌）、需氧革兰氏阴性杆菌、金黄色葡萄球菌、肺炎支原体、肺炎衣原体	第二代头孢菌素单用或联合四环素类、大环内酯类静脉给药；静脉滴注呼吸喹诺酮类；阿莫西林/克拉维酸、氨苄西林/舒巴坦单用或联合四环素类、大环内酯类静脉给药；头孢噻肟、头孢曲松单用或联合四环素类、大环内酯类静脉给药
需入住ICU的重症患者　A组：无铜绿假单胞菌感染危险因素	肺炎链球菌、需氧革兰氏阴性杆菌、嗜肺军团菌、肺炎支原体、流感嗜血杆菌、金黄色葡萄球菌等	头孢曲松或头孢噻肟联合大环内酯类或喹诺酮类静脉给药；静脉滴注呼吸喹诺酮类联合氨基糖苷类；阿莫西林/克拉维酸、氨苄西林/舒巴坦单用或联合大环内酯类或喹诺酮类静脉给药；厄他培南联合大环内酯类静脉给药
需入住ICU的重症患者　B组：有铜绿假单胞菌感染危险因素	A组常见病原体+铜绿假单胞菌	具有抗假单胞菌活性的β-内酰胺类抗菌药物（如头孢他啶、头孢吡肟、哌拉西林/他唑巴坦、亚胺培南、美罗培南等）联合大环内酯类或环丙沙星，左氧氟沙星静脉给药，必要时还可同时联用氨基糖苷类

*呼吸喹诺酮类包括莫西沙星、左氧氟沙星和吉米沙星。

5. 医院获得性肺炎

早发性医院获得性肺炎（入院2~5天内发生）病原体多为敏感菌，预后较好。晚发性医院获得性肺炎（入院≥5天发生）致病菌以多重耐药菌为主，病死率较高。国内多中心研究结果表明，既往90天应用过抗菌药物者，早发者也可能由耐药细菌引起，且同样有较高的病死率，因此参照该地区、该医院近期病原学资料最为重要。

（1）治疗原则

1）应重视病原检查，给予抗菌治疗前先采取痰标本进行涂片革兰氏染色检查及培养，体温高、全身症状严重者同时送血培养及药敏试验。

2）尽早开始经验治疗。首先采用针对常见病原菌的经验治疗，明确病原后，根据药敏试验结果调整用药。

3）疗程根据不同病原菌、病情严重程度、基础疾病等因素而定。初始宜采用注射剂，病情显著好转或稳定后并能口服时改用口服药。

（2）经验治疗

1）早发性医院获得性肺炎可能的病原体主要为肺炎链球菌、流感嗜血杆菌、甲氧西林敏感金黄色葡萄球菌，以及大肠杆菌、肺炎克雷伯菌、肠杆菌属、变形杆菌属、黏质沙雷菌等肠杆菌科细菌。推荐选用头孢曲松，或左氧氟沙星、环丙沙星、莫西沙星等氟喹诺酮类药物，或氨苄西林/舒巴坦、阿莫西林/克拉维酸等β-内酰胺类/β-内酰胺酶抑制剂，或厄他培南。

2）晚发性医院获得性肺炎的病原菌除早发性医院获得性肺炎病原菌外，更多为多重耐药的肺炎克雷伯菌等肠杆菌科细菌，铜绿假单胞菌、不动杆菌属等非发酵糖细菌，耐甲氧西林金黄色葡萄球菌（MRSA），嗜肺军团菌。宜选用抗假单胞菌的β-内酰胺类（如头孢他啶、头孢吡肟、哌拉西林/他唑巴坦、头孢哌酮/舒巴坦、亚胺培南、美罗培南等），必要时联合抗假单胞菌喹诺酮类或抗假单胞菌氨基糖苷类。如怀疑MRSA，宜加用糖肽类或利奈唑胺。如怀疑嗜肺军团菌，宜加用大环内酯类和（或）氟喹诺酮类、多西环素。

（3）病原治疗：见表5-8。

表5-8　医院获得性肺炎的病原治疗

病　　　原		宜 选 药 物	可 选 药 物	备　　　注
金黄色葡萄球菌	甲氧西林敏感	苯唑西林、氯唑西林	第一代或第二代头孢菌素	
	甲氧西林耐药	糖肽类、利奈唑胺	磷霉素、利福平、SMZ/TMP与糖肽类联合，不宜单用	
肠杆菌科细菌		第二代或第三代头孢菌素单用或联合氨基糖苷类	氟喹诺酮类、β-内酰胺类/β-内酰胺酶抑制剂、碳青霉烯类	
铜绿假单胞菌		哌拉西林、头孢他啶、头孢吡肟、环丙沙星、左氧氟沙星，联合氨基糖苷类	具有抗铜绿假单胞菌作用的β-内酰胺类/β-内酰胺酶抑制剂或碳青霉烯类+氨基糖苷类	通常需联合用药
不动杆菌属		氨苄西林/舒巴坦、头孢哌酮/舒巴坦	碳青霉烯类、多黏菌素、替加环素	我国鲍曼不动杆菌对碳青霉烯类耐药严重，一般只在MIC≤8 μg/mL时使用，建议联合用药
厌氧菌		氨苄西林/舒巴坦、阿莫西林/克拉维酸	甲硝唑、克林霉素	

注：表中"+"是指2种或2种以上药物可联合应用（以下表格同）。

6. 肺脓肿

肺脓肿常见病原菌为肺炎链球菌、金黄色葡萄球菌、肠杆菌科细菌及厌氧菌（主要为口腔厌氧菌）等，下呼吸道分泌物、血液、胸腔积液培养（包括厌氧菌培养）及药物敏感试验，对确定病原诊断、指导抗菌治疗有重要价值。

（1）治疗原则

1）保持脓液引流通畅至关重要。

2）在病原菌未明确前应选用能覆盖上述细菌的抗需氧菌和抗厌氧菌药物。明确病原菌后，根据药敏试验结果结合临床治疗反应调整用药。

3）抗菌药物总疗程 6~10 周，或直至临床症状完全消失，胸部 X 线片显示脓腔及炎性病变完全消散，仅残留纤维条索状阴影为止。

（2）病原治疗：见表 5-9。

表 5-9　肺脓肿患者的病原治疗

病　原		宜 选 药 物	可 选 药 物
厌氧菌		青霉素（大剂量）、β-内酰胺类/β-内酰胺酶抑制剂	氨苄西林或阿莫西林+甲硝唑、克林霉素
金黄色葡萄球菌	甲氧西林敏感	苯唑西林、氯唑西林	头孢唑啉、头孢呋辛
	甲氧西林耐药	糖肽类±磷霉素或利奈唑胺	糖肽类+利福平
肺炎链球菌	青霉素敏感	青霉素	氨苄西林、阿莫西林
	青霉素不敏感	头孢噻肟、头孢曲松	左氧氟沙星、莫西沙星
A 组溶血性链球菌		青霉素 G 或青霉素 V	氨苄西林、阿莫西林、第一代头孢菌素、克林霉素、氟喹诺酮类
肠杆菌科细菌		第三代头孢菌素±氨基糖苷类	氟喹诺酮类、β-内酰胺类/β-内酰胺酶抑制剂厄他培南

7. 脓胸

脓胸大多由多种细菌所引起。常见的病原菌：<5 岁的婴孩多为金黄色葡萄球菌、肺炎链球菌、流感嗜血杆菌；>5 岁、继发急性肺炎者，多为肺炎链球菌、A 组溶血性链球菌、金黄色葡萄球菌、流感嗜血杆菌；亚急性和慢性患者，多为厌氧链球菌、拟杆菌属、肠杆菌科细菌。

（1）治疗原则

1）积极引流，排除脓液，促进肺复张。

2）首先取脓液做涂片及培养，并结合临床经验用药。

3）按照治疗效果、细菌培养和药敏试验结果调整用药。

4）急性期宜注射用药，必要时也可胸腔内注射（限用于包裹性厚壁脓肿）。

5）给药剂量要足够充分，疗程宜长。通常应于体温正常后 2 周以上，患者周围血白细胞恢复正常,胸部 X 线片示胸液吸收,方可考虑停药,以防止复发。总疗程 6~10 周或更长。

6）慢性脓胸患者应采取外科处理。

（2）病原治疗：见表 5-10。

表 5-10 脓胸的病原治疗

病 原		宜 选 药 物	可 选 药 物
厌氧菌		青霉素（大剂量）、β-内酰胺类/β-内酰胺酶抑制剂	氨苄西林或阿莫西林+甲硝唑、克林霉素
金黄色葡萄球菌	甲氧西林敏感	苯唑西林、氯唑西林	头孢唑啉、头孢呋辛
	甲氧西林耐药	糖肽类±磷霉素	糖肽类+利福平、利奈唑胺
肺炎链球菌	青霉素敏感	青霉素 G	氨苄西林、阿莫西林
	青霉素耐药	头孢噻肟、头孢曲松	左氧氟沙星、莫西沙星
流感嗜血杆菌		氨苄西林、阿莫西林	氨苄西林/舒巴坦、阿莫西林/克拉维酸、第一代或第二代头孢菌素
肠杆菌科细菌		第三代头孢菌素±氨基糖苷类	氟喹诺酮类、β-内酰胺类/β-内酰胺酶抑制剂、氨基糖苷类（联合用药）

第二节 病 因 治 疗

支气管-肺组织、胸廓或肺动脉系统病变导致 PVR 增加,产生肺动脉高压,继而引起右心室结构和（或）功能改变,最终导致肺源性心脏病。病因治疗是防止肺源性心脏病的关键,及时有效的病因治疗,可显著改善肺源性心脏病的预后。

一、慢性肺动脉高压的治疗

肺动脉高压形成既是引起肺源性心脏病的关键性病理环节,同时也是常见病因之一,积极治疗肺动脉高压是治疗肺源性心脏病的重要措施,而治疗肺动脉高压的首要步骤为根据患者临床分类的不同选择相应治疗方案。缜密的肺动脉高压治疗包括诸多内容,如严重程度评价、急性肺血管反应性评价、一般及支持治疗、肺动脉高压特异性治疗、联合治疗、疗效评估及介入外科治疗。

（一）一般治疗

1. 运动和康复

运动和康复均应在专业人员指导下进行,以不引起明显的气促、头晕、胸痛为宜。适度的运动和康复训练有助于提高患者的运动耐量。

2. 避孕、绝经期激素替代治疗

尽管近几年几项小规模的试验示肺动脉高压患者妊娠成功率有所改善,但仍需要进一步证实。目前仍建议肺动脉高压患者避免怀孕。对于绝经期肺动脉高压患者运用激素治疗是否可取尚不清楚,但这种治疗可用于有不能忍受的更年期症状的肺动脉高压患者。

3. 硬膜外麻醉

进行择期手术时,推荐硬膜外麻醉,避免全麻。因择期手术有可能导致肺动脉高压患者死亡风险增加。另口服药物治疗应暂时改为静脉滴注或吸入的方式。

4. 预防感染

可对肺动脉高压患者进行流行性感冒和肺炎球菌感染的免疫接种。

5. 心理支持

可对肺动脉高压患者进行心理社会支持,成立专门的具有临床医学技能及心理学知识的管理团队,另外可成立患者小组。除了心理和社会支持外,还可制定相关护理计划。

6. 吸氧

WHO 心功能Ⅲ级或Ⅳ级及血氧饱和度(SaO_2)<60 mmHg 的患者乘飞机时应考虑吸氧,吸氧浓度以2 L/min为宜。

7. 遗传咨询

基因突变是肺动脉高压的发病原因之一,可进行 *bmpr* 2、*acvrl* 1 和 *engg* 基因检测等。

(二) 支持治疗

1. 抗凝治疗

肺动脉高压患者容易合并肺动脉栓塞,尤其是远端小肺动脉原位血栓形成,而心力衰竭和活动减少也易导致静脉血栓形成,因此,建议对无抗凝禁忌的特发性动脉型肺动脉高压患者给予华法林抗凝治疗,国际标准化比值(international standard ratio, INR)可维持在2.0~3.0。新的口服抗凝剂在肺动脉高压中的作用尚不清楚。

2. 利尿剂使用

当出现右心功能不全,存在液体潴留、颈静脉怒张、肝及胃肠道淤血等症状时,可使用利尿剂。在使用利尿剂时,应同时监测患者的肾功能和电解质,以避免低钾血症和因血容量减少引起的肾前性心功能不全。

3. 氧疗

尽管氧疗可以降低肺动脉高压患者的PVR,但没有数据表明长期氧疗对肺动脉高压治疗有益。当血氧分压<60 mmHg 或者SaO_2<91%时,推荐吸氧。

4. 地高辛及其他心血管药物使用

地高辛已被证实能够明显增加肺动脉高压患者的心排血量(cardiac output, CO)。以下两点是使用地高辛的常见指征:① 心排血量低于 4 L/min 或心脏指数(cardiac index, CI)低于 2.5 L·min^{-1}·m^{-2}为首选指征。② 伴有右心室扩张证据的心室率偏快心房颤动。针对肺动脉高压患者是否应当运用 β-受体阻滞剂或伊伐布雷定、血管紧张素转化酶抑制剂(angiotensin converting enzyme inhibitor, ACEI)、血管紧张素Ⅱ受体拮抗剂,尚无大规模的临床试验及数据支持。

5. 多巴胺和多巴酚丁胺使用

对于重度即血流动力学不稳定的 WHO 心功能 III 级或 IV 级患者应首选正性肌力药物，如多巴胺及多巴酚丁胺。前者适用于血压偏低者，后者适用于血压偏高者。两种药物的推荐起始剂量均为 $2 \mu g \cdot kg^{-1} \cdot min^{-1}$，可逐渐加量至 $8 \mu g \cdot kg^{-1} \cdot min^{-1}$。根据患者具体情况可选择一种或联合使用。

6. 补铁治疗

缺铁是大部分肺动脉高压患者的共有症状，缺铁可能与运动能力降低有关，也可能与死亡率较高有关，而与贫血的存在或严重程度无关。对于肺动脉高压者，因口服铁剂吸收局限性，可考虑静脉注射铁剂。

（三）药物治疗

新诊断为特发性、遗传性或药物相关肺动脉高压的患者，经血管反应性试验确认为反应者，应使用钙通道阻滞剂治疗。对于无反应者，应考虑肺动脉高压特异性药物。肺动脉高压特异性药物主要针对内皮素、NO 或前列环素途径。这些通路与肺动脉高压患者肺动脉平滑肌细胞的异常增殖和收缩有关。目前已有几种针对这三种途径的治疗方法，包括内皮素受体拮抗剂、NO、磷酸二酯酶 5（Pde-5）抑制剂、可溶性鸟苷酸环化酶激动剂、前列环素类似物和前列环素受体激动剂。

1. 钙通道阻滞剂

运用前应当进行急性肺血管扩张试验，鉴于只有阳性患者才能从钙通道阻滞剂治疗中获益，故试验阳性者推荐服用。钙通道阻滞剂分为两类：二氢砒啶类如硝苯地平或氨氯地平；非二氢砒啶类如地尔硫䓬，应根据心率情况选择不同种类钙通道阻滞剂。前者适用于基础心率较慢的患者，后者适用于基础心率较快的患者。钙通道阻滞剂的副作用为可能引起体循环血压下降，矛盾性肺动脉压力升高，心力衰竭加重，诱发水肿等危险。鉴于这些副作用，以及未进行行急性肺血管扩张试验者则不推荐盲目使用钙通道阻滞剂。针对正在服用钙通道阻滞剂但疗效不佳的患者不应继续使用，应逐渐减量至停用。而为避免试验阳性的该类患者发生并发症，推荐使用短效药物，并从小剂量开始应用。在体循环血压没有明显变化的情况下，逐渐递增剂量，争取数周内增加到最大耐受剂量，然后维持应用。对于钙通道阻滞剂的应用，即使已经应用 1 年，还应再次行急性肺血管扩张试验以重新评价患者是否持续敏感，只有心功能稳定在 I～II 级且肺动脉压力降至正常或接近正常的长期敏感者才能继续应用。不符合这些条件者应当尝试肺动脉高压靶向药物治疗。而此时，在对钙通道阻滞剂撤药时，应当与肺动脉高压靶向药物合用，以免因突然撤药而使临床症状进一步恶化。没有进行血管反应性研究或阴性研究的患者不应该使用钙通道阻滞剂治疗，因为可能引起严重的副作用（如低血压、晕厥和右心功能不全）。

2. 内皮素受体拮抗剂

肺动脉高压患者的血浆及肺组织中均存在内皮功能紊乱，其由 ET-1 的过度表达所介导。虽然尚不清楚血浆中 ET-1 水平的升高是否是导致肺动脉高压的原因或结果，但无疑

ET－1在肺动脉高压发病中起重要作用。ET－1通过与肺血管平滑肌细胞中两种不同的受体亚型结合而发挥其血管效应。目前内皮素受体a(ETA)和内皮素受体b(ETB)受体、双ETA和ETB受体拮抗剂及选择性ETA受体拮抗剂已被开发用于治疗肺动脉高压。目前有3种经FDA批准的内皮素受体拮抗剂,包括波生坦(bosentan)、安立生坦(ambrisentan)和马西替坦(macitentan)。

(1)波生坦:是一种口服活性的双内皮素受体拮抗剂,对ETA(血管收缩)和ETB(血管舒张)均有抑制作用,于2001年获得FDA批准,2006年获准用于我国肺动脉高压患者,用于治疗WHO心功能Ⅲ级和Ⅳ级原发性肺高压患者的肺动脉高压,或者硬皮病引起的肺高压。在对肺动脉高压的六项RCT研究(Study－351、BREATHE－1、BREATHE－2、BREATHE－5、EARLY和COMPASS 2)中发现,波生坦能改善患者的运动能力、心功能分级、血流动力学、心超相关指数,以及临床恶化时间。我国目前上市的波生坦需根据体重来调整用量。对于体重超过40 kg的患者,起始用量为62.5 mg,每日2次,连用4周后用量可调整为125 mg,每日2次维持治疗。服药期间至少每月监测1次肝功能。若转氨酶增高≤正常值高限3倍,可继续用药观察;若为3~5倍,可将药物用量减半或暂时停药,每2周监测1次肝功能,待转氨酶恢复正常后再次使用;若为5~8倍,暂停用药,每2周监测1次肝功能,待转氨酶恢复正常后可考虑再次用药;但当达8倍以上时,需立即停药,并且终身不得考虑重新用药。

(2)安立生坦:是一种选择性ETA受体拮抗剂,2007年获得FDA批准,于2011年在我国上市,用于治疗WHO心功能Ⅱ~Ⅲ级的肺动脉高压患者。根据First－Line安立生坦研究和肺动脉高压他达拉非联合治疗研究结果,安立生坦能改善与硬皮病、厌食和HIV感染相关的特发性动脉型肺动脉高压和肺动脉高压患者的运动能力、症状、WHO心功能分级、血流动力学和临床恶化的时间。安立生坦起始剂量为空腹或进餐后口服5 mg,每日1次;如果耐受则可考虑调整为10 mg,每日1次。药片可在空腹或进餐后服用。不能对药片进行掰半、压碎,或咀嚼。在开始使用安立生坦治疗前和治疗的过程中要进行肝功能的监测,偶有肝功能异常和外周组织水肿报道,另外偶可引起间质性肺炎加重。

(3)马西替坦:是最新的双内皮素受体拮抗剂,在2013年被FDA批准用于有心功能Ⅱ和Ⅲ症状的肺动脉高压患者,目前未在我国上市。塞拉芬试验(SERAPHIN trial)表明,与安慰剂组相比,服用10 mg马西替坦能显著降低肺动脉高压患者发病率和死亡率的复合终点,并在6个月时降低了次级终点(功能等级和运动能力)。这些益处可出现于以前没有接受治疗和接受其他肺动脉高压治疗的患者。运用马西替坦很少发现肝脏毒性,但是服用10 mg马西替坦4.3%患者可出现血红蛋白减少。

3. 磷酸二酯酶5抑制剂和鸟苷酸环化酶激动剂

(1)磷酸二酯酶5抑制剂:血管内皮分泌的NO可增加环磷酸鸟苷的表达,而环磷酸鸟苷则作用于血管平滑肌,导致血管扩张。磷酸二酯酶5在肺血管中有丰富的分布,其可抑制环磷酸鸟苷。磷酸二酯酶5抑制剂是磷酸二酯酶5的可逆竞争性抑制剂,能够减缓环磷酸鸟苷的水解,具有扩张血管、抗肺动脉高压的作用。目前可用于治疗肺动脉高压的磷酸二酯酶5抑制剂包括西地那非(sildenafil)、他达那非(tadalafil)和伐地那非(vardenafil)。

1）西地那非：是一种口服活性强且具有高选择性的磷酸二酯酶5抑制剂，2005年FDA批准该药可用于WHO心功能Ⅱ/Ⅲ级肺动脉高压患者，并作为一线治疗用药。目前还没有十分权威的临床研究能够证实西地那非对我国肺动脉高压患者有效，另外尚缺乏相关安全性研究，因此我国还未将肺动脉高压纳入西地那非说明书的适应证中，目前西地那非的适应证仍是勃起功能障碍。用西地那非治疗肺动脉高压患者的4项RCT证实其对患者运动能力，症状和（或）血流动力有改善作用。我国目前上市的西地那非有枸橼酸西地那非片。服用方法为20 mg，每日3次，间隔4~6小时。副作用为轻度至中度的舒张血管所导致的头痛、面部潮红、鼻出血等。基于药代动力学证据，西地那非的静脉制剂可用于暂时不能口服治疗的肺动脉高压患者的桥接治疗。

2）他达那非：是一种每日只需口服一次的选择性磷酸二酯酶5抑制剂。我国目前已经上市的为他达拉非片，服用方法为40 mg，每日1次。而其副作用与西地那非相似。

3）伐地那非：口服，每日2次。我国目前已经上市的为他达拉非片，副作用与西地那非相似。

（2）鸟苷酸环化酶激动剂（sGC激动剂）：利奥西呱（riociguat）是第一种口服可溶性sGC激动剂，于2013年被FDA率先批准上市用于治疗肺动脉高压，另外它也是第一种被批准用于治疗慢性血栓栓塞性肺动脉高压的sGC激动剂。利奥西呱具有双重作用，既可增加可溶性鸟苷酸环化酶对NO的敏感性，又直接刺激可溶性鸟苷酸环化酶释放，而不依赖于NO，利奥西呱增加环磷酸鸟苷的水平，导致肺动脉血管舒张。有临床研究表明，针对不同个体，利奥西呱的血药浓度具有显著差异性，但患者对于该药物的耐受性较好，药物安全性较高。利奥西呱可抑制右心室纤维化，有助于改善患者心功能，提高肺动脉高压患者的运动耐量。目前利奥西呱还未在我国上市，副作用为可能引起特发性间质性肺炎。

4. 前列环素途径靶向药物

前列环素是花生四烯酸通过环氧化酶途径代谢的一种前列腺素，主要由内皮细胞产生，是体内最有效的内源性血小板聚集抑制剂，具有诱导血管扩张，保护细胞和抗增殖活性的作用。在肺动脉高压患者肺动脉中发现前列环素合成酶表达下降，这可能与肺动脉高压的发病有关。临床上前列环素途径靶向药物被认为是治疗肺动脉高压最有效的药物之一，主要包括前列环素类似物（依前列醇、伊洛前列素、贝前列素、曲前列素）和前列环素受体激动剂（赛乐西帕）。

（1）前列环素类似物

1）依前列醇（epoprostenol）：是天然存在的类花生酸前列腺环素（PGI_2）的类似物，是第一种用于治疗肺动脉高压的前列环素类似物，于1995年被FDA批准用于严重症状性特发性动脉型肺动脉高压（WHO心功能Ⅳ级）和肺动脉高压合并硬皮病患者的长期治疗。依前列醇是一种稳定的冷冻制剂，通过静脉给药，需要溶解在碱性缓冲液中静脉滴注，半衰期短（3~5分钟），起效快，15分钟内达到血浆稳态浓度。在缓冲液中溶解后能在室温下稳定8小时，但在体内的稳定性较差，所以只能通过静脉导管来持续给药，在给药过程中应该避免药物的突然中断，因为在一些患者中，这可能导致肺动脉压力反弹，伴有症状恶化甚至死亡。依前列醇持续静脉注射是唯一能提高肺动脉高压患者生存率的治疗方法。该疗法可改善肺动脉高压患者运动能力、血流动力学和临床症状。依前列醇在不同个体之间差异大，起始剂量为 $2\sim4$ ng·kg^{-1}·min^{-1}，药物增加幅度以出现副作用（潮红、头痛、腹泻、腿痛）为限。最佳剂量大多数在 $20\sim40$ ng·kg^{-1}·min^{-1}。

2）伊洛前列素（iloprost）：是一种前列环素类似物，化学性质稳定，可通过口服、静脉滴注或吸入给药，吸入伊洛前列素于 2004 年被 FDA 批准用于治疗 WHO 心功能Ⅲ/Ⅳ肺动脉高压，并在理论上对伴有低血压的肺动脉高压具有优势。Olschewski 等进行了一项长达 2 年的研究，证明肺动脉高压患者使用伊洛前列素治疗后临床症状显著改善，并且患者的平均生存时间也显著延长。AIR 研究证实，吸入伊洛前列素可以显著改善临床症状及血流动力学。如万他维是我国目前上市的一种吸入伊洛前列素，化学性质较依前列醇稳定，有选择性扩张肺血管作用，因而可有效治疗肺动脉高压。目前伊洛前列素仍是治疗 WHO 心功能Ⅲ~Ⅳ级肺动脉高压患者的一线用药，其中雾化吸入和（或）静脉泵入该药也是肺动脉高压导致右心衰竭患者的首选抢救药物，专家一致推荐危重右心衰竭患者可以考虑静脉注射和吸入伊洛前列素的联合治疗方案。另外，这种联合疗法也是控制心脏外科手术围手术期肺动脉高压的重要方法，通过呼吸机雾化吸入伊洛前列素相比传统的吸入 NO 更为方便，更易于控制药物剂量及改善心排血量。目前建议伊洛前列素每次吸入剂量为 $10\sim20$ µg，每日 $6\sim9$ 次。静脉应用伊洛前列素需从中心静脉泵入，起始剂量 0.5 ng·kg^{-1}·min^{-1}，可逐渐加量至 4 ng·kg^{-1}·min^{-1}。伊洛前列素的耐受性很好，最常见的副作用是脸红和颌骨疼痛。目前口服伊洛前列醇的疗效还没有在肺动脉高压中得到评估。

3）贝前列素钠（beraprost）：是第一种口服前列环素类药物，理化性质稳定。有研究证实口服贝前列素钠能有效改善慢性血栓栓塞性肺动脉高压患者的心功能状态，并能降低肺动脉压和 PVR。另外有多中心、随机双盲、安慰剂对照临床研究证实口服贝前列素钠可在用药后 $3\sim6$ 个月内将肺动脉高压患者的 6MWT 提高 $22\sim31$ m。这都说明贝前列素钠在治疗肺动脉高压中有积极作用。但目前仍需进一步循证医学证据来证实贝前列素钠治疗肺动脉高压的长期疗效。此外，贝前列素钠作为一种价格相对低廉的药物，可作为肺动脉高压联合治疗策略中的一部分。目前贝前列素钠只在日本和韩国被批准用于治疗肺动脉高压，我国上市的贝前列素钠有凯纳、德纳，适应证为慢性动脉闭塞性疾病，肺动脉高压仍是超范围适应证。贝前列素的常见副作用为头痛、脸红、颌骨痛和腹泻。

4）曲前列素（treprostinil）：是环前列醇的三环联苯胺类似物，在室温下的稳定性更好，有着相对较长的半衰期，可以多种途径使用，包括口服、吸入、皮下注射、静脉注射等。曲前列素是 FDA 批准用于治疗肺动脉高压的第一种口服前列环素类药物，ACCP 推荐吸入及皮下注射曲前列素可用于治疗 WHO 心功能Ⅲ级患者。已有相关研究表明，在接受了口服药物治疗的 WHO 心功能Ⅲ级和Ⅳ级肺动脉高压患者，增加吸入性的曲前列环素制剂可显著改善 6MWT 结果。一项多中心随机对照试验表明，皮下注射曲前列环素可改善肺动脉高压患者血流动力学、6MWT 和主观症状。输注部位疼痛是皮下注射曲前列环素的常见并发症。短期静脉滴注曲前列环素是可以耐受的，可有效避免与皮下注射相关的输注部位疼痛，然而其主要风险是中心静脉的感染。皮下注射曲前列素以 $1\sim2$ ng·

$kg^{-1} \cdot min^{-1}$的剂量开始治疗,剂量增加的速度受到副作用(局部部位疼痛、脸红、头痛)的限制。最佳剂量因人而异,多数在 $20 \sim 80$ ng $\cdot kg^{-1} \cdot min^{-1}$。我国目前未上市。

(2)前列素受体激动剂:赛乐西帕是一种新型口服长效前列环素受体激动剂,是首个长效口服前列环素受体激动剂的前体药物,于 2015 年被 FDA 批准用于治疗 WHO 心功能 Ⅰ~Ⅲ级肺动脉高压患者的单一或联合治疗用药,但对Ⅳ级肺动脉高压患者,静脉注射前列环素,尤其是依前列醇,仍应作为一线治疗的选择(表 5-11)。赛乐西帕具有选择性高、作用时间长、安全和耐受性等优点。赛乐西帕与 PGI_2 受体的亲和力高于贝前列素和伊洛前列素,可特异性地与 PGI_2 受体结合,因此赛乐西帕的舒张血管效应更强,且对肺大动脉和肺小动脉产生的舒张效果相近,不受血管内皮细胞更替再生的影响。赛乐西帕的活性代谢产物ACT-333679的半衰期长达 8 小时,克服了以往前列环素类似物普遍存在的半衰期短的缺点,每日仅口服 2 次即可。Griphon 研究提示单独使用赛乐西帕能降低肺动脉高压患者的发病率和死亡率,改善临床症状,减少因肺动脉高压恶化而行外科手术的必要性。常见副作用包括头痛、腹泻、颌骨疼痛、恶心、肌肉疼痛(肌痛)、呕吐、四肢疼痛和脸红。我国目前未上市。

表 5-11　根据 WHO 心功能分级对肺动脉高压患者单药治疗的建议(第 1 组)

药　　物			分　　级					
			WHO 心功能Ⅱ级		WHO 心功能Ⅲ级		WHO 心功能Ⅳ级	
钙通道阻滞剂			Ⅰ	C	Ⅰ	C	–	–
内皮素受体拮抗剂	波生坦	口服	Ⅰ	A	Ⅰ	A	Ⅱb	C
	安立生坦	口服	Ⅰ	A	Ⅰ	A	Ⅱb	C
	马西替坦	口服	Ⅰ	B	Ⅰ	B	Ⅱb	C
磷酸二酯酶 5 抑制剂	西地那非	口服	Ⅰ	A	Ⅰ	A	Ⅱb	C
	他达那非	口服	Ⅰ	B	Ⅰ	B	Ⅱb	C
	伐地那非	口服	Ⅱb	B	Ⅱb	B	Ⅱb	C
sGC 激动剂	利奥西呱	口服	Ⅰ	B	Ⅰ	B	Ⅱb	C
前列环素类似物	依前列醇	静脉	–	–	Ⅰ	A		A
	伊洛前列素	吸入	–	–	Ⅰ	B	Ⅱb	C
		静脉	–	–	Ⅱb	C	Ⅱb	C
	曲前列素	皮下	–	–	Ⅰ	B	Ⅱb	C
		吸入	–	–	Ⅰ	B	Ⅱb	C
		静脉	–	–	Ⅱa	C	Ⅱb	C
		口服	–	–	Ⅱb	B	–	–
	贝前列素	口服	–	–	Ⅱb	B	–	–
前环列素受体激动剂	赛乐西帕	口服	Ⅰ	B	Ⅰ	B		

5. 联合药物治疗

联合药物治疗是指同时使用超过一种肺血管扩张剂如内皮素受体拮抗剂、磷酸二酯酶5抑制剂、前列环素类似物及其他药物等。联合疗法的益处：一方面不同药物之间可产生协同作用,提高治疗的有效性,另外可使个别药物的剂量减少,从而降低药物的副作用。随着肺动脉高压领域的发展,联合治疗已成为许多肺动脉高压中心的治疗趋势。目前关于联合治疗的经验正在不断增加,一项包含6项随机对照试验的Meta分析显示联合治疗可降低肺动脉高压患者临床恶化的风险,改善6MWT结果(显著增加22 m),降低MPAP、右心房压力和PVR。虽然全因死亡率的下降在统计学上没有显著性意义,但使用联合治疗的随机对照试验死亡率相对较低。在临床治疗中,多种药物治疗可以同时开始,即为初始联合治疗;或者一种接一种开始,即为序贯联合治疗。目前联合治疗中,使用磷酸二酯酶5抑制剂和内皮素受体拮抗剂是应用最广泛的方案。在大多数报道联合治疗肺动脉高压的试验中,无论是初始联合还是序贯联合治疗,均优于单药疗法。尽管目前药物双联的组合治疗已经广泛应用于临床,但这种治疗方法的试验结果却不太一致,这可能与疗效评价指标相关。目前多采用序贯综合治疗。然而,近年来有越来越多的证据支持初始联合治疗,关于三联疗法的研究也越来越多。值得注意的是,并不是所有肺动脉高压药物都可以联合治疗。同时服用药物也可能导致疗效减弱或副作用增加,对疾病的进展有负面影响。例如,作为CYP3A4的诱导剂和抑制剂,博森坦和西地那非之间存在着药物动力学相互作用。这两种物质的共同使用导致西地那非血浆水平的下降和博森坦血浆水平的增加。利奥西呱和磷酸二酯酶5抑制剂的联合使用由于低血压而被禁止。关于联合治疗有许多悬而未决的问题,包括联合用药的选择、何时切换和何时联合治疗。尽管如此,联合治疗已成为肺动脉高压治疗最重要的方案,将成为控制肺动脉高压的必经之路。联合用药见表5-12。

表5-12 根据WHO心功能分级对肺动脉高压初步
药物联合治疗的疗效建议(第1组)

药 物	分 级					
	WHO心功能 I级		WHO心功能 III级		WHO心功能 IV级	
安立生坦+他达拉非(口服)	I	B	I	B	IIb	C
其他内皮素受体拮抗剂+磷酸二酯酶5抑制剂(口服)	IIa	C	IIa	C	IIb	C
波生坦+西地那非+依前列醇(静脉注射)	–	–	IIa	C	IIa	C
波生坦+依前列醇(静脉注射)	–	–	IIa	C	IIa	C
其他内皮素受体拮抗剂+磷酸二酯酶5抑制剂+曲前列素(皮下注射)			IIb	C	IIb	C
其他内皮素受体拮抗剂+磷酸二酯酶5抑制剂+前列环素类似物(口服)			IIb	C	IIb	C

（四）外科治疗

1. 房间隔造瘘术

房间隔造瘘术是指在心房之间造一个瘘口从而使心房分流一部分血液以缓解肺循环的压力、降低右心室前负荷、增加左心室充盈压和心排血量，从而改善血流动力学和临床症状的手术方式。入选标准：① 经过充分的内科治疗仍然反复发生晕厥和（或）右心衰竭等待肺移植或心肺联合移植的患者。② WHO 心功能Ⅳ级合并难治性右心衰竭的肺动脉高压患者。③ 静息状态下 $SaO_2 > 80\%$，血细胞比容 $> 35\%$，确保术后能维持足够的体循环血氧供应。④ 患者及家属同意手术并签署知情同意书。排除标准：超声心动图或者右心导管证实存在解剖上的房间交通；右心房压 > 20 mmHg。目前房间隔造瘘术国内报道较少。

2. 肺移植

经充分内科治疗无效的终末期肺动脉高压患者可进行肺移植，包括单肺移植、双肺移植和心肺移植，其中单肺移植有导致严重低氧血症的危险。目前国外终末期肺动脉高压患者行肺移植或心肺联合移植的报道较多，其中 3 年和 5 年生存率分别为 55% 和 45%，这与其他疾病行肺移植的长期生存率类似。

二、肺栓塞的治疗

急性肺血栓栓塞症（pulmonary thromboembolism，PTE）造成肺动脉较广泛阻塞时，可引起肺动脉高压，至一定程度导致右心结构和功能改变，出现急性肺源性心脏病。而当血栓栓塞肺动脉后，若血栓未充分溶解，导致机化，进一步引起肺血管重构从而导致肺血管狭窄或闭塞，PVR 增加，形成慢性血栓栓塞性肺动脉高压（chronic thromboembolic pulmonary hypertension，CTEPH），最终可引起慢性肺源性心脏病。因此积极治疗急慢性肺栓塞是治疗肺源性心脏病的重要措施。

（一）急性肺栓塞治疗

1. 一般支持治疗

对高度疑诊或确诊急性肺栓塞的患者，应严密监测生命体征，包括血压、呼吸、心率、心电图及血气的变化，并积极给予呼吸及循环支持。

对于高危肺栓塞，如合并低氧血症，应使用经鼻导管或面罩吸氧。对于合并休克或低血压的急性肺栓塞患者，必须进行血流动力学监测，并予支持治疗。如果患者处于低血压状态，必须谨慎进行液体复苏，因为过量的容量负荷会加重右心室功能障碍。而血管活性药物的应用对于维持有效的血流动力学有益。去甲肾上腺素仅限于急性肺栓塞合并低血压的患者，可以改善右心功能，提高体循环血压，改善冠状动脉灌注。肾上腺素也可用于急性肺栓塞合并休克患者。多巴酚丁胺及多巴胺可用于心指数较低的急性肺栓塞患者。

有焦虑和惊恐症状的患者应予安慰，可适当应用镇静剂；胸痛者可予止痛剂；有发热、咳嗽等呼吸道感染症状的患者可对症治疗以降低氧耗；合并高血压的患者，应尽快控制血压。另外应注意保持大便通畅，避免用力，以防止血栓脱落。

2. 抗凝治疗

抗凝治疗为肺栓塞的基础治疗手段,通过抗凝可有效地防止血栓再形成和复发,同时通过促进自身纤溶机制起到溶解已形成血栓的作用。故一旦明确急性肺栓塞,宜尽早启动抗凝治疗。目前应用的抗凝药物主要分为胃肠外抗凝药物和口服抗凝药物。

(1) 胃肠外抗凝药物

1) 普通肝素(UFH):有静脉给药及皮下注射两种方式。首选静脉给药,先给予负荷量,为 2 000~5 000 U,或按 80 U/kg 静脉注射,继之以 18 U·kg^{-1}·h^{-1} 持续静脉泵入。开始治疗后的最初 24 小时内应监测活化部分凝血活酶时间(APTT),每 4~6 小时监测 1 次,并根据 APTT 调整剂量(表 5 – 13),使 APTT 在 24 小时之内达到并维持于正常值的 1.5~2.5 倍。当达到稳定治疗水平后,APTT 监测可改为每天 1 次。普通肝素也可采用皮下注射方式给药。一般先予静脉注射负荷量,通常为 2 000~5 000 U,然后按 250 U/kg 皮下注射,每 12 小时 1 次。调节注射剂量使 APTT 在注射后的 6~8 小时达到治疗水平。

表 5 – 13　静脉泵入普通肝素时 APTT 的监测与药物调整

APTT 监测	初始剂量及调整剂量	下次 APTT 测定的间隔时间(小时)
治疗前检测基础值	初始剂量:80 U/kg 静脉注射,继以 18 U·kg^{-1}·h^{-1} 静脉滴注	4~6
<35 秒(<1.2 倍正常值)	予 80 U/kg 静脉注射,继以静脉滴注剂量增加 4 U·kg^{-1}·h^{-1}	6
35~45 秒(1.2~1.5 倍正常值)	予 40 U/kg 静脉注射,继以静脉滴注剂量增加 2 U·kg^{-1}·h^{-1}	6
46~70 秒(1.5~2.3 倍正常值)	无须调整剂量	6
71~90 秒(2.3~3.0 倍正常值)	静脉滴注剂量减少 2 U·kg^{-1}·h^{-1}	6
>90 秒(>3 倍正常值)	停药 1 小时,继以静脉滴注剂量减少3 U·kg^{-1}·h^{-1},恢复静脉滴注	6

在肝素使用过程中,有可能会引发肝素诱导的血小板减少症(HIT),故针对 HIT 高风险患者,推荐在应用肝素的第 4~14 天内(或直至停用肝素),应当至少每隔 2~3 天检查血小板计数。假如血小板降低大于基础值的 50% 和(或)出现动静脉血栓征象,应立即停用肝素,并可改成非肝素类抗凝药,如阿加曲班和比伐卢定。针对高度可疑或确诊的 HIT 患者,维生素 K 拮抗剂并不推荐,除非血小板恢复正常(通常至少达 150×10^9/L)。如果出现 HIT 伴血栓形成,推荐应用非肝素类抗凝药。而合并肾功能不全时可应用阿加曲班。当血小板恢复至 150×10^9/L 以上时,可转换为华法林或利伐沙班。针对急性高危肺栓塞患者,首选普通肝素进行初始抗凝治疗,以便于及时转换到溶栓治疗。

2) 低分子肝素(LMWH):低分子肝素必须按照体重给药。不同种类的低分子肝素的剂量不同,通常为每日 1~2 次,皮下注射。我国用于肺栓塞治疗的低分子肝素种类见表5 – 14。大多数患者可按照体重给药,但针对过度肥胖者或孕妇,则应当监测血浆抗 Ⅹa 因子活性并根据结果调整肝素剂量。低分子肝素由肾脏清除,肾功能不全者应当慎用。若应用则需调整剂量并同时监测血浆抗 Xa 因子活性。对严重肾衰竭者(肾小球滤过率<30 mL/min),推荐运用静脉注射普通肝素。若已经运用大剂量普通肝素但 APTT 仍未达标者,则推荐测定抗 Xa 因子水平以调整肝素剂量。抗 Xa 因子活性通常在低分子肝素皮下注射后4 小时后达到高峰,在下次注射之前降至最低。每日 2 次运用的控制目标范围为 0.6~1.0 U/mL。当使用低分子肝素的疗程>7 天时,应注意监测血小板计数。

表 5-14　常用低分子肝素和磺达肝癸钠的使用

药　品	剂　量　与　方　法	注　意　事　项
依诺肝素(克赛)	100 U/kg,1 次/12 h 或 1.0 mg/kg,1 次/12 h	单日总量>180 mg
那曲肝素(速碧林)	86 U/kg,1 次/12 h 或 0.1 ml/10 kg,1 次/12 h	单日总量>17 100 U
达肝素(法安明)	100 U/kg,1 次/12 h 或 200 U/kg,1 次/天	单日总量>18 000 U
磺达肝癸钠(安卓)	5.0 mg(体重<50 kg),1 次/天 7.5 mg(体重 50~100 kg),1 次/天 10.0 mg(体重>100 kg),1 次/天	

3)磺达肝癸钠:是一种选择性 Xa 因子抑制剂,通过与抗凝血酶特异性结合从而介导对 Xa 因子的抑制作用。使用磺达肝癸钠时也应根据体重给药,每天 1 次,皮下注射,无须监测 APTT,应用方法见表 5-14。中度肾功能不全(30 mL/min<肾小球滤过率<50 mL/min)患者,剂量应当减半。严重肾功能不全(肾小球滤过率<30 mL/min)患者禁用磺达肝癸钠。目前尚无证据表明磺达肝癸钠可以诱发 HIT。前 5~14 天的抗凝治疗称为初始抗凝治疗。鉴于低分子肝素和磺达肝癸钠较普通肝素发生大出血或 HIT 的风险较低,故首选用于肺栓塞患者的初始抗凝治疗。普通肝素具有半衰期短的特点,易于监测 APTT,且有特异性抗凝剂(鱼精蛋白可以快速逆转其作用),故对于需要进行再灌注治疗、有严重肾功能损害(肾小球滤过率<30 mL/min)、严重肥胖的患者,推荐应用普通肝素。

4)阿加曲班:为一种与凝血酶活性部位结合而发挥抗凝作用的小分子肽类药物。因其经肝脏代谢,故药物清除主要受肝功能影响,通常可应用于 HIT 或怀疑 HIT 的患者。用法:2 μg·kg^{-1}·min^{-1},静脉泵入,监测 APTT 维持在 1.5~3.0 倍基线值(≤100 秒),酌情调整用量(≤10 μg·kg^{-1}·min^{-1})。

5)比伐卢定:其有效抗凝成分为水蛭素衍生物片段,可通过直接并特异性抑制凝血酶活性而发挥抗凝作用。药物作用时间短暂(半衰期 25~30 分钟)并且可逆,可运用于 HIT 或怀疑 HIT 的患者。用法:对于肾小球滤过率>60 mL/min 患者,起始剂量为 0.15~0.2 mg·kg^{-1}·h^{-1},监测 APTT 维持在 1.5~2.5 倍基线值;肾小球滤过率在 30~60 mL/min 与<30 mL/min 患者,起始剂量分别为 0.1 mg/kg、0.05 mg/kg。

(2)口服抗凝药物

1)华法林:为维生素 K 拮抗剂,是经典的口服抗凝药。当胃肠外初始抗凝治疗启动后,应根据临床情况及时过渡为口服抗凝药物。华法林通常初始剂量为 3.0~5.0 mg,>75

岁和具有高出血风险患者应从 2.5~3.0 mg 开始口服,监测国际标准化比值(INR)至维持在 2.0~3.0(目标值为 2.5),其后可每 1~2 周检测 1 次 INR,稳定后可每 4~12 周检测 1 次。

对于口服华法林的患者,应当根据临床症状及 INR 数值随时调整用量。当 INR 在 4.5~10.0,若并无出血征象,则不建议常规应用维生素 K,可将药物减量并随访;若 INR>10,并无出血征象,除暂停华法林外,可以口服维生素 K;一旦发生出血事件,则应立即停用华法林,并根据出血的严重程度,可立即给予维生素 K,静脉应用,每次 5~10 mg。

2) 新型抗凝药物(DOACs):是新型口服抗凝药,能直接抑制某一靶点产生抗凝作用。与华法林相比,DOACs 具有应用方便、不需要监测和调整剂量、生物利用度高、不受食物及代谢影响等优点。目前的 DOACs 主要有 2 类:直接 Xa 因子抑制剂及直接凝血酶抑制剂。前者代表药物是利伐沙班、阿哌沙班和依度沙班等;后者的代表药物是达比加群酯。DOACs 的具体用法详见表 5-15。

表 5-15　直接口服抗凝药物在肺栓塞中的用法

药　物	用　法　用　量	肾 脏 清 除
达比加群酯	胃肠外抗凝至少 5 天,达比加群酯 150 mg,每日 2 次	++++
利伐沙班	利伐沙班 10 mg,每日 2 次,3 周后改为 5 mg,每日 2 次	++
阿哌沙班	阿哌沙班 10 mg,每日 2 次,7 天后改为 5 mg,每日 2 次	+
依度沙班	胃肠外抗凝至少 5 天,依度沙班 60 mg,每日 1 次	++

注:加号代表肾脏清除情况。"++++"代表全部从肾脏代谢。

不同的 DOACs 用法用量并不相同。当使用达比加群酯或依度沙班时应当首先给予胃肠外抗凝药物 5~14 天。而当使用利伐沙班或阿哌沙班时,则并不需要给予胃肠外抗凝药,但需要使用相应药物的负荷剂量。利伐沙班为每日 2 次,每次 15 mg,连用 3 周;阿哌沙班为每日 2 次,每次 10 mg,连用 1 周。

利伐沙班、阿哌沙班、依度沙班的特异性抑制剂为 andexanet alfa,达比加群酯的特异性抑制剂为 idarucizumab,这两种药增加了 DOACs 的安全性,但目前未在我国上市,因此患者一旦发生出血事件,应立即停药,此时可给予凝血酶原复合物、新鲜冰冻血浆等。接受抗凝治疗的患者,目前尚无恰当的方法评估出血风险。可能增加抗凝治疗患者出血风险的因素列举见表 5-16。

表 5-16　抗凝治疗的出血高危因素

患者自身因素	年龄>75 岁,既往出血史,既往卒中史,近期手术史,频繁跌倒,嗜酒
合并症或并发症	恶性肿瘤,转移性肿瘤,肾功能不全,肝功能不全,血小板减少,糖尿病,贫血
治疗相关因素	抗血小板治疗中,抗凝药物控制不佳,非甾体抗炎药使用

尽管 DOACs 在癌症相关的静脉血栓栓塞症中的作用越来越大,低分子肝素仍然是首选的药物。目前依度沙班已被批准用于治疗癌症相关的静脉血栓栓塞症,并已被确定作用不

低于低分子肝素。对于低体重或患有抗磷脂综合征（APS 综合征）的患者，并不推荐 DOACs，华法林仍然是首选治疗。

3. 抗凝疗程

对于急性肺栓塞患者而言，长期抗凝治疗的目的是预防致死性及非致死性静脉血栓栓塞事件，通常抗凝疗程应至少>3 个月。当存在一时性或可逆性诱发因素，如妊娠、创伤、服用雌激素等时，纠正相关因素，通常推荐抗凝时程为 3 个月。针对并不存在明显诱因而发生无首次肺栓塞的患者，即特发性静脉血栓，则推荐抗凝至少 3 个月，3 个月后评估出血和获益风险再决定是否需要进行长期抗凝治疗。针对无出血风险且方便进行抗凝监测的患者，则推荐长期抗凝治疗。通常将 3 个月以后的抗凝治疗称为延展期抗凝治疗。

在延展期治疗过程中，若患者拒绝或无法耐受抗凝药物，则可以考虑口服阿司匹林进行预防。口服阿司匹林可以减少 30%~35% 的静脉血栓栓塞症复发率。由于现实状况存在，目前 ACCP 发布的《静脉血栓栓塞（VTE）抗栓治疗指南》（第 10 版）增加了阿司匹林在静脉血栓栓塞症二级预防中的地位。

4. 溶栓治疗

溶栓治疗可快速溶解部分或全部血栓，恢复肺组织再灌注，降低肺动脉阻力，减少肺动脉压力从而改善右心室功能，降低静脉血栓栓塞患者的病死率和复发率。

针对急性高危肺栓塞患者，若并无溶栓禁忌，则建议首选溶栓治疗，溶栓治疗前如果需要初始抗凝治疗，则推荐首选普通肝素。溶栓的时间窗一般定为 14 天以内，目前已经批准的溶栓药物有尿激酶、链激酶及重组组织型纤溶酶原激活剂（rt-PA），三者溶栓效果相似。临床上可根据具体条件选用，具体用法见表 5-17。基于我国人群的随机对照研究及目前的 Meta 分析，无论是对高危肺栓塞，抑或某些中危肺栓塞，使用半量溶栓方案，即 rt-PA 50 mg 具有很好的临床疗效和安全性，目前明确推荐用于急性肺栓塞治疗。经过溶栓治疗后，若效果不佳或出现临床恶化，可考虑适量追加溶栓药物剂量。

表 5-17　溶栓药物使用方法

药　物	方　　案
链激酶	（1）负荷量 25 万 U，静脉注射 30 分钟，继以 10 万 U/h 持续静脉滴注 12~24 小时 （2）快速给药：150 万 U 持续静脉滴注 2 小时
尿激酶	（1）负荷量 4 400 U/kg，静脉滴注 10 分钟，继以 2 200 $U^{-1} \cdot kg^{-1} \cdot h^{-1}$ 持续静脉滴注 12 小时 （2）快速给药：2 万 U/kg 持续静脉滴注 2 小时
rt-PA	50 mg 持续静脉滴注 2 小时

由于溶栓治疗的主要并发症为出血，故在使用之前应当充分评估出血风险，必要时应做好输血准备。当溶栓治疗结束后，应监测 APTT，每 2~4 小时测定 1 次，当 APTT 小于正常值 2 倍时，应立即重新开始规范化抗凝治疗。鉴于溶栓导致的出血高风险，当结束时，可先应用普通肝素抗凝，然后再调整为低分子肝素、磺达肝葵钠等。

对于急性高危肺栓塞如果存在溶栓禁忌证，如条件允许，建议介入治疗或手术治疗。

5. 介入治疗

对于急性肺栓塞患者,进行介入治疗可迅速清除肺动脉血栓,恢复右心功能从而改善症状和生存率。一项 Meta 分析显示,介入治疗的综合成功率约为 86%;然而,很少有随机对照试验将介入治疗与静脉溶栓相比较。介入治疗包含经导管碎解和抽吸血栓,或同时进行局部小剂量溶栓。介入治疗的常见并发症有远端小血管栓塞、肺动脉穿孔、心脏压塞等。

针对急性高危肺栓塞或伴临床恶化的中危肺栓塞,如果存在肺动脉主干或主要分支血栓,且有高出血风险或存在溶栓禁忌,或经溶栓或积极的内科治疗无效,则应当在具有介入专业技术和条件的情况下,行经皮导管介入治疗。对于低危肺栓塞患者则不建议导管介入治疗。

对于深静脉血栓或肺栓塞患者,可考虑植入下腔静脉滤器。针对有抗凝禁忌的急性肺栓塞患者,为防止下肢深静脉大块血栓再次脱落阻塞肺动脉,可考虑放置,推荐应用可回收滤器,通常应当在 2 周之内取出。对已接受抗凝治疗的患者,一般不推荐放置。

6. 手术治疗

肺动脉血栓切除术可作为全身溶栓的替代补救措施,适用于经积极内科或介入治疗难以纠正的低氧血症及循环不稳定的高危肺栓塞患者。在准备手术之前,可尝试用体外膜肺氧合器以加强生命支持。

(二)慢性血栓栓塞性肺动脉高压治疗

慢性血栓栓塞性肺动脉高压(CTEPH)的治疗包括基础治疗、手术治疗、介入治疗和药物治疗。

1. 基础治疗

基础治疗主要包括长期抗凝治疗、家庭氧疗、间断应用利尿剂和康复治疗等。当 CTEPH 患者出现急性失代偿性心力衰竭和缺氧时,可考虑使用利尿剂和氧疗。尽管没有随机对照研究,2015 年 ESC/ERS 指南强烈推荐无论肺动脉压多少,都需终身抗凝。抗凝治疗可预防静脉血栓栓塞复发及肺动脉原位血栓形成,防止栓塞病变的进一步加重,对于 CTEPH 患者推荐终生抗凝治疗,抗凝用药通常选择维生素 K 类口服抗凝剂即华法林,INR 推荐为 1.5~2.5。目前的证据不足以推荐 CTEPH 患者使用新的口服抗凝药物,但基于急性肺栓塞的治疗证据,DOACs 可考虑应用于 CTEPH 的长期治疗。

2. 手术治疗

CTEPH 是一种潜在的可治愈疾病,肺动脉血栓内膜剥脱术(PEA)是治疗 CTEPH 最有效的方法,手术评估需要在有经验的中心进行,部分 CTEPH 患者可通过手术完全治愈。PEA 后大部分患者的血流动力学、功能参数和生活质量均有改善。手术在深低温体循环技术下进行。该手术通常用于切除血栓栓塞性病变,主要是在主动脉近端。在一些专家中心,PEA 可针对中段和亚节段分支的远端病变。目前,PEA 的 10 年生存率为 72%,而目前的住院死亡率为 5%~8%,表明 PEA 对于一些患者来说仍然是一项高危险手术。PEA 后高达 1/3 的患者可能因血栓清除不完全或伴发远端肺血管病变而持续存在肺动脉高压。PEA 术后再发肺动脉高压也可能是由于抗凝治疗不佳所致。PEA 技术复杂,围手术期需要呼吸科与危重症、心血管、麻醉、体外循环、影像等多学科团队密切协作。

3. 介入治疗

经皮球囊肺血管成形术（balloon pulmonary angioplasty，BPA）是对那些手术无法治愈、持续性或复发性 CTEPH 患者的紧急治疗方法。BPA 是通过扩张狭窄病变和破坏远端肺动脉内血栓实现的。不似 PEA、BPA 手术程序单一，有创性比 PEA 小。一项 Meta 分析报告显示，BPA 对 MPAP 和 PVR 的改善明显大于靶向药物治疗。然而，用于 CTEPH 的 BPA 仍然缺乏大规模的随机对照试验和长期结果。手术的主要并发症为肺血管损伤和再灌注肺水肿。

除 BPA 外，还对 CTEPH 患者治疗肺动脉高压的其他原因进行了研究，如房间隔造瘘和肺动脉去神经术等，需要进一步研究以证实结果。

4. 药物治疗

目前研究证据较多的药物主要是可溶性鸟苷酸环化酶（sGC）激动剂，如利奥西呱等，靶向药物可以起到改善 CTEPH 患者的活动耐力或血流动力学的作用。该类药物可用于不能行 PEA、PEA 后持续或再发的 CTEPH 患者。而针对可行 PEA 的近端病变患者，应用靶向药物并无明显受益。

利奥西呱是一种可溶性 sGC，仍然是治疗 CTEPH 唯一已获批准的药物。随机对照 CHEST－1 研究、拓展 CHEST－2 研究和长期拓展研究显示，运用利奥西呱可使 CTEPH 患者长达 4 年的运动和功能能力持续受益。另一项随机对照试验 MERIT－1 表明利奥西呱治疗合并黄曲霉毒素的 CTEPH 患者，可明显改善 PVR 和运动能力。

最近，一项多中心、第二阶段、随机、双盲、安慰剂对照的 MERIT－1 研究显示，马西替坦使无法手术的 CTEPH 患者的 PVR 明显改善。在这类患者中，61%接受了背景治疗，包括磷酸二酯酶 5 抑制剂和（或）口服/吸入前列腺素。在另一项研究中，首次联合应用 ERA 和磷酸二酯酶 5 抑制剂，发现可改善不能手术的 CTEPH 患者的运动能力和血流动力学。

然而，药物治疗应该只考虑对不能手术的、持续的，或复发的 CTEPH 患者，而不是作为潜在治疗 PEA 的替代疗法。但手术的患者应立即使用 PEA。利奥西呱虽可作为 BPA 的桥接治疗，但其结果仅在几次会议上有报道。

三、慢性阻塞性肺疾病的治疗

肺源性心脏病在我国是常见病、多发病，80%～90%的肺源性心脏病是由慢性阻塞性肺疾病所引起。慢性阻塞性肺疾病是一个可以预防和治疗的重要的公众健康问题，将肺源性心脏病的防治研究重点前移至慢性阻塞性肺疾病具有重要意义。以下是针对慢性阻塞性肺疾病的治疗。

（一）减少危险因素的暴露

1. 戒烟

戒烟能对慢性阻塞性肺疾病的自然病程起到正向干预作用，应在所有慢性阻塞性肺疾病患者中积极推行戒烟干预。通常包含尼古丁替代疗法（尼古丁胶、吸入剂、喷鼻剂、透皮贴剂、舌下含片或者糖浆）及药物治疗（安非他酮、伐尼克兰和去甲替林等）。烟草依赖是一种慢性状况,有必要反复治疗,直至达到长期或永久戒除。

2. 控制空气污染

减少来源于生物燃料的烟尘暴露,做到有效通风、采取无污染厨灶和类似的减少室内外空气污染的干预措施。

3. 减少职业暴露

目前还没有研究显示减少职业接触会减少慢性阻塞性肺疾病发病率,然而如有可能,仍建议患者避免继续暴露于潜在有害物质环境下。

(二)稳定期慢性阻塞性肺疾病患者的药物治疗方案

针对性的药物治疗可以缓解慢性阻塞性肺疾病患者症状,减少急性加重的发作频率及严重程度,改善生活质量。通过评估患者病情、药物的适应证和禁忌证等选择最为合适的治疗药物。常用药物有支气管扩张剂、糖皮质激素、磷酸二酯酶抑制剂等。对于慢性阻塞性肺疾病患者,优先推荐吸入性药物。要个体化治疗,坚持长期规律治疗。

1. 支气管扩张剂

支气管扩张剂具有松弛支气管平滑肌、扩张气管,缓解气流受限等作用,是治疗慢性阻塞性肺疾病的基础药物。支气管扩张剂有吸入及口服制剂,吸入剂副作用小,临床上首选吸入剂。短期按需使用支气管扩张剂可改善气流受限症状,长期规律使用则可预防及缓解症状,增加运动耐力,但并不能改善所有患者 FEV_1。

(1) β_2 受体激动剂:作用机制为通过激活 β_2 肾上腺素受体,进而增加 cAMP 并功能性拮抗支气管收缩,使气道平滑肌舒张。该药有短效(SABA)和长效(LABA)两种。短效 β_2 受体激动剂的支气管扩张效果一般维持 4~6 小时,主要有沙丁胺醇、特布他林等。规律和按需使用短效 β 受体激动剂可以改善患者症状并增加 FEV_1。长效 β_2 受体激动剂作用持续 12 小时以上,且不妨碍按需使用短效 β_2 受体激动剂治疗带来的额外收益,主要有福美特罗、沙美特罗、茚达特罗等。福莫特罗和沙美特罗每日使用 2 次,可以显著地改善 FEV_1、肺容量、呼吸困难症状和健康状况,降低急性加重的频率和住院率,但对死亡率和肺功能下降速率无影响。茚达特奥、达特罗和维兰特罗均为每日使用 1 次,可以提高肺功能和改善症状。

副作用:对于部分较为敏感患者,刺激 β_2 肾上腺素受体可导致静息时窦性心动过速,并有潜在的促心律失常作用。对于大剂量使用 β_2 受体激动剂的部分老年患者,不管是通过什么途径给药,都可能出现严重的躯体震颤。心力衰竭患者联合使用噻嗪类利尿剂时可能会发生低钾血症及静息状态下氧耗量增加,但这些代谢方面的作用随时间减弱(如药物快速耐药反应)。使用短效 β_2 受体激动剂和长效 β_2 受体激动剂后 PaO_2 会出现轻度下降,但是这些改变的临床意义不明确。

(2)抗胆碱能药物:主要机制为抑制气道平滑肌表面乙酰胆碱毒蕈碱样受体 M3 的支气管收缩作用。短效抗胆碱能药物(SAMAs)如异丙托溴铵和氧托溴铵也可以阻断抑制性神经元受体 M2,它可以引起潜在性迷走神经诱导的支气管收缩。短效抗胆碱能药物开始作用时间比短效 β_2 受体激动剂慢,但持续时间长,通常维持 6~8 个小时。长效抗胆碱能药物（LAMAs）如噻托溴铵、阿地溴铵、格隆溴铵和芜地溴铵能够持久地结合到 M3 毒蕈碱样受体，快速与 M2 毒蕈碱样受体分离，从而延长了支气管扩张作用。长效抗胆碱能药物中部分为每日 1 次给药（噻托溴铵、芜地溴铵），部分为每日 2 次给药（阿地溴铵），也有在某些国家是每日 1 次给药而在另一些国家是每日 2 次（格隆溴铵）。有临床研究显示长效抗胆碱能药物（噻托溴铵）治疗比长效 β₂ 受体激动剂治疗能更好地降低急性加重频率。一项由我国钟南山院士团队牵头的多中心、随机、双盲、安慰剂对照试验证实噻托溴铵在慢性阻塞性肺疾病的早期干预中能发挥重要作用，*The New England Jurnal of Medicine* 于 2017 年 9 月 7 日发表了该项研究成果。

副作用：主要是口干。偶有前列腺症状的报道，但是并没有数据显示为抗胆碱能药物引起，另外部分患者使用异丙托溴铵时有口中有苦的金属味的报道。有报道称慢性阻塞性肺疾病患者常规使用异丙托溴铵能增加心血管事件的发生。一项大型长期慢性阻塞性肺疾病患者临床研究显示噻托溴铵联合其他标准治疗对心血管风险率并没有影响。尽管最初对噻托溴铵雾化吸入装置的安全性有一些担心，但一项大型研究表明噻托溴铵干粉吸入装置与雾化吸入装置相比，死亡率和急性加重频率并无差别。其他长效抗胆碱能药物的安全性数据较少，但是这些药物抗胆碱副作用类似且发生率低。有报道通过面罩给药能引起青光眼，可能是药物溶液直接作用在眼睛所致。

（3）甲基黄嘌呤类：为非选择性的磷酸二酯酶抑制剂，其中茶碱应用最广，可通过细胞色素 P450 混合功能氧化酶代谢，除可解除气道平滑肌痉挛外，还具有支气管扩张效果。虽然目前其在慢性阻塞性肺疾病中应用广泛，但治疗意义仍存在争议，黄嘌呤类治疗慢性阻塞性肺疾病维持作用的时间不管是普通制剂还是缓释剂型都没有相关的数据研究。茶碱剂型有缓释型及控释型 2 种，通常需每日 1 次或 2 次口服达到稳定的血药浓度。

副作用：茶碱的毒性为剂量依赖性，治疗剂量接近中毒剂量。故针对茶碱血药浓度监测对评估副作用有一定意义。茶碱血药浓度>5 mg/L，即有治疗作用；>15 mg/L 时副作用明显增加。副作用包括房性心律失常、致命性室性心律失常、惊厥（不管是否有癫痫病史）。其他的副作用包括头痛、失眠、恶心和胃灼热感，这些症状在茶碱血药浓度仍在治疗剂量范围内时就可以出现。该类药物可以和其他常用的药物如洋地黄、香豆素等发生相互作用。与其他的支气管扩张剂不同，黄嘌呤衍生物极易存在过量风险。

（4）联合支气管扩张剂治疗：联合使用不同类型支气管扩张剂，与增加单一支气管扩张剂药量相比，能显著改善 FEV₁ 及症状，减少急性加重，另外还能降低副作用发生风险。低剂量、每日 2 次的长效 β₂ 受体激动剂+长效抗胆碱能药物方案可以明显提高慢性阻塞性肺疾病患者的症状和健康状况。

2. 抗炎药物

迄今抗炎药物疗效的主要临床相关终点是通过急性加重的特点（如急性加重的频率、至少有一次急性加重的患者数、距第一次急性加重的时间）来进行评估。

（1）糖皮质激素：在慢性阻塞性肺疾病的进程中，过度的炎症反应起负向作用。糖皮质激素具有抑制气道炎症、抗过敏、抗微血管渗漏等作用，常被作为慢性阻塞性肺疾病急性加重期治疗的一线药物。但体外研究显示糖皮质激素对炎症反应有限,而一些药物如 β_2 受体激动剂、大环内酯类或茶碱可以部分增加慢性阻塞性肺疾病对糖皮质激素的敏感性,糖皮质激素联合使用长效支气管扩张剂比各自单用效果好,而这种效应的临床相关性到目前为止还没有完全阐明。体内研究尚未清楚显示治疗慢性阻塞性肺疾病时吸入糖皮质激素的剂量与效应之间的关系。另外,对于长期用药的安全性也需更多项研究进一步证实。

1）糖皮质激素的药物作用(单用)：很多研究发现规律单独吸入糖皮质激素既不能改善慢性阻塞性肺疾病患者的 FEV_1,也不能降低死亡率。全身糖皮质激素用于住院患者的急性加重或者急诊患者,可以降低治疗的失败率和复发率,改善肺功能和呼吸困难。然而,关于稳定期慢性阻塞性肺疾病口服糖皮质激素远期效果的前瞻性研究很少。因此,尽管口服糖皮质激素在急性加重的治疗中起到重要作用,但是权衡全身并发症发生率高的弊大于利,口服激素在慢性阻塞性肺疾病长期日常治疗中并不适用。

2）吸入糖皮质激素与长效支气管扩张剂联用：对于中度到极重度及反复急性加重的慢性阻塞性肺疾病患者,比起单药治疗,采用吸入糖皮质激素和长效 β_2 受体激动剂的联合治疗方案可明显改善患者肺功能、健康状态和减少急性加重,但尚未有临床试验证实联合治疗可降低全因死亡率。而对于风险人群,即既往 1 年中 $\geqslant 2$ 次慢性阻塞性肺疾病急性加重和(或)1 次住院的患者,比起长效 β_2 受体激动剂+长效抗胆碱能药物的联合治疗方案,糖皮质激素+长效 β_2 受体激动剂能更大程度减少急性加重。另外有研究证实,运用长效抗胆碱能药物+长效 β_2 受体激动剂联合治疗方案的患者,在添加糖皮质激素治疗后,可以更好地改善临床症状,降低未来急性加重的风险。在临床实践中,需要结合患者的临床症状特点、急性加重风险及血嗜酸粒细胞等指标来决定是选择双支气管扩张剂,还是糖皮质激素+长效 β_2 受体激动剂。

副作用：可能导致口腔念珠菌感染、肺炎发生率增加、声音嘶哑等。肺炎高风险的患者包括现在吸烟、年龄 $\geqslant 55$ 岁、既往有急性加重或肺炎病史、体重指数(BMI) $<25 \ kg/m^2$,呼吸困难指数评分差和(或)严重的气流受限。有证据表明,不管是否应用糖皮质激素,血嗜酸粒细胞 $<2\%$ 会增加肺炎发生的风险。另外还可能引起骨密度下降、血糖升高、白内障和分枝杆菌感染如结核风险增加。

（2）磷酸二酯酶 4 抑制剂：主要机制为通过抑制细胞内的环磷酸腺苷的降解来减轻炎症反应。代表药物为罗氟司特(roflumilast),口服,每日 1 次,其可降低运用全身用糖皮质激素治疗的慢性支气管炎、重度到极重度慢性阻塞性肺疾病、既往有急性加重病史的患者的中重度急性加重发生率。罗氟司特联合长效支气管扩张剂,以及长效 β_2 受体激动剂+糖皮质激素均能改善肺功能。另外,可降低使用固定剂量长效 β_2 受体激动剂+糖皮质激素联合治疗患者的急性加重。

副作用：副作用较多,常见有恶心、食欲下降、腹泻、体重减轻、腹痛、睡眠障碍及头痛。另外,在治疗期间可能出现不明原因的体重下降,所以应当注意体重变化。对于低体重患者应当避免使用,另外抑郁患者慎用。

（3）抗生素：既往研究证实预防性连续使用抗生素对慢性阻塞性肺疾病的急性加重频

率并无明显改善。而最近研究显示规律使用阿奇霉素或者红霉素可以降低急性加重的频率。但长期应用阿奇霉素可引起细菌耐药及听力损伤。目前还没有一年以上的数据显示长期抗生素的使用对预防慢性阻塞性肺疾病急性加重的有效性和安全性。

3. 其他药物

（1）祛痰药（黏液促动剂、黏液调节剂）和抗氧化剂（N-乙酰半胱氨酸、羧甲司坦）：未使用吸入糖皮质激素的慢性阻塞性肺疾病患者，常规应用祛痰剂（黏液促动剂、黏液调节剂）和抗氧化剂（N-乙酰半胱氨酸、羧甲司坦）能降低急性加重次数并适度提高患者的健康状况。

（2）白三烯受体拮抗剂（leukotriene receptor antagonists，LTRA）：作为一种抗炎药物，LTRA 是否能应用于慢性阻塞性肺疾病患者仍存在争议。GOLD（Global Initiative for Chronic Obstructive Lung Disease）指南并不推荐慢性阻塞性肺疾病患者常规应用 LTRA，但如果同时合并哮喘、过敏性鼻炎等则可以考虑使用。一项由我国学者进行的纳入 6 项研究涉及 221 例慢性阻塞性肺疾病患者的 Meta 分析显示，LTRA 的短期和长期暴露均不能改善慢性阻塞性肺疾病患者肺功能的下降。

（3）免疫调节剂：对改善慢性阻塞性肺疾病患者急性加重的严重度和发作频率可能具有一定作用。但尚未证实，不推荐作为常规使用。

（4）他汀类药物：对于没有代谢性疾病或心血管疾病适应证而使用他汀类治疗的慢性阻塞性肺疾病患者并不能预防急性加重。

（5）其他：静脉使用 α-1 抗胰蛋白酶强化治疗可延缓肺气肿的发展。抗 TNF-α 抗体（英夫利昔单抗）治疗中重度慢性阻塞性肺疾病患者没有证据会获益，却出现一些不利的证据，包括恶性肿瘤和肺炎。另外，尚无证据显示在未经选择的患者中补充维生素 D 对治疗急性加重有积极作用。

（三）非药物治疗

1. 教育和管理

通过教育与正确的自我管理能增强患者对慢性阻塞性肺疾病这种疾病的认识及提升自身处理疾病的能力，可以使患者更好地配合整体治疗并加强预防措施以减少疾病反复加重。

2. 体力活动

随着疾病发展，慢性阻塞性肺疾病患者的体力活动会逐渐减少，运动耐力量下降，这会导致患者疾病进一步发展，从而造成生活质量下降，住院率、死亡率增加的恶性循环。

3. 肺康复计划

肺康复的定义为"基于整体患者评估，为患者量身打造的全面干预包括但不局限于运动训练、教育、自我管理干预，目的在于通过改变行为模式，改善慢性呼吸疾病患者的身体和精神状态，并促进长期坚持增强健康的行为"。肺康复是改善呼吸困难、健康状况和运动耐力的最有效的治疗策略，适合于大多数慢性阻塞性肺疾病患者，对不同严重程度的慢性阻塞性肺疾病患者都能改善运动能力和健康相关的生活质量，但中重度患者更明显。

4. 运动训练

对于患者而言,联合应用恒定负荷或间断力量训练比任何一种方法单用能够更好地改善预后。在可能的情况下,患者在耐力训练时达到症状限制最大功率或心率的 60%~80%,或达到 Brog 呼吸困难或疲劳评分在 4~6 之间(中重度)。耐力训练可以通过连续或间歇运动训练来完成。由于长效抗胆碱能药物和长效 β_2 受体激动剂已被证实可以降低静态和动态肺过度充气,通过优化使用支气管扩张剂可以增强运动训练,这些变化有助于达到更好的训练效果。

5. 营养补充

慢性阻塞性肺疾病患者普遍存在营养不良。单纯提供营养补充,或在开展体育锻炼的同时辅助营养补充,将有效改善患者的体重、脂肪量和去脂体重指标。

6. 疫苗注射

疫苗接种降低了慢性阻塞性肺疾病急性加重的可能。疫苗通常包括流感疫苗及肺炎链球菌疫苗。流感疫苗的应用可以降低慢性阻塞性肺疾病患者疾病严重程度和死亡率,目前推荐所有慢性阻塞性肺疾病患者应用流感疫苗。肺炎链球菌疫苗包括 23 价肺炎链球菌多糖疫苗(PPSV23)及 13 价共轭肺炎链球菌疫苗(PCV13),前者显示能够降低年龄<65 岁、FEV_1<40%预测值和有共患疾病的慢性阻塞性肺疾病患者的社区获得性肺炎。后者显示在≥65 岁成年人中能有效地降低菌血症和严重的侵袭性肺炎链球菌病。

7. 氧疗和通气支持

(1)氧疗:每日吸氧>15 小时的长期氧疗方案可以减少慢性呼吸衰竭患者静息状态下严重低氧血症所造成的死亡率。对稳定期慢性阻塞性肺疾病和静息或运动诱发的中度动脉低氧患者,长期氧疗不能延长最终死亡或第一次住院的时间,也不能持续改善健康状况、肺功能和 6MWT 距离。虽然大部分长期氧疗的慢性呼吸衰竭患者坐飞机是安全的,但是在飞行中最好保持血氧分压在 6.7 kPa(50 mmHg)以上。

(2)通气支持

1)慢性阻塞性肺疾病急性加重期:无创正压通气(non-invasive positive ventilation,NIPV)的应用能降低慢性阻塞性肺疾病患者急性加重期急性呼吸衰竭引起的致残率和死亡率。

2)稳定期:NIPV 可提高部分患者在近期住院后的无住院生存率,特别是明显的日间高碳酸血症患者。应用持续气道正压通气(continuous positive airway pressure,CPAP)能改善合并阻塞性睡眠呼吸暂停低通气综合征患者的生存率和住院率。

8. 有创治疗

(1)外科干预

1)肺减容术(LVRS):是一种通过切除部分肺组织从而减轻肺过度充气,增加呼吸肌作功从而改善患者运动能力和健康状况的手术方法。对患有以上叶为主,并且在肺康复治疗后运动能力仍然很低的重度肺气肿患者,LVRS 的获益多于药物治疗,可改善患者生存率。有研究发现,与药物治疗相比,LVRS 使严重肺气肿(FEV_1%≤20%预计值、高分辨 CT 显示

为均匀肺气肿及 $D_LCO \leqslant 20\%$ 预计值）患者的死亡率增加。其费用高，不建议广泛使用。

2）肺大疱切除术：是治疗大疱性肺气肿的传统手术方法。切除不能进行气体交换的肺大疱可以，或者曾经被认为可以缓解临近受压的肺组织。对某些相对保留部分肺功能的患者，肺大疱切除术可以减轻呼吸困难，改善肺功能和运动耐力。肺动脉高压、高碳酸血症及重度肺气肿不是肺大疱切除术的绝对禁忌证。

3）肺移植：对于极重度慢性阻塞性肺疾病患者，经过严格选择进行肺移植可以改善生活质量和功能状态，但不能延长生存期。肺移植主要受限于供者缺乏及费用问题。慢性阻塞性肺疾病患者肺移植术后常见的并发症有急性排异反应、闭塞性细支气管炎、机会感染，以及淋巴增生性疾病等。

（2）支气管镜介入治疗：支气管镜治疗作用类似于 LVRS，但介入治疗创伤性小。对于某些重度肺气肿患者，支气管镜介入治疗 6~12 个月后可以减少呼气末肺容积，增加患者的运动耐力、健康状态和肺功能等。介入治疗包括内活瓣植入术及镍钛记忆合金弹簧圈植入术。

（四）急性加重期治疗

慢性阻塞性肺疾病急性加重期的治疗目标是使本次急性加重的影响最小化，并预防再次急性加重的发生。药物治疗包括使用支气管扩张剂、糖皮质激素和抗菌药物。

（1）支气管扩张剂：通常在慢性阻塞性肺疾病急性发作时，应当优先选择单一吸入短效 β_2 受体激动剂，可联用或不联用短效抗胆碱能药物。这些药物均可以改善患者临床症状和肺功能，而应用雾化吸入对于慢性阻塞性肺疾病急性发作患者可能更为适合。尽管尚无临床研究评价吸入长效支气管扩张剂与吸入糖皮质激素在慢性阻塞性肺疾病急性加重期中的作用，但目前仍推荐慢性阻塞性肺疾病急性加重期患者尽快使用这些药物。对于在应用 β_2 受体激动剂、抗胆碱能药物治疗 12~24 小时后病情改善仍不理想的患者可加用茶碱类药物。

（2）糖皮质激素：对于慢性阻塞性肺疾病急性加重患者，全身应用糖皮质激素可带来明确益处，如改善肺功能，缩短住院时间，降低早期反复和治疗失败的风险等。而口服糖皮质激素与静脉应用激素效果类似。是否应用激素还可参考外周血嗜酸粒细胞水平，嗜酸粒细胞增高者通常对糖皮质激素治疗的反应会更好，而水平低的则效果欠佳。

常用的药物为泼尼松，建议每天 40 mg，可连续应用 5 天。最近有研究证实，单独应用雾化布地奈德可能成为某些急性加重期患者比较合适的替代治疗方案。雾化吸入布地奈德激素与静脉使用甲泼尼龙有类似的疗效。

（3）抗生素：目前针对慢性阻塞性肺疾病急性加重期患者是否应当使用抗生素仍存在争议，尽管患者可能存在细菌或病毒感染。目前建议慢性阻塞性肺疾病急性加重期患者使用抗菌药物的指征：① 在慢性阻塞性肺疾病急性加重期时，同时出现以下 3 种症状：呼吸困难加重、痰量增加和痰液变脓痰。② 患者仅出现以上 3 种症状中的 2 种，但包括痰液变脓痰这一症状。③ 严重的急性加重，需要有创或无创机械通气。3 种临床表现出现 2 种加重但无痰液变脓痰或者只有 1 种临床表现加重的慢性阻塞性肺疾病急性发作，一般不建议应用抗菌药物。使用抗菌药物通常可以减少慢性阻塞性肺疾病急性加重期治疗失败和早期复发的风险。

　　具体使用哪种抗生素应当依据细菌耐药情况而定。我国常根据患者有无铜绿假单胞菌感染分为 2 种治疗方案,如无铜绿假单胞菌感染,推荐使用阿莫西林/克拉维酸,也可选用左氧氟沙星或莫西沙星。对于有铜绿假单胞菌危险因素的患者,建议口服环丙沙星或左旋氧氟沙星。或者静脉使用环丙沙星和(或)抗铜绿假单胞菌的 β 内酰胺类,可同时联用氨基糖苷类抗菌药物。对于静脉用药及口服药的切换,若住院 3 天以上,目前病情尚平稳,则可更改静脉用药为口服。通常呼吸困难改善和脓痰减少提示治疗有效。另外,最近有 RCT 研究提出门诊患者在口服激素的基础上加用多西环素,并不能延长无急性加重间期。

　　(4)经验性抗病毒:针对疑似流感病毒感染的慢性阻塞性肺疾病急性发作患者,并不建议常规经验性抗病毒治疗。对于出现流行性感冒症状如肌肉酸痛、全身乏力等,发病时间<2 天,并正处于流行性感冒暴发时期的高危患者可采取抗病毒治疗。

　　(5)呼吸兴奋剂:目前慢性阻塞性肺疾病急性加重期患者发生呼吸衰竭时不推荐使用呼吸兴奋剂。只有在无条件使用或不建议使用无创通气时,可使用呼吸兴奋剂。

　　(6)其他治疗措施:维持酸碱平衡,纠正电解质紊乱;记 24 小时出入量,适当补充液体;积极排痰,保持痰液引流通畅;营养支持;防治并发症(休克、弥散性血管内凝血、上消化道出血等);积极治疗合并症(冠心病、糖尿病、高血压等)。

　　(7)呼吸支持

　　1)氧疗:对于慢性阻塞性肺疾病急性加重期患者,氧疗为基础治疗。通常可给予患者鼻导管或文丘里面罩 2 种给氧途径,文丘里面罩能更精确地调节吸入氧浓度。推荐低流量吸氧,过高的氧浓度可能会引起二氧化碳潴留及呼吸性酸中毒,调节氧流量使患者 SaO_2 在 88%~92%。吸氧 30 分钟后应复查动脉血气,以确保氧合满意。目前有研究显示 6 周的高流量鼻导管氧疗可减少稳定性高碳酸血症慢性阻塞性肺疾病患者高碳酸血症的发生率,同时改善健康相关生活质量。但这是小样本调查,还需大样本研究进一步证实。

　　2)机械通气支持:当慢性阻塞性肺疾病急性加重期患者出现呼吸衰竭时,运用机械辅助通气的目的有,① 出现严重低氧血症,通过增加 PaO_2,使 $SaO_2>90\%$,改善重要脏器的氧供。② 纠正 II 型呼吸衰竭,改善急性呼吸性酸中毒,但要注意,不必急于将 $PaCO_2$ 降至正常。③ 缓解呼吸肌群疲劳。④ 缓解呼吸窘迫,逆转患者的呼吸困难症状。⑤ 减少心肌氧耗。

　　机械通气支持包括无创通气及有创机械通气。在呼吸衰竭急性发作时并不推荐使用呼吸兴奋剂。

　　无创机械通气(non-invasive mechanical ventilation,NIV):目前更倾向于使用无创机械通气作为慢性阻塞性肺疾病急性加重期患者急性呼吸衰竭发作时的首选通气模式。有研究证实无创机械通气成功率为80%~85%。无创机械通气能改善患者的氧合状况及急性呼吸酸中毒症状,减少呼吸频率,降低呼吸肌作功,缓解呼吸困难严重程度,而且还能减少呼吸机相关肺炎等并发症和住院时间。更重要的是,无创机械通气降低了死亡率和插管率。

　　有创机械通气:大量研究证实了无创机械通气在慢性阻塞性肺疾病急性加重期中的使用获益,与无创机械通气相比,使用有创机械通气可引起呼吸机相关肺炎、气压伤等。一些需要有创呼吸机辅助通气的情况也可通过无创机械通气成功治疗,因此,目前有创机械通气几乎已经不再是慢性阻塞性肺疾病急性加重期合并急性呼吸衰竭的一线治疗方法。但需要注意的是,有无创机械通气禁忌或使用无创机械通气失败的严重呼吸衰竭患者,一旦出现严重的呼吸型态、意识、血流动力学等改变,应及早运用有创机械通气。

四、支气管哮喘的治疗

支气管哮喘若诊疗不及时,随病程的发生发展气道会产生不可逆性狭窄及重构,形成慢性阻塞性肺疾病,继而引起肺源性心脏病。哮喘与慢性阻塞性肺疾病在治疗上存在许多重叠及相似之处,具体药物用法可参照慢性阻塞性肺疾病的治疗,本章节将对支气管哮喘的特异治疗做介绍。

2019 年全球哮喘防治倡议(GINA)建议,青少年(≥12 岁)及成人哮喘患者都应该接受含有糖皮质激素的药物治疗方案以降低哮喘严重恶化的风险并控制症状,另外,为了安全起见,不再建议开始即单用短效 β_2 受体激动剂(可增加病情恶化风险和降低肺功能,引起过敏反应和气道炎症)。大多数哮喘患者通常仅使用低剂量糖皮质激素即可。如果患者在大多数时候有明显的哮喘发作,或者每周在睡梦中因哮喘而醒来一次或多次则需要更高级别的治疗,如中或高剂量糖皮质激素,或低剂量糖皮质激素联合长效 β_2 受体激动剂。

哮喘慢性持续期的治疗原则是根据患者病情严重程度,以及控制水平为评估基础,选择相应的治疗方案。基于国内外大量随机对照临床试验和观察性研究得到的群体水平的证据,推荐阶梯式 5 级治疗方案(参照 2019 年支气管哮喘 GINA,见图 5-1)。

	第1级	第2级	第3级	第4级	第5级
推荐治疗方案	按需低剂量糖皮质激素+福莫特罗	每日低剂量糖皮质激素,或按需低剂量糖皮质激素+福莫特罗	低剂量糖皮质激素+长效β_2受体激动剂	低剂量糖皮质激素/福莫特罗,或中剂量糖皮质激素/长效β_2受体激动剂	高剂量糖皮质激素/长效β_2受体激动剂±表型评估±增加噻托溴铵,或抗IgE、抗1L-5/5R、1L-4
其他治疗方案	短效β_2受体激动剂+低剂量糖皮质激素	白三烯受体拮抗剂或短效β_2受体激动剂+低剂量糖皮质激素	中剂量糖皮质激素,或低剂量糖皮质激素+白三烯受体拮抗剂	高剂量糖皮质激素+噻托溴铵,或白三烯受体拮抗剂	增加低剂量口服糖皮质激素

图 5-1 2019 年支气管哮喘 GINA 阶梯治疗

1. 阶梯治疗方案

(1)第 1 级治疗

1)推荐治疗方案:针对每个月哮喘发作≤2 次且不存在恶化危险因素的患者,按需使用低剂量糖皮质激素+福莫特罗。

2）其他治疗方案：对存在危险因素的患者，无论何时吸入短效 β_2 受体激动剂，都应当与低剂量糖皮质激素合用（短效 β_2 受体激动剂+低剂量糖皮质激素）。

（2）第 2 级治疗

1）推荐治疗方案：每日低剂量糖皮质激素或者按需低剂量糖皮质激素+福莫特罗。

2）其他治疗方案：白三烯受体拮抗剂或者短效 β_2 受体激动剂+低剂量糖皮质激素。值得注意的是，尽管建议每日吸入激素，但轻度哮喘患者对此依从性差，这使得很多患者只愿意接受短效 β_2 受体激动剂治疗，因此按需低剂量糖皮质激素+福莫特罗可能更容易接受。白三烯受体拮抗剂可用于不能够或不愿意接受糖皮质激素治疗的患者，但其作用比糖皮质激素弱。

（3）第 3 级治疗

1）推荐治疗方案：维持治疗用低剂量糖皮质激素+长效 β_2 受体激动剂；缓解治疗加短效 β_2 受体激动剂。

2）其他治疗方案：中剂量糖皮质激素或低剂量糖皮质激素+白三烯受体拮抗剂。对于单用低剂量糖皮质激素不能控制的哮喘患者，低剂量糖皮质激素+长效 β_2 受体激动剂可减少接近 20% 的恶化风险及改善肺功能，但是在哮喘急性发作的缓解上差距不大。针对上一年急性加重发作≥1 次的患者，相比糖皮质激素+长效 β_2 受体激动剂或者更高剂量的糖皮质激素作为维持治疗加按需使用短效 β_2 受体激动剂，低剂量丙酸倍氯米松/福莫特罗或布地奈德/福莫特罗维持治疗加急救缓解策略似乎更为有效。

（4）第 4 级治疗

1）推荐治疗方案：低剂量糖皮质激素/福莫特罗维持加缓解治疗，或中剂量糖皮质激素/长效 β_2 受体激动剂维持治疗加按需使用短效 β_2 受体激动剂。第 4 级治疗是否启动，取决于此前第 3 级治疗是否能够有效控制哮喘。若使用低剂量糖皮质激素/长效 β_2 受体激动剂加按需使用短效 β_2 受体激动剂，仍不能有效控制哮喘症状，则应升级到中剂量糖皮质激素/长效 β_2 受体激动剂。若中剂量仍效果欠佳，可以考虑再增加一种控制性药物，如白三烯受体拮抗剂、噻托溴铵。亦可使用高剂量糖皮质激素/长效 β_2 受体激动剂，但增加糖皮质激素剂量获益有限，而不良反应显著增加。

2）其他治疗方案：高剂量糖皮质激素+噻托溴铵，或者白三烯受体拮抗剂。

（5）第 5 级治疗

1）推荐治疗方案：高剂量糖皮质激素/长效 β_2 受体激动剂；表型评估±增加噻托溴铵，或者抗 IgE、抗IL－5/5R、IL－4。接受第 4 级治疗仍有不可控症状和（或）恶化的患者，应评估其诱发因素，优化治疗，并转诊给专家评估，进行包括严重哮喘表型评估和潜在的附加治疗。

附加治疗包括：① 噻托溴铵，部分重症哮喘可以考虑在糖皮质激素/长效 β_2 受体激动剂基础上加用噻托溴铵，能够进一步改善肺功能，有效控制哮喘症状。② 抗 IgE 治疗，对于第 4 级治疗仍不能有效控制的中重度过敏性哮喘，可给予抗 IgE 单克隆抗体。③ 生物标志物指导性治疗，对于使用大剂量糖皮质激素或糖皮质激素/长效 β_2 受体激动剂仍症状持续、急性发作频繁的患者,可根据诱导痰嗜酸粒细胞添加美泊利单抗(抗 IL-5)治疗。

2)其他治疗方案:增加低剂量口服糖皮质激素,但要评估副作用。

2. 部分药物介绍

(1)糖皮质激素、β 受体激动剂、抗胆碱药物、茶碱:具体见慢性阻塞性肺疾病的治疗内容。

(2)白三烯受体拮抗剂:是除糖皮质激素外唯一可单独运用于支气管哮喘患者的长期控制性药物,可作为轻度哮喘发作时的替代治疗药物及中重度哮喘的联合用药。目前在国内主要使用半胱氨酰白三烯受体拮抗剂。白三烯受体拮抗剂具有改善肺功能,减轻哮喘发作的作用,但其抗炎作用不如糖皮质激素。白三烯受体拮抗剂口服较为方便,特别适用于伴有阿司匹林哮喘、过敏性鼻炎、运动性哮喘的患者。

(3)抗 IgE 治疗:抗 IgE 单克隆抗体适用于需要第 5 级治疗且血清 IgE 水平增高的过敏性哮喘患者。全球多项临床及上市后研究显示,抗 IgE 单克隆抗体可显著改善重症哮喘患者的症状、肺功能和生活质量,减少口服激素和急救用药,降低哮喘严重急性发作率,降低住院率,且具有良好的安全性和耐受性(证据等级 A)。我国一项临床研究结果显示,抗 IgE 单克隆抗体在中国人群中的有效性和安全性与全球数据一致。抗 IgE 单克隆抗体的远期疗效与安全性有待进一步观察。

五、支气管扩张症的治疗

支气管扩张症是一种常见的慢性呼吸道疾病,具有病程长,病变不可逆转的特点。由于支气管反复感染,进一步加重支气管扩张,严重损害患者肺组织和功能,导致呼吸功能障碍及慢性肺源性心脏病。针对支气管扩张症的治疗目的为控制症状,阻止病程进展,可采取以下措施进行治疗。

(一)内科治疗

1. 排痰治疗

对于支气管扩张症患者而言,是否能有效清除气道分泌物是有效治疗的关键环节,尤其是针对慢性咳痰和(或)高分辨率 CT 表现为黏液阻塞者。常用排痰方法有物理治疗、药物祛痰及经纤维支气管镜吸痰等。

(1)物理治疗:具体方法包括体位引流、辅助性咳嗽、胸部叩击、胸腔震荡、主动呼吸训练等。体位引流和胸部叩击对支气管扩张症治疗具有重要价值,对有较多分泌物的患者,每天进行数次有助于痰液的排出。体位引流的效果与所选的体位正确与否有关,一般根据支气管所在的部位选择不同的引流体位。其原则为将病变部位抬高,引流支气管开口朝向下,这种操作有助于痰液流入大气道而咳出,一般每次引流 15~30 分钟,每日 2~3 次,建议在饭前或饭后 1~2 小时内进行。在体位引流时,辅助以祛痰药物和胸部叩击效果更佳。另外,推荐支气管扩张症患者练习主动呼吸以促进痰液的排出。每次循环应包含三部分:深呼吸、用力呼气、放松及呼吸控制。对于痰液难以咳出的患者还可以使用呼吸机正压呼气模式以通过呼气时产生的震荡性正压,防止气道过早闭合,从而使痰液易于排出。

（2）药物祛痰：支气管扩张症的特征性改变为气道黏液高分泌及黏液清除障碍，通过使用化痰药可稀释、裂解痰液，以助于痰液排出，从而有效控制感染。目前临床上较常用的祛痰药有溴己新、氨溴索、厄多司坦、标准桃金娘油肠溶胶囊等。使用方法有口服、静脉运用及雾化吸入等。溴己新为黏液溶解剂，一方面可溶解痰液从而使痰液稀化而排出，另一方面可以增强呼吸道黏膜纤毛的相关运动，从而使呼吸道通畅。有研究提示溴己新是唯一可以运用于支气管扩张症患者急性发作时的黏液溶解剂。雾化吸入的给药方式对支气管扩张症患者更为合适，因为能起到湿化气道黏膜，保持黏液纤毛正常运动及稀释痰液的作用。目前较多短期研究提示气道湿化可以改善支气管扩张症患者的气道净化能力，减少痰量，从而缓解症状，但是尚需要更多长期证据来证实气道湿化在支气管扩张症患者中的作用。目前有相关临床试验提示吸入高渗性物质（7%的盐溶液）能减低支气管扩张症患者痰液黏稠度，从而有利于痰液咳出。但目前关于在支气管扩张症患者中雾化吸入高张盐溶液的利弊仍需进一步研究证实。

（3）经纤维支气管镜吸痰：经体位引流效果不佳者，可用纤维支气管镜进行吸痰，并进行生理盐水冲洗。目前临床上较少运用。

2. 抗菌治疗

针对支气管扩张症患者是否需要抗菌治疗，主要分为急性加重期与稳定期而论。

（1）急性加重期：针对支气管扩张症急性加重期患者，目前主张的治疗方案仍是以抗生素联合其他治疗为主的综合治疗。早期足量针对性的抗生素治疗对于支气管扩张症急性加重是有必要的，运用时间推荐为14天。原则上抗生素的选择应依据患者痰培养结果而定，但因痰培养时间较长，故在等待结果时即应开始经验性抗菌药物治疗。支气管扩张症急性加重期患者一线治疗仍建议口服抗生素，但当口服抗生素治疗无效，同时合并脓毒血症时可考虑静脉用药。对于气道内疑有铜绿假单胞菌定植且反复急性加重的患者推荐应用2种抗生素联合的治疗方案。对于与激素的联合应用，不管是全身治疗还是吸入治疗在支气管扩张症急性加重期的效果目前仍未知。

（2）稳定期：对于稳定期患者是否可以长期应用抗生素目前还存在争议。应用抗生素能够降低气道内定植病原微生物的负荷，减轻、限制炎症发展，从而有逆转支气管扩张症的可能。故虽然长期口服抗生素会引起耐药性及药物相关不良反应等，但近来仍有越来越多的研究提示长期使用抗生素的益处，如可减少患者痰量，改善生活质量，减轻急性加重的程度等。但由于各个研究的入选标准、用药剂量、时间等不同，使长期口服抗生素的理论依据显得并不充分，故不作为指南推荐。但是对于那些症状反复发作，并且肺功能在短期内下降明显的支气管扩张症患者，可以考虑长期口服抗生素。

3. 抗炎治疗

抗炎治疗主要为吸入糖皮质激素及口服大环内酯类药物。支气管扩张症患者长期吸入糖皮质激素的目的在于减少气道内炎症反应及支气管壁损伤。国外一项随机对照试验提示长期吸入沙美特罗500 μg（每日2次），或者倍氯米松750 μg（每日2次），可以减少支气管扩张症患者的咳痰量及改善生活质量，但是对于急性发作次数及FEV_1没有影响。

大环内酯类药物起初作为抗生素应用于人体,但越来越多研究证实其有调节免疫作用。应用大环内酯类药物对于弥漫性泛细支气管炎、囊性肺纤维化特别是合并有铜绿假单胞菌慢性定植的患者,可以降低疾病的急性发作次数,从而改善肺功能。最近一项研究结果提示支气管扩张症患者每日口服 250 mg 红霉素可减少症状的急性加重次数及抗生素的使用。目前大部分的研究结果提示对支气管扩张症尤其是合并有下呼吸道铜绿假单胞菌感染或者其他病原微生物感染导致症状难以控制的患者可以考虑使用大环内酯类药物,但仍需要进一步深入研究。

4. 支气管舒张

鉴于支气管扩张症患者常具有气道阻塞及气道高反应性,故治疗中可使用支气管扩张剂,如短效和长效 β 受体激动剂、抗胆碱能剂、白三烯拮抗剂等,但目前并没有随机对照试验支持支气管舒张药物的应用。

5. 咯血治疗

若支气管扩张症患者少量咯血,可给予垂体后叶素、注射用血凝酶、维生素 K 等治疗。若出现大咯血,应紧急入院救治。

（二）手术治疗

由于大多数支气管扩张症患者对使用抗菌药物治疗有效,故并不建议手术治疗。

第三节　心力衰竭的治疗

自 1785 年洋地黄制剂用于心力衰竭的治疗以来,人们治疗心力衰竭已历经两百余年,随着人们对心力衰竭病理生理机制认识的不断深入,心力衰竭治疗的策略发生了根本性的转变,即从 20 世纪 50~80 年代的纠正血流动力学异常,转变为 1990~2001 年修复衰竭心肌的生物学性质,如 ACEI、醛固酮受体拮抗剂及 β 受体阻滞剂的应用。

心力衰竭患者的治疗目标：① 降低死亡人数,提高存活率,即采取各种治疗措施,减少患者的死亡数,提高生存率。② 提高生活质量,减少病残率,即经积极治疗后,患者的心脏功能改善,运动耐量增加,生存质量提高。

一、病因治疗

心力衰竭的病因包括基础病因和诱发因素。及时有效的病因治疗可显著改善心力衰竭的预后。

（一）基础病因的治疗

1. 高血压

原发或继发性高血压,用血管扩张剂、钙拮抗剂、β 受体阻滞剂及 ACEI 等控制血压,可延缓代偿期心力衰竭进程;也可缓解失代偿期心力衰竭症状,改善其预后。

2. 冠心病

对于无心肌梗死的冠心病,可通过控制危险因素如调脂、降糖、减重、调整饮食结构、戒烟等延缓病变发展。针对冠心病的治疗,通过扩张冠状动脉血管,增加心肌血供,改善心肌缺血,从而改善心脏功能。对于已经通过选择性冠状动脉造影确诊的冠心病,适宜择期行经皮冠脉介入术(percutaneous coronary intervention,PCI),可显著增加冠状动脉血流量,并改善心力衰竭症状及预后。

3. 感染性疾病

感染性心内膜炎、乙型溶血性链球菌所致的风湿性心瓣膜炎、肾盂肾炎等均可使用特异性抗生素进行治疗;对于风湿性心脏病,还可应用肾上腺皮质激素加强治疗效果,通过治疗原发病,使其并发的心力衰竭得以控制。

4. 甲状腺疾病

甲状腺功能亢进症可根据病情轻重,选用抗甲状腺素治疗;甲状腺功能减低症,则用甲状腺激素替代治疗。

5. 瓣膜性疾病

对于风湿性心脏瓣膜病、先天性心瓣膜狭窄可采用球囊扩张成形术解除瓣膜狭窄,纠正异常的血流动力学,使心力衰竭缓解或治愈。

6. 先天性心脏病

对于动脉导管未闭、房间隔缺损等左向右分流的先天性心脏病所致的心力衰竭,如有适应证可实施经皮穿刺导管留置术,使其缓解或根治。

(二)诱发因素的治疗

1. 控制感染

心力衰竭极易合并感染,其中又以呼吸道感染最多见。感染可诱发和加重心力衰竭,应在处理心力衰竭的同时,及时使用有效抗生素。

2. 治疗心律失常

心力衰竭时合并的心律失常,尤其是快速型心力衰竭,需及时处理;缓慢型心律失常,可安装人工心脏起搏器治疗。

3. 纠正电解质紊乱与酸碱平衡失调

电解质紊乱与酸碱平衡失调是心力衰竭重要且常见的诱发因素之一,以低钾血症、低镁血症及代谢性酸中毒为主要表现,应积极预防和纠正。

4. 纠正或停用不恰当用药

三种药物可以加重心力衰竭的症状,在大多数患者中应当避免使用:① 一类抗心律失常药物,具有明显心脏抑制作用和促心律失常作用,可以使用的药物中只有氨碘酮,对于存活率没有不良影响。② 钙拮抗剂(维拉帕米、地尔硫䓬片、第一代二氢吡啶类制剂),可以使心力衰竭恶化,增加心血管病事件的危险,可以使用的药物中只有氨氯地平和非氯地平,对存活率没有不良影响。③ 非甾体抗炎药可以导致钠潴留和外周血管收缩,降低利尿剂和血管紧张素转化酶的疗效,增加其毒性。此外,治疗心力衰竭的洋地黄类制剂的使用剂量个体差异较大,因缺氧、电解质紊乱、感染等出现洋地黄中毒时应立即停用,补充钾盐,必要时使用苯妥英钠,该药能与洋地黄竞争性争夺 $Na^+ - K^+ - ATP$ 酶,起到解毒的效应。

5. 积极治疗其他基础疾病

若伴发其他系统疾病如肺、肝肾疾患及肿瘤等疾病时，应积极治疗原发病。

二、一般治疗

（一）改善生活方式

通过改善生活方式，有利于慢性心力衰竭患者的康复，还可以降低新的心脏损害的危险性。

1. 休息和运动训练

慢性稳定性心力衰竭的患者不鼓励休息，而只有急性或慢性心力衰竭不稳定期，才需要限制体力活动或卧床休息，同时应当采用被动的活动，以预防长期卧床的不良影响和深层静脉血栓的危险，一旦患者的临床症状有所改善，就应当进行呼吸锻炼和运动锻炼。运动锻炼可明显改善左心功能减退和患者运动耐力，减轻劳累症状，而对左心室几何形态与收缩性并无负面影响。

慢性心力衰竭的心脏运动康复存在着一定的风险，在运动康复之前，首先对住院患者和院外患者，根据康复禁忌证排除标准进行筛选，以最小风险获得最大收益。禁忌证：① 不稳定型心绞痛。② 静息时收缩压>200 mmHg 或静息时舒张压>110 mmHg。③ 体位性血压降低>20 mmHg，并伴随症状。④ 严重主动脉狭窄（收缩压峰值梯度>50 mmHg，且对于中等体型的个体主动脉瓣口面积<0.75 cm^2）。⑤ 未控制的室性心动过速（>120 次/分）。⑥ Ⅲ度房室传导阻滞（未安装心脏起搏器）。⑦ 失代偿的心力衰竭。⑧ 血栓性静脉炎。

慢性心力衰竭患者的有氧运动方案目前多提倡三期锻炼方案：Ⅰ期是间断运动锻炼。可先行慢走运动，运动强度建议为 25%~60% 的 VO$_2$max（VO$_2$ = 心排血量×动静脉氧差）。患者也可根据自己的兴趣选择不同的运动方式。运动频率一般为每周 3~4 次，每次 15 分钟，为期 3 周。Ⅱ期是完成Ⅰ期锻炼后，心力衰竭患者运动耐量逐渐增强，此时选择中等强度的运动，应重新测定最大氧耗量，以新的 VO$_2$max 的 60% 为起始量，根据患者的耐量逐步增加运动的时间和强度，为期 4~6 周。患者顺利完成Ⅰ、Ⅱ期运动计划，进行安全性评估，进入Ⅲ期家庭运动计划，医师给予定期随访并记录。

2. 控制体重

患者应当定期测量体重，每天或每周 2 次，如果在 3 天内，体重突然增加超过 2 kg，则应当向医护人员咨询或调整利尿剂剂量，如体重持续增加，应适当增加利尿剂剂量。

3. 限制饮酒

虽然目前尚无确切证据表明饮酒与慢性心力衰竭之间的关系，但由于酒精对心肌有抑制作用，因此不论慢性心力衰竭患者的病因如何，均应常规禁止大量饮酒。酒精性心肌病患者禁止摄入酒精。

4. 戒烟

慢性心力衰竭患者应当长期戒烟，鼓励使用帮助戒烟的方法，包括尼古丁替代治疗。

（二）饮食、水液管理

减少饮食中钠盐的摄入，是慢性心力衰竭患者的基本治疗手段。2013 年 ACC/AHA 指南指出，心力衰竭患者是否限盐是一个有争议的问题。限盐本身可以逆转左心室肥厚，有助于缓解充血相关的症状，降低心血管事件和卒中的风险。控制摄盐量对严重心力衰竭患者比轻度心力衰竭患者更重要。心力衰竭的代偿阶段，患者应遵从美国心脏病学会（AHA）的推荐，限制钠的摄取（<1 500 mg/d，约为食盐<4 000 mg/d）。重度慢性心力衰竭患者，同时应限制水分的摄入，应控制在 1.5~2.0 L。对年龄较大，体质虚弱或高度营养不良者，过度限钠可能会导致食欲低下或营养不良。持续利尿和限盐也可使患者严重脱水，运动耐力下降。

食用盐的替代品应当小心，因为可能含有钾，如果摄入量较大，加上合并使用 ACEI，可能会导致高钾血症。

（三）氧疗

氧疗的目的是首先保证在细胞水平有足够的氧浓度，以预防终末器官功能不全和发生多器官衰竭。因此，维持 SaO_2 在正常范围（95%~98%）对血氧充分弥散到组织具有重要意义。对于 SaO_2 在正常范围（95%~98%）的无低氧血症患者，呼吸室内空气或鼻导管给氧；对于 SaO_2 为 90%~95% 的轻度低氧血症患者，首先必须保证气道通畅，然后给予高流量吸氧（5 L/min），鼻导管或面罩吸氧维持 SaO_2 在正常范围。经过上述治疗，SaO_2 仍在 90% 以下的低氧血症患者，及时给予无创通气，以增加肺泡内压力，减少肺泡毛细血管渗出，改善通气/血流比值，同时给予20%~30%乙醇湿化给氧，因乙醇能减低肺泡内泡沫的表面张力，使泡沫破裂消散，从而改善肺部气体交换，迅速缓解缺氧症状。无创通气仍不能纠正低氧血症的患者，可以行气管内插管机械通气，提高抢救成功率。

慢性心力衰竭稳定期并非氧疗的适应证，但对伴严重睡眠低氧血症患者，夜间给氧，可减少潮式呼吸，减少低氧血症的发生；肺源性心脏病患者长期氧疗可以降低死亡率。

三、药物治疗

慢性心力衰竭的治疗，在过去十年中已有了非常值得注意的转变，从短期血流动力学或药理学措施转为长期的修复性策略，目的是改变衰竭心脏的生物学性质。大多数心力衰竭患者，常规使用四类药物：利尿剂、ACEI、β 受体阻滞剂和洋地黄制剂（通常使用）。这些药物的作用已经在许多大规模临床试验中得到证实，使用中的主要问题是能否充分有效的使用。

（一）正性肌力药物在心力衰竭治疗中的应用

洋地黄类药物又称为强心苷类药物，该类药物主要从洋地黄类植物中提取，是一类选择性作用于心脏，增强心肌收缩力的药物。应用于心力衰竭，已有两百余年，是唯一被美国FDA 确认能有效治疗慢性心力衰竭的洋地黄制剂，是目前应用最为广泛。常用药物有洋地黄毒苷、地高辛、去乙酰毛花苷、毒毛花苷 K。

1. 洋地黄治疗心力衰竭的机制

（1）洋地黄的正性肌力作用：洋地黄可以显著加强心肌收缩性，增加心排血量，该作用是剂量依赖性的。在等容收缩期时,心腔内压力上升速度增快,代表左心室功能的 Frank - Staling 曲线向上向左移动,心搏输出量增加,射血速度加快,收缩末期排空完全,有利于心室充盈及增加心排血量。

$Na^+ - K^+ - ATP$ 酶是一种分子结构的膜蛋白,承担钠泵功能,转移细胞内外离子,伴随而产生具有强能量的 ATP 磷酸酶。所有洋地黄制剂都是通过抑制 $Na^+ - K^+ - ATP$ 酶的活性,抑制 Na^+、K^+ 膜转换功能,从而增加细胞内 Na^+ 的浓度,增强 Na^+ 的活性,促进 $Na^+ - Ca^{2+}$ 交换,增加 Ca^{2+} 内流,增加细胞内 Ca^{2+} 的浓度,增强 Ca^{2+} 的活性,发挥其正性肌力作用。

（2）减慢窦性心率的作用：该作用是由正性肌力作用继发的,应用强心苷后心排血量增加,反射性地兴奋迷走神经,同时交感神经张力下降,从而抑制窦房结,引起心率减慢。治疗量的强心苷对正常人的心率影响小,但对心率加快及伴有心房颤动的心功能不全患者则可显著减慢心率。

（3）洋地黄对自主神经系统的作用：洋地黄增加动脉压力感受的敏感性,使传入信号加大,增加迷走神经兴奋而减弱交感神经的传出活性,也可作用于迷走神经节,增强其传出信号。

（4）洋地黄对神经内分泌的调节作用：心力衰竭患者静脉使用洋地黄后,不仅兴奋副交感神经,抑制交感神经活动,而且尚有调整神经内分泌异常的作用。

1）降低血浆肾素活性：心力衰竭时使用洋地黄,能降低血浆肾素活性,从而降低 Ang Ⅱ 和醛固酮水平。

2）实验证明,快速使用洋地黄或长期使用地高辛,可降低血浆去甲肾上腺素浓度,降低交感神经活性,为洋地黄治疗心力衰竭的机制之一。

3）促进心钠素（ANP）的分泌：ANP 具有强大的直接血管扩张和利尿作用,并能增加细胞内的环磷酸鸟苷,抑制肾素的合成,有对抗 Ang Ⅱ 的血管收缩作用和抑制醛固酮分泌的能力。洋地黄促进受体对 ANP 的敏感性,且增加 ANP 的分泌。

（5）洋地黄的利尿作用：洋地黄对于心力衰竭患者具有轻度的利尿作用,其机制可能包括以下几个方面,① 洋地黄抑制了肾小管细胞膜的 $Na^+ - K^+ - ATP$ 酶,从而抑制了 Na^+ 和水的重吸收,增加了排尿量。② 心功能的改善增加了心排血量,从而增加肾血流量及肾小球滤过率,使排尿增加,这可能是其主要的利尿机制。③ 通过增加 ANP 的分泌及受体对 ANP 的敏感性,从而增加 ANP 的利尿作用。

2. 洋地黄类正性肌力药物的应用

（1）洋地黄类药物临床应用适应证

1）慢性心力衰竭：强心苷主要用于心肌收缩功能障碍而导致的低排出量性心力衰竭,对伴有心房颤动或心室率快的心力衰竭疗效较好。

2）某些心律失常：① 心房颤动,主要通过减慢房室传导,减慢心室率,增加心排血量,进而改善循环障碍,但不能从根本上终止心房颤动。② 心房扑动,通过缩短心房的有效不应期,使心房扑动转变为心房颤动,心房颤动可被强心苷抑制房室传导的作用阻滞,从而减慢心室率。③ 阵发性室上性心动过速,通过增强迷走神经活性,降低心房的兴奋性而终止阵发性室上性心动过速。

（2）洋地黄类药物中毒情况及注意事项：洋地黄治疗量约为中毒量的60%，传统的"洋地黄化"概念使用饱和量，容易出现中毒，患者中毒发生率可达15%～20%，中毒后的死亡率为3%～21%。近年来随着洋地黄类药动学的深入研究，认识到洋地黄治疗量和收缩效应呈线性关系，作用程度和剂量呈正比，提倡采用维持量疗法，使洋地黄中毒发生率下降。

有报道指出，80%的洋地黄中毒不是由于药物过量，而主要是因为患者存在许多易患因素，使心肌对洋地黄敏感性增加，机体耐受性降低所致。

1）基础心脏病的类型和严重程度：是影响个体洋地黄过量的主要因素。重度心力衰竭、严重局灶性缺血、弥漫性心肌炎患者，治疗量与中毒量的比例极小，易引起洋地黄中毒。

2）电解质紊乱：低钾是洋地黄中毒最常见的诱因，包括低钾血症和心肌细胞内低钾，特别是后者，使心肌对洋地黄的敏感性增高，常见于利尿剂治疗和继发于醛固酮增多症。镁是Na^+-K^+-ATP酶的激活剂，洋地黄和低镁血症可以明显抑制该酶，引起洋地黄中毒。高钙可增加洋地黄的毒性作用。

3）酸中毒与缺氧：各种不同原因导致的酸中毒患者，洋地黄中毒发生率较高，这可能与基础肺病、缺氧，以及患者常用拟交感神经药物有关。

4）甲状腺功能异常：甲状腺功能亢进可减弱对洋地黄的敏感性；甲状腺功能减低时，机体对洋地黄的敏感性增高。

3. 非洋地黄类正性肌力药物的应用

除洋地黄类药物外，20世纪70年代以来，又陆续研制出五十几种其他正性肌力药物，它们在急性心力衰竭、慢性心力衰竭急性发作、难治性心力衰竭和洋地黄类禁忌的心力衰竭等的治疗中已经显示出有益的作用。

（1）β受体激动剂：β受体激动剂与心肌细胞膜上β受体结合，通过G蛋白偶联激活腺苷酸环化酶（AC），催化ATP生成cAMP，cAMP促使L型钙通道中Ca^{2+}内流增加，细胞内Ca^{2+}浓度上升，起到正性肌力作用。

1）多巴胺：静脉注射5分钟内起效，持续5～10分钟，作用时效的长短与用量无关，半衰期为2分钟。多巴胺的药理作用与剂量密切相关，小剂量（5 $\mu g^{-1}\cdot kg^{-1}\cdot min^{-1}$）主要作用于多巴胺受体，引起肾与肠系膜血管扩张，促进排尿和排钠，同时脑动脉和冠状动脉也发生扩张，周围血管阻力降低，对β_1受体有轻度兴奋作用。中剂量（5～10 $\mu g^{-1}\cdot kg^{-1}\cdot min^{-1}$）除作用于多巴胺受体、$\beta_1$受体外，还可兴奋$\alpha_1$受体，心肌收缩力增强。大剂量（>10 $\mu g^{-1}\cdot kg^{-1}\cdot min^{-1}$）主要作用于$\alpha_1$受体，多巴胺受体、$\beta_1$受体的兴奋作用在很大程度上被抵消。多巴胺对心率影响不明显，一般不引起心律失常。

2）多巴酚丁胺：静脉注射1～2分钟内起效，10分钟达高峰稳态，血浓度与剂量呈正相关，半衰期为2分钟。多巴酚丁胺强烈地选择性激动β_1受体，对β_2受体和α_1受体的作用较弱，不作用于多巴胺受体，其主要特点是增加心肌收缩力，增加心排出量，降低血管阻力。因增加心率作用较弱，很少引起心律失常，所以该药主要用于强心苷疗效不佳的严重左心室功能不全和急性心肌梗死并发心力衰竭、心脏手术后出现的低心排血量综合征。多巴酚丁胺与多巴胺合用治疗难治性心力衰竭时,可降低用药剂量,减少各自的副作用。

（2）磷酸二酯酶抑制剂

1）氨力农：为二吡啶类衍生物,静脉注射后 2 分钟起效,10 分钟内作用达高峰,半衰期为 4~6 分钟,作用可持续 60~90 分钟。通过抑制磷酸二酯酶,增加心肌细胞内 cAMP 浓度,呈现正性肌力和舒张外周血管效应,从而改善心力衰竭患者的血流动力学。氨力农仅限于洋地黄、利尿剂或血管扩张剂等常用药物治疗无效患者的短期治疗。

静脉注射,每次 0.75 mg/kg,每日 1~2 次,单次剂量不超过 2.5 mg/kg;静脉滴注,首先静脉注射 0.75 mg/kg,一般不超过 50 mg,然后以 $5 \sim 10$ $mg^{-1} \cdot kg^{-1} \cdot min^{-1}$ 的速度静脉滴注维持,必要时半小时后再静脉注射 1 次,每日可滴注 10 小时,总剂量为 3.6~6 μg/24 h,总量不超过 10 mg/kg。

2）米力农：具有正性肌力和扩血管作用,其扩血管的作用是氨力农的 20 倍。米力农可使左心室舒张末压下降,PCWP 下降,右房压下降,外周血管阻力下降,心排血量增加,心脏指数增加,肾血流量增加,改善肾功能,有利尿消肿作用,无药物性血小板减少症发生。

3）和氨力农：同属二吡啶类衍生物,口服 30 分钟后起效,达峰时间为 1~3 小时,作用可维持 4~8 小时,生物利用度为 85%~92%,半衰期为 1 小时,该药抑制 PDEⅢ的作用比氨力农强 20 倍,主要用于难治性心力衰竭,为第二性心力衰竭治疗药物。静脉注射,每次 12.5~75 μg/kg,速度为 0.5 mg/min,静脉注射的负荷量为 50 ng/kg,维持量为 0.375 $\sim$ 0.75 $\mu g^{-1} \cdot kg^{-1} \cdot min^{-1}$,每日总剂量不超过 1.13 mg/kg。

（二）利尿剂在心力衰竭治疗中的应用

利尿剂是治疗心力衰竭伴有水肿的有效药物,是任何一种有效治疗策略中必不可少的组成部分,但单一利尿剂治疗是不够的。利尿剂通过直接作用于肾脏,抑制肾小管特定部位 Na^+ 或 Cl^- 的重吸收,减少心力衰竭时钠潴留;通过降低心室充盈压(即前负荷),而延缓心腔扩大的进展;通过增加的尿钠排泄,减轻液体潴留的体征。

常见的利尿剂有作用于髓袢的袢利尿剂如呋塞米;作用于远曲肾小管的噻嗪类利尿剂如氯噻嗪和氯噻酮;以及保钾利尿剂如螺内酯、氨苯蝶啶、阿米洛利等。

1. 呋塞米

呋塞米是治疗心力衰竭最常用的利尿剂,因它能产生快而强的利尿作用。呋塞米的利尿机制：① 抑制 Na^+、Cl^- 的再吸收,也抑制 Ca^{2+}、Mg^{2+}、K^+ 再吸收,这种抑制作用呈可逆性。其抑制 NaCl 重吸收的作用机制尚不清楚,但可能与其化学结构中的阴离子基团有关。呋塞米可抑制肾小球滤过率中 25% 的 NaCl 重吸收,尿量可达 30~40 mL/min。噻嗪类药物无效的患者,呋塞米仍然有效。② 血流动力学作用。呋塞米也能减少充血性心力衰竭患者的肺淤血和降低左心室充盈压,这一作用出现在尿量增加之前,与利尿作用无明显关系,少尿的患者也仍然有效。③ 对 Ca^{2+}、Mg^{2+} 转运的影响。呋塞米不仅大量增加 NaCl 的排泄,也增加 Ca^{2+}、Mg^{2+} 的排泄,其排钙作用与噻嗪类利尿剂相反,后者增加 Ca^{2+} 的再吸收,对于血钙增加的患者给予呋塞米,并同时输注生理盐水,可明显增加 Ca^{2+} 的排泄,对高钙血症患者有重要的临床意义。

2. 噻嗪类利尿剂

噻嗪类利尿剂口服有效,作用较强,毒性低,是临床常用的一类利尿剂,也是临床广泛使用的第一线抗高血压药。噻嗪类利尿剂作用部位主要在髓袢升支粗段的皮质部和远曲小管前段,抑制 Na^+、Cl^- 和水的再吸收,通过增加肾脏对 NaCl 的排泄而产生利尿作用,它只影响肾脏的稀释功能,对肾脏的浓缩功能无影响。

肾功能不全时(血清肌酐超过 2.0 mg/dL,肾小球滤过率低于 $15\sim20$ mL/min),噻嗪类利尿剂的作用明显降低,但心功能不全而肾功能正常时,其药物作用不受影响。噻嗪类对尿酸的排泄具有双向性,当血清尿酸的浓度正常时,服用小剂量噻嗪类药物,噻嗪类药物与尿酸竞争有机酸排泄通道,减少尿酸的排泄,从而使血清尿酸浓度升高,引起痛风样症状。但当高尿酸血症时,肾小球中存在大量尿酸,大剂量噻嗪类利尿剂对尿酸的再吸收产生竞争性抑制作用,从而促进尿酸的排泄。

3. 螺内酯

螺内酯是人工合成的甾体化合物,其化学结构与醛固酮相似。螺内酯的利尿作用不强,起效慢但持久,该药口服后约 70% 经胃肠道吸收,$2\sim3$ 天才能达到作用高峰,停药后作用仍持续 $2\sim3$ 天。螺内酯一般用于伴有醛固酮增多的顽固性水肿,或与噻嗪类、髓袢利尿剂合用,减少 K^+ 的排泄和增强利尿效果。

螺内酯在远曲小管远端和皮质结合管与醛固酮竞争胞质内的受体,阻止醛固酮受体复合物的形成,抑制这种复合物向细胞核的转移,干扰醛固酮的作用。抑制 Na^+ 的再吸收和减少 K^+ 的分泌。醛固酮可拮抗醛固酮作用的 1/10。

4. 氨苯蝶啶

氨苯蝶啶是苯蝶啶的衍生物。其利尿作用较弱,但具有保钾的优点,主要和噻嗪类、髓袢利尿剂合用,减少噻嗪类、髓袢类利尿剂引起的低血压反应。氨苯蝶啶可抑制远曲小管远端和皮质集合管 Na^+ 的再吸收,减少 K^+ 的分泌,产生排钠留钾的作用,对切除肾上腺的动物仍有利尿作用,对醛固酮受体无阻滞作用。

(三)血管扩张剂在心力衰竭治疗中的应用

1. 血管扩张剂用于心力衰竭的机制

心排血量的减少使交感神经、肾素-血管紧张素-醛固酮系统及内皮素激活,外周血管收缩,增加了心脏排血的阻力,而且静脉收缩,增加了心脏回血量,左心室舒张末压增加,室壁张力增加,心肌耗氧量增加,进而降低心排血量。血管扩张剂使外周血管扩张,降低了外周血管阻力,降低了后负荷。同时不同程度地静脉扩张,减少了回心血量,降低了室壁张力,减轻了肺淤血和 PCWP。血管扩张剂可导致心脏的前后负荷减少,改善血流动力学变化,缓解心力衰竭的症状。

2. 血管扩张剂的临床效应

血管扩张剂是治疗慢性心力衰竭的一种辅助药物,一般应用于正性肌力药物和利尿剂治疗无效的慢性心力衰竭患者。对于肺静脉压升高、肺淤血明显的患者应选用扩张静脉为主的药物,如硝酸酯类;对于心排出量明显减少而外周阻力升高者宜选用扩张小动脉的药物,如哌唑嗪。

（四）肾素-血管紧张素-醛固酮系统类药物在治疗心力衰竭中的作用

充血性心力衰竭时,肾素-血管紧张素-醛固酮系统被激活。循环中肾素的主要释放部位是肾脏的肾小球旁器,刺激肾脏释放肾素进入体循环的因素,包括肾脏的交感传出神经活性增高、远曲小管内钠负荷减少、肾脏灌注压的降低和利尿治疗、利钠肽和精氨酸血管升压素可抑制肾素的释放。肾素使血管紧张素原(由肝脏产生的四肽)分解成无活性的十肽的血管紧张素Ⅰ(angiotensin Ⅰ,Ang Ⅰ),由 Ang Ⅰ在血管紧张素转化酶的作用下,转变成八肽的 Ang Ⅱ,Ang Ⅱ是一种强力的缩血管物质,其通过增加醛固酮分泌,直接作用于肾小管,促进 Na^+ 的重吸收,同时作用于下丘脑口渴中枢刺激饮水,直接作用于血管平滑肌,引起血管收缩,并促进交感神经末梢释放去甲肾上腺素。

1. ACEI 治疗心力衰竭的应用

ACEI 不仅可以降低死亡率,还可改善心力衰竭患者一般功能状态。在心力衰竭模型中,ACEI 改善心肌重构的作用比 Ang Ⅱ受体拮抗剂更强,在临床,长期使用 ACEI,Ang Ⅱ水平得以有效控制时,可显现其带来的长期益处。

（1）ACEI 治疗心力衰竭的作用机制

1）ACEI 通过抑制体循环及局部组织中的 Ang Ⅰ向 Ang Ⅱ的转化,降低 Ang Ⅱ的含量,减弱 Ang Ⅱ收缩血管、致肥厚和促生长的作用。ACEI 不仅抑制循环的肾素-血管紧张素系统(RAS)(约占15%),而且抑制组织的 RAS(占85%)。研究表明,组织 RAS 在心肌重构中起关键作用。当心肌受到急性损伤时,循环的 RAS 激活,血浆中 Ang Ⅱ水平增高。当心脏处于相对稳定状态时,循环 RAS 活性降低,但心脏组织 RAS 仍处于持续激活状态,心肌血管紧张素转化酶活性增加,血管紧张素原 mRNA 水平上升,Ang Ⅱ受体密度增加。

2）抑制缓激肽的降解,使 NO 和 PGI_2 生成增多,发挥扩血管、降负荷的作用。动物实验证实,ACEI 对心室重构和生存率的有益影响,在应用血管紧张素Ⅱ受体阻滞剂(angiotensin receptor blockers,ARB)的实验中未能见到,且在使用激肽抑制剂时,ACEI 的有利作用基本抵消,可以说明 ACEI 的有益作用至少部分是由缓激肽所致。

（2）ACEI 治疗心力衰竭的适用证及禁忌证

1）适应证：① 所有左心室收缩功能不全(左心室 EF<40%)患者,除非有禁忌证或不能耐受。② 所有有症状的左心室收缩功能不全的心力衰竭患者均应使用 ACEI。③ 无症状的左心室收缩功能不全,NYHA 心功能Ⅰ级患者亦应使用,可预防和延缓发生心力衰竭;左心室收缩功能受损但没有症状的患者长期使用 ACEI 也可受益。④ 中重度左心室收缩功能不全的心力衰竭患者中使用 ACEI 可以明显改善生存率并改善症状,减少住院率。⑤ 适用于慢性心力衰竭(轻、中、重度)患者的长期治疗,不能用于抢救急性心力衰竭或难治性心力衰竭正在静脉用药者。⑥ 慢性心力衰竭长期使用 ACEI 治疗才可能减少疾病进展的危险性,降低病死率。⑦ ACEI 通常与 β 受体阻滞剂合用(常加上洋地黄)。当前或近期有体液潴留而没有使用利尿剂患者,不能使用 ACEI,因为利尿剂可以维持钠的平衡,预防周围和肺水肿的发生。没有体液潴留的情况下可以首先使用 ACEI,有体液潴留的患者可以同时使用 ACEI 和利尿剂。

2）禁忌证：① 肾脏方面，双侧肾动脉狭窄，或只有一个肾并有肾动脉狭窄；严重心力衰竭肾小球滤过率低，尤与螺内酯合用并补钾时，可引起严重高血钾。② 心脏方面，主动脉狭窄（主要指瓣部狭窄）和严重的梗阻型心肌病，用 ACEI 可致收缩压差增大，病情恶化；严重心力衰竭伴心绞痛和血压低者，用 ACEI 后由于血压降低而病情恶化，故应慎用。③ 妊娠时，用 ACEI 可致畸胎和死胎，尤其在怀孕初 16 周期间禁用。④ 肺脏方面，慢性咳嗽者，ACEI 可能使之加重，应慎用。此外，风湿性心脏病心力衰竭并有心房颤动，仍应以地高辛或 β 阻滞剂控制心力衰竭与心室率；若无禁忌证，应加用华法林。二尖瓣狭窄与关闭不全，应尽量手术治疗。二尖瓣狭窄为主的，应用 ACEI 可能无效或恶化；二尖瓣关闭不全为主的，用之或许有益。慢性心力衰竭的治疗是个十分棘手的问题，要早治，纠正主因与诱因。用 ACEI 应掌握好适应证和禁忌证，千万不要盲目加量，当然，也不要用量不足。由于 ACEI 可能引起首剂低血压，故应从极小剂量开始，逐渐调整，达到有效剂量或靶剂量。

（3）ACEI 治疗心力衰竭的临床效应：ACEI 种类多样，按照对组织亲和力的高低依次排列为喹那普利、贝那普利、雷米普利、培哚普利、赖诺普利、依那普利、福辛普利、卡托普利。1978 年应用 ACEI 治疗心力衰竭的 CONSENSUS 临床试验，成功地降低了心力衰竭的死亡率。迄今，已有 40 余项大型临床试验证实，在利尿剂基础上加用 ACEI，能显著改善临床症状，对轻、中、重度心力衰竭均有效。而且，ACEI 能延缓心肌重构，防止心室扩大的进展，对无症状心力衰竭患者亦有效。

ACEI 是被证实能降低心力衰竭患者病死率的第一类药物，也是循证医学证据积累最多的药物。所有左心室射血分数（left ventricular ejection fraction，LVEF）下降的心力衰竭患者必须且终身使用，除非有禁忌证或不能耐受（Ⅰ类，A 级）。前心力衰竭阶段的患病人群（包括高血压患者，冠心病患者，糖尿病患者，肥胖者，代谢综合征患者，有应用心脏毒性药物史、酗酒史、风湿热病史或心肌病家族史者等）虽无心脏结构或功能异常，也无心力衰竭症状和（或）体征，但属于应考虑应用 ACEI 预防心力衰竭（Ⅱa 类，A 级）。

2. ARB 类药物在心力衰竭中的应用进展

ARB 安全有效，耐受性好，有心、脑、肾保护作用，避免了 ACEI 的某些副作用，被誉为 20 世纪 90 年代心血管药物的一个里程碑。

研究发现，体内存在几种独立于血管紧张素转换酶的非酶途径使 Ang Ⅰ 转换成 Ang Ⅱ，尽管采用了一系列治疗，但循环和组织中的 Ang Ⅱ 水平仍会持续升高，这些旁路途径涉及丝氨酸-蛋白酶抑制剂，如胃促胰酶在体内能使 Ang Ⅰ 转换成 Ang Ⅱ。

ARB 可阻断 Ang Ⅱ 与 Ang Ⅱ 的 1 型受体（AT1R）结合，从而阻断或改善因 AT1R 过度兴奋导致的血管收缩、水钠潴留、组织增生、胶原沉积，导致细胞坏死和凋亡等不良作用，这些都在心力衰竭发生发展中起作用。ARB 还可能通过加强 Ang Ⅱ 与 Ang Ⅱ 的 2 型受体（AT2R）结合发挥有益效应。ARB 对缓激肽的代谢无影响。

适应证与 ACEI 基本相同，推荐用于不能耐受 ACEI 的患者（Ⅰ类，A 级）；也可用于经利尿剂、ACEI 和 β 受体阻滞剂治疗后临床状况改善仍不满意，且不能耐受醛固酮受体拮抗剂的有症状心力衰竭患者（Ⅱb类，A级），可将 ACEI 改为 ARB。

3. 醛固酮拮抗剂在心力衰竭中的意义

醛固酮对心肌重构，特别是对心肌细胞外基质促进纤维增生的不良影响独立和叠加于 Ang Ⅱ 的作用。衰竭心脏心室醛固酮生成及活化增加，且与心力衰竭严重程度呈正比。长期应用 ACEI 或 ARB 时，起初醛固酮降低，随后即出现"逃逸现象"。因此，加用醛固酮受体拮抗剂可抑制醛固酮的有害作用，对心力衰竭患者有益。研究初步证实，螺内酯和依普利酮可使 NYHA 心功能Ⅲ～Ⅳ级心力衰竭患者和梗死后心力衰竭患者显著获益。晚近公布的 EMPHASIS－HF 试验结果不仅进一步证实依普利酮改善心力衰竭预后的良好效果，而且还清楚表明 NYHA Ⅱ级患者也同样获益。该类药还可能与 β 受体阻滞剂一样，可降低心力衰竭患者心脏性猝死率。

醛固酮受体拮抗剂适应证：LVEF≤35%、NYHA 心功能Ⅱ～Ⅳ级心力衰竭患者；已使用 ACEI（或 ARB）和 β 受体阻滞剂治疗，仍持续有症状的患者（Ⅰ类，A级）；急性心肌梗死后、LVEF≤40%，有心力衰竭症状或既往有糖尿病病史者（Ⅰ类，B级），醛固酮受体拮抗剂适用于所有伴有症状的 NYHA 心功能Ⅱ～Ⅳ级心力衰竭患者，可改善预后。醛固酮受体拮抗剂是继 β 受体阻滞剂后又一个证实能显著降低心脏性猝死并能长期使用的药物，进而使心力衰竭的治疗方案从"黄金搭档"（ACEI+β 受体阻滞剂）转变为"金三角"（ACEI+β 受体阻滞剂+醛固酮受体拮抗剂）。但不建议 ACEI 与 ARB 合用，不良反应多，尤其禁忌将 ACEI、ARB 和醛固酮受体拮抗剂三者联合。

（五）交感神经系统拮抗剂在治疗心力衰竭中的作用

1. β 受体阻滞剂治疗心力衰竭的病理生理学基础

心力衰竭是一种进行性的病变，一旦起始，即使没有新的心肌损害，临床亦处于稳定阶段，但心力衰竭仍可不断发展。治疗目标不仅是改善症状，更重要的是抑制神经-体液系统的过度激活，防止和延缓心肌重构的发展。

过去认为，由于可能干扰交感神经兴奋的代偿机制，不宜采用 β 受体阻滞剂治疗心力衰竭，现在认识到儿茶酚胺长期升高对心脏具有明显的损害作用，β 受体阻滞剂可防止交感神经对衰竭心肌的恶性刺激，改善慢性心力衰竭患者的心室重构，降低患者病死率。

2. β 受体阻滞剂治疗心力衰竭的机制

（1）抗交感神经作用：β 受体阻滞剂通过阻断心脏 β 受体，降低交感神经张力，抑制儿茶酚胺对心脏的毒性作用，保护心肌；抑制肾素-血管紧张素-醛固酮系统，减轻心脏的前后负荷；逆转和减缓心肌肥厚、心肌重构和心肌纤维化；上调心肌 β 受体的数量，提高 β 受体对儿茶酚胺的敏感性，改善心肌收缩性能；减慢心率、降低心肌耗氧量等，从而治疗心力衰竭。

（2）对心脏功能与血流动力学的影响：β 受体阻滞剂对心功能的影响是双向的，初期应用可减慢心率、降低心排血量、降低血压，使心功能恶化，故应注意适应证。长期用药后，能明显改善心功能，纠正血流动力学变化。

四、非药物治疗

（一）心脏再同步化治疗

正常的心脏电功能是实现机械功能的基础,有效的机械功能则是电功能在力学上的充分体现。两者相辅相成,形成心脏电与力学双重意义上的对立统一。

不论是高压力负荷还是高容量负荷,或是缺血性心脏病所导致的心力衰竭,均不同程度存在心脏电与机械功能的减退或丧失。心脏电与机械功能障碍会使心脏无法实现维持机体生命所必需的基本功能——射血功能。

心脏再同步化治疗(cardiac resynchronization therapy,CRT)在传统单腔、双腔起搏器的基础上改良为左、右心室及右心房三腔起搏,使房室间、室间及室内同步激动,纠正了心脏电-机械活动不同步,可以即刻地电协调心室各室壁的收缩,提高心室功能及能量效率,从而改善心脏的电生理功能。并可在远期逆转心肌细胞的表达及分子重构,继而提高频率依赖的收缩性。对存在室性心律失常危险因素的患者加置自动除颤器(ICD),可预防心源性猝死的发生,显著降低死亡率。

其作用机制是通过置入双心室电极改善心室收缩的同步性,同时调节起搏器的房室、室间间期,使房室传导最佳化,纠正左、右心室收缩的时差,改善心肌收缩的不协调,避免室间隔矛盾运动,增加心排出量,同时改善左心室舒张。多项临床研究证明,从长远来说CRT有改善心功能,甚至逆转心室重构的作用,具体包括以下方面。

1. 解除心脏电-机械活动不同步,增加左心室充盈时间(纠正舒张功能障碍)

在大部分的房室延迟和(或)心室内传导障碍的患者中,左心室激动延迟,而心房激动正常。因此,左心室被动充盈早期和左心房收缩可能是同时发生的,导致了总的供血量不足,左心室前负荷减小。在超声心动图中表现为E峰和A峰的融合。通过同步化治疗后,双心室同时激动,使左心室完全收缩后更早地进入舒张期,增加充盈时间,超声心动图上也可看到E峰和A峰分离。通过左心室电极刺激心室较晚激动部位的心肌细胞,使左心室心肌细胞收缩同步,心室收缩力增强,有效地提高了心排血量。

2. 减少室间隔的不协调运动

在室内传导延迟的患者中,左心室外侧壁激动和收缩延缓,而室间隔的收缩正常,这种时间上的不匹配导致室间隔反常运动,即当心室游离壁收缩时,间隔部未收缩。这种室间隔和游离壁的矛盾运动损伤了二尖瓣的功能,减少了左心室搏出量。心室同步化后,使心室壁各部的激动一致,产生更有效的收缩,增加左心室搏出量,同时也减少了二尖瓣的反流。

3. 改善后群乳头肌功能,纠正后侧壁电-机械活动延迟

存在左束支传导阻滞时,左心室后侧壁基底部的心肌电活动和机械活动延迟,而左心室后乳头肌就位于这一部位,收缩严重滞后的后乳头肌无法与左心室收缩压力抗衡,以致二尖瓣后叶脱垂,造成二尖瓣反流。CRT时左心室起搏电极的置入部位就是要尽可能靠近左心室侧后壁的基底部,使该部位原来处于最滞后的电-机械活动大大提前,从而纠正后乳头肌功能不全,使二尖瓣反流明显减少或消失,心功能得到改善。

4. 改善心肌纤维化

交感神经的过度激活参与心肌纤维化过程,导致心室重构,并且加重心力衰竭。在两个前瞻性的研究中,双心室起搏后,心力衰竭患者心率变异性显著改善,并得到了交感神经兴奋性降低、副交感神经兴奋性激活的结果,同时血浆去甲肾上腺素水平也处于正常化。当交感神经系统兴奋性降低后,减低儿茶酚胺对心脏的毒性,降低心肌耗氧量,直接或间接抑制肾素-血管紧张素-醛固酮系统,并扩张外周血管,减低前后负荷,恢复心肌对交感神经刺激的正常反应,加强心肌收缩力,使受损心肌得以恢复。并且多项研究都肯定了 CRT 后心脏缩小的结果,在一定程度上,我们可以猜测 CRT 可以改善甚至逆转心肌纤维化。

5. 适时给予自动除颤,预防猝死,抗心律失常

慢性心力衰竭患者的心肌重构导致细胞连接异常,心肌复极不均一,心肌自律性增高,潜在的异位起搏点增多,室性心律失常的发生率增加;冠心病患者心肌缺血、缺氧可能通过影响细胞膜上的离子泵功能,以及缺血、缺氧造成的局部代谢性酸中毒,改变心肌细胞膜的离子主动转运和离子交接跨膜扩散等机制,使异位潜在起搏点的心肌细胞电位发生变化,加快其舒张期自动除极速度,使它们的自律性增高,和(或)通过改变心肌细胞膜电位来影响心肌细胞膜的兴奋性及传导性,心肌细胞的兴奋性增高,不应期缩短,同时伴有一定的传导障碍易于形成折返激动,从而诱发心律失常。在冠心病心力衰竭患者中,随着心室重构和心肌缺血的持续存在,心脏结构和功能发生变化,心脏逐渐扩大,左心室收缩功能逐渐下降,心脏的电活动就处于更加不稳定的状态,更容易发生室性心律失常。

心源性猝死大多数是由室性心动过速和室性颤动引起的。起搏器的置入可以明显减少各种心律失常。特别是心脏再同步化起搏除颤器可以明显减少恶性致死性心律失常,降低慢性心力衰竭患者的病死率,改善生活质量。CRTD(CRT+ICD)对患者心功能、LVEF、SF-36 生活质量评分、6MWT 改善均有明显改善,并且有效地控制心动过速、心室颤动等致死性心律失常导致的不良后果,预防猝死的发生。对于存在恶性心律失常危险的患者,行CRTD 治疗要比单纯 CRT 更具有循证医学依据。

2016 年 ESC 修改了 CRT 的适应证:① 优化药物治疗后 LVEF 仍 ≤ 35%,且 QRS波≥150 ms 伴左束支传导阻滞(LBBB)的有症状的窦性心律心力衰竭患者,推荐 CRT 治疗以改善症状、减少死亡率。② 对有心室起搏指征和高度房室传导阻滞的射血分数(EF)降低的心力衰竭患者,推荐 CRT 治疗而非右心室起搏。③ 优化药物治疗后 LVEF 仍≤35%,且QRS 波为 130~149 ms 伴有左束支传导阻滞的有症状的窦性心律心力衰竭患者,推荐 CRT治疗以改善症状、减少死亡率。④ CRT 禁用于 QRS 波<130 ms 的患者。

(二)主动脉球囊反搏术

尽管现在的医疗方法使许多进展期的心力衰竭患者获益,但心力衰竭的总体死亡率仍然较高,并且患者生存质量的改善也很有限。对该类患者而言,心脏移植是唯一能够提供可靠疗效的治疗手段。然而,全世界每年大约只能提供 3 000 个心脏供体,心脏移植对心力衰竭总体的影响被形容为"流行病学上的微不足道"。因此,改善终末期心力衰竭患者的生存率和生活质量仍然是机械辅助循环的最终目标。

主动脉内球囊反搏术（intra-aortic balloon pump，IABP）是一种机械性辅助循环的方法，其基本原理是将球囊导管置于降主动脉内，外接控制装置，随心脏的舒张和收缩进行充气和放气，以提高心排血量，增加冠状动脉的灌注。

1952年，Kantrowitz等经反复大动物实验证实，提高动脉舒张压，延长收缩压时间，可使冠状动脉血流量增加，首先提出应用机械来辅助功能差的心脏。1958年，Harken首先提出了主动脉内反搏的概念。10年后，Clauss等在实验室中试用心脏收缩时，从主动脉抽出一定量的血入泵，在舒张期加压注回主动脉，以辅助心脏循环作功。同年Moulopoulos研制了主动脉内球囊反搏系统，通过同步气囊充气、排气，取得了与Clauss相同的辅助效果。经不断研究改进，IABP产品问世。1968年，IABP被首次应用于一位急性心肌梗死（AMI）合并心源性休克的患者，通过股动脉在左锁骨下动脉以远1~2 cm的降主动脉至肾动脉之间放置一个体积30~40 mL的长球囊，球囊于左心室舒张末期排气使主动脉收缩压下降，后负荷下降，心肌耗氧量降低；于收缩末期充气使冠状动脉灌注增加，心肌收缩力提高，心排出量增加。有研究显示，应用更大的50 mL气囊，可比40 mL的气囊提供超过25%的血流容积效应。由于其经皮植入方式比较容易、费用和并发症相对较低，能提供有价值的血流动力学效应，目前IABP已成为应用最多的心脏辅助装置。

1. IABP 的原理

IABP由双腔气囊导管、驱动控制系统组成。首先经股动脉置入一双腔导管，导管顶端带气囊和压力传感器探头置于胸降主动脉内，导管外端接IABP主机的压力换能器及氦气出入装置。然后通过心电信号，或压力信号，或起搏信号，或内触发实现和心脏同步工作。工作时在心脏舒张期气囊充气，主动脉舒张压升高，冠状动脉压升高，使心肌供血、供氧增加；在心脏收缩期前气囊排气，主动脉压力下降，心脏后负荷下降，心脏射血阻力减小，心肌耗氧量下降，使心排血量增加却不增加心肌耗氧量。此外，有研究表明，IABP还可使全身重要器官如肝、肾、脾血流增加，使循环稳定，微循环改善，尿量增加。

当患者出现严重心功能不全时，动脉压力降低，无法维持重要脏器的灌注，同时造成冠状动脉灌注减少，此时即使给予充分的血管活性药物仍然难以奏效。若于降主动脉内置入球囊，在心脏收缩、主动脉瓣开放时球囊快速放气，造成空腔效应，则能够起到降低后负荷的作用，增加心排血量，改善重要脏器的血流灌注，增加尿量，同时伴有心率下降；而在心脏舒张开始、主动脉瓣关闭时球囊快速充气，增加了动脉舒张压，从而增加冠状动脉灌注。

2. IABP 的参数选择

IABP共有四种触发模式以供选择，分别为心电图触发、动脉压力波触发、固有频率反搏和起搏模式，前两种较为常用。

（1）心电图触发：气囊在心电图T波（舒张期开始）充盈；在R波上去充盈（舒张期结束，收缩期开始），是最常见的反搏方式。

（2）动脉压力波触发：如遇心电信号不稳定（手术室外科电动器械产生电干扰），可采用该种触发方式。气囊充盈设在动脉压力曲线的重搏波切迹；而去充盈则设在收缩压上升支。

（3）固定频率反搏：如无心电信号或机械活动，不能用上述两种方法触发气囊充盈和去充盈，只能设置固定频率反搏。在无血流搏动的体外循环中，这种 IABP 触发模式能在一定程度上提供搏动血流。

（4）起搏模式：适用于安装了起搏器的患者。反搏频率和正常心搏的比例可以是 1∶1，也可以是 1∶2、1∶4 和 1∶8。一般选择 1∶1，代表每次心跳均提供 1 次反搏。1∶2 或 1∶3 分别表示 2 次或 3 次心跳才反搏 1 次。

3. IABP 的适应证

（1）各种原因（包括急性心肌梗死并发心源性休克、围术期发生的心肌梗死、体外循环后低心排血量综合征、心脏挫伤、病毒性心肌炎、中毒性休克）引起的泵衰竭。

（2）急性心肌梗死后并发症，如室间隔穿孔、二尖瓣反流、乳头肌断裂、大室壁瘤。

（3）内科治疗无效的不稳定型心绞痛。

（4）缺血导致的顽固性室性心律失常。

（5）适应证的扩展，如左主干病变等高危者介入治疗中的保护，高危患者或介入治疗失败患者的支持，冠状动脉旁路移植术、瓣膜置换等心外科手术的围术期支持，终末期心脏病患者行心脏移植或置入人工心脏前后的循环支持，高危心脏病患者施行重大非心脏手术的支持。

置入 IABP 的时机非常重要，一旦患者符合适应证应尽早置入 IABP，切忌拖延，否则往往不能起效。

4. IABP 禁忌证

IABP 的绝对禁忌证包括主动脉瓣关闭不全、主动脉夹层动脉瘤。经过动脉插入的相对禁忌证主要与插入导管后的血管并发症有关，包括严重的主-髂动脉或髂-股动脉疾病、腹主动脉瘤、降主动脉瘤。另外，近期穿刺部位附近行腹股沟剖开术及病态型肥胖患者也不宜经股动脉插入。

5. IABP 操作的注意事项

（1）将球囊导管送入动脉鞘管时，务必于接近鞘管处抓住球囊导管向前推进，以避免扭曲球囊导管。

（2）插入球囊导管时不要用力过猛，否则可能造成动脉撕裂、夹层或球囊损坏。

（3）若出现球囊充气受限，可能是由于部分球囊或其尖端位于斑块处，进入内膜下、锁骨下动脉或主动脉弓，或球囊对于患者来说型号过大。一旦发现球囊充盈受限，立刻重新调整球囊位置。

（4）若动脉压力监测显示有阻塞，先回抽血 3 mL 后再冲管。若回抽时阻力过大要考虑到管腔已堵死，必须停止使用中心管进行血压监测，用帽封住中心管口。

（5）IABP 工作过程中需要静脉使用普通肝素或皮下注射低分子肝素抗凝。即使如此，反搏停止也不能超过 30 分钟，否则会在球囊表面形成血栓。

6. IABP 的并发症

（1）穿刺部位的出血和血肿：可以通过压迫穿刺部位来止血，但要保证有良好的远端血流。若出血止不住,应考虑外科手术。

（2）感染:注意无菌操作,及时伤口换药,全身感染者行抗感染治疗。

（3）球囊穿孔:若发生穿孔,可见到反搏仪报警,导管管道中可见到血点,反搏压的波形可突然改变。一旦怀疑球囊穿孔,必须立即停止反搏,取出球囊导管,患者改为垂头仰卧位;如患者仍需 IABP 辅助,需重新插入新的球囊导管。

（4）血小板减少:应动态检测血小板计数,必要时输入血小板。

（5）主动脉夹层:可表现为背痛或腹痛、血容量减少或血流动力学不稳定。

（6）血栓形成:血栓形成的表现及治疗应根据损伤脏器来决定。整个 IABP 工作期间需要严格抗凝。

（7）肢体缺血:需要撤除球囊导管,若撤除后仍有严重肢体缺血存在,应考虑采取外科手术治疗。

7. IABP 的停用

出现以下情况时可以考虑逐渐停用 IABP。

（1）血流动力学状态稳定:心脏指数$>2.5 \text{ L} \cdot \text{min}^{-1} \cdot \text{m}^{-2}$,动脉收缩压$>100 \text{ mmHg}$（$1 \text{ mmHg}=0.133 \text{ kPa}$）,平均动脉压$>80 \text{ mmHg}$,PAWP$<20 \text{ mmHg}$。

（2）神志清楚,末梢循环良好,尿量$>1 \text{ mL} \cdot \text{kg}^{-1} \cdot \text{h}^{-1}$。

（3）心电图无心律失常及心肌缺血表现。

（4）循环已改善,血管活性药物用量逐渐减少,同时血压恢复较好。

（5）手术后除液体外,血凝块和纤维蛋白充满了纵隔或心包腔。

（三）超滤治疗

充血性心力衰竭患者常因心功能失代偿需要反复住院治疗,社会及经济负担巨大,已成为最严重的全球性健康问题之一。容量负荷过重和肺充血是绝大多数急性失代偿性心力衰竭（acute decompensated heart failure,ADCHF）患者住院的主要原因。

利尿剂是充血性心力衰竭（congestive heart failure, CHF）患者最常用的药物,虽然还没有证据表明能改善心力衰竭预后,但它能够改善充血症状。但是利尿剂的效果不尽人意。大量的研究显示,即使规范化治疗的住院患者,多数 CHF 患者的容量负荷过重也没有得到有效纠正。ADHERE 注册研究中,21%的患者出院时体重没有变化甚至增加;住院过程中,体重减少<10 磅（4.536 kg）者占74%,也就是说体重不达标者近 3/4。

利尿剂抵抗也是 CHF 利尿治疗面临的挑战之一,利尿剂抵抗现象在慢性严重心力衰竭和长期应用利尿剂的患者中较常见,占 CHF 患者中的 1/4～1/3。呋塞米会激活神经内分泌系统,降低肾小球滤过率。Bayliss 及 Francis 等的研究发现,静脉使用呋塞米使肾小球滤过率降低15%,肾血流也相应下降;血浆去甲肾上腺素、肾素和醛固酮水平升高。但 ADHERE 研究显示,使用利尿剂同时伴肌酐水平升高者病死率更高,住院时间更长。有肾功能不全且使用利尿剂者,病死率为 7.8%,不使用者为 5.5%;肾功能正常且使用利尿剂者病死率为3.3%,不使用者为2.7%。病死率最高的一组是长期使用利尿剂伴肌酐升高患者组。该研究还发现,无论基础肾功能如何,长期使用利尿剂治疗的患者病死率更高。

超滤治疗是目前解决此问题最理想的方法,因为超滤是通过脱水使血浆中水分减少,不存在药物耐受问题,还能减轻患者心脏负荷。可以有效改变药物治疗中导致的体内酸碱、电解质平衡失调,预防出现高血钾、代谢性酸中毒,甚至肾功能恶化。

1. 超滤治疗的原理

超滤是通过半透膜滤过将血浆中的水分移除到体外的血滤过程,已被证实治疗 CHF 有效。在治疗 CHF 过程中,超滤通过应用一个机械泵和一个血液滤器将液体从体内移除,以减轻患者的症状。在超滤过程中,由于液体顺压力梯度跨膜移动,可将血浆中的水分和小分子溶质从血液中移除,而悬浮的固体和大分子溶质得以保留,电解质不会由于超滤而发生变化。因此,超滤可以通过移除血浆中的水分而在治疗 CHF 过程中发挥重要作用。超滤过程可以将血管内的液体移除到体外,缓解患者的症状,并增加患者对利尿剂的反应。在超滤将液体移除到体外的过程中,体液从血管腔内向体外转移的同时,血管外体液成比例地从外周组织向血管内转移,一方面有助于减少患者外周水肿和体腔积液;另一方面由于患者血管内的液体容量保持稳定,所以患者不会出现低血压,在超滤过程中患者的血压、心率和血清电解质保持不变。但是,如果滤速超过体液回流至血管的速度,循环血量将发生明显的改变,并最终导致心排血量明显下降和更差的外周灌注。

2. 超滤治疗的适应证

2013 年 ACC/AHA 指南建议超滤适应证为有明显容量超负荷的患者(用以纠正淤血症状和液体潴留)或对药物治疗无效的顽固心力衰竭患者。《中国心力衰竭诊断和治疗指南 2014》对超滤治疗的推荐是高容量符合(如严重肺水肿和严重的组织水肿),且对利尿剂抵抗的患者。ACC/AHA 指南不强调利尿剂抵抗,有明显的液体潴留即是超滤指征。对利尿剂抵抗或药物治疗无效者,《中国心力衰竭诊断和治疗指南 2014》与 ACC/AHA 指南的推荐一致。

2016 年中华医学会推荐超滤治疗的适应证：① 心力衰竭伴有利尿剂抵抗或利尿剂缓解淤血症状效果不满意的患者。② 心力衰竭伴有明显液体潴留的患者,即有下肢或身体下垂部位凹陷性水肿,同时具备以下两项或以上的患者：劳力性呼吸困难、阵发性夜间呼吸困难或端坐呼吸,肺部湿啰音,淤血性肝肿大或腹水,颈静脉怒张>10 cm,胸部 X 线片显示肺淤血、肺水肿或胸腔积液。③ 因近期液体负荷明显增加,导致心力衰竭症状加重的患者。

近年来的研究倾向于对 CHF 患者早期开始超滤治疗,不必等到利尿剂治疗无效之后。特别是左心衰竭呼吸困难症状严重的患者,超滤可定时、定量地清除过剩体液,比利尿剂更可靠,改善症状迅速,为救治赢得时间。当病情进展到药物治疗无效的顽固性心力衰竭阶段或严重心肾综合征者,将超滤作为一种“补救性”治疗措施,患者将难以获益。

低钠血症是 CHF 患者常见的电解质紊乱,超滤治疗本身虽不能纠正低钠血症,但其在降低容量负荷的同时,根据临床需要经肠道或静脉补充 NaCl 是纠正低钠血症的可行方法。超滤脱水可以消除补钠引起液体负荷增加的顾虑。补钠期间应检测血钠浓度,避免发生高钠血症。对于合并低蛋白血症的患者,血浆胶体渗透压降低会增加超滤时发生低血压的风险。对于低蛋白血症患者,在超滤治疗过程中补充白蛋白可提高 PRR,促进血管外液体向血管内回流,有助于防止低血容量的发生。

CHF 伴低血压状态的患者,如收缩压≤90 mmHg(1 mmHg=0.133 kPa),且末梢循环良好,对血管活性药(如多巴胺)反应敏感者,应在密切观察血压和心率下进行超滤治疗,超滤速度控制在 200 mL/h 以内。

超滤治疗期间不提倡同时使用袢利尿剂,结束后可根据临床情况选择利尿剂的种类和剂量。利尿剂抵抗或利尿效果差的患者,在超滤治疗期间对利尿剂的反应性可能恢复,此时如果仍使用较大剂量利尿剂,尿量会骤然增多,液体出量难以预测,增加低血容量和低血钾的风险。

3. 超滤治疗的禁忌证

(1) 收缩压≤90 mmHg,且末梢循环不良。

(2) 肝素抗凝禁忌证。

(3) 严重二尖瓣或主动脉瓣狭窄。

(4) 急性右心室心肌梗死。

(5) 需要透析或血液滤过治疗。

(6) 全身性感染,有发热、全身中毒症状、白细胞升高等。

需要指出的是,体外超滤利用对流机制清除水分和电解质等小分子溶质,心力衰竭专用超滤设备主要用于脱水,不能有效清除代谢终产物(如肌酐),也不能纠正严重电解质紊乱(如高血钾)。对于血肌酐明显升高等有血液透析指征的患者,不宜使用单纯超滤;而对血肌酐中度升高但未到透析指征的患者,建议谨慎选用超滤治疗,超滤速度控制在 200 mL/h以内,超滤总量不宜超过 1 500 mL,并密切监测血肌酐变化。以往几项超滤治疗急性失代偿性心力衰竭的临床研究,将血肌酐≥3 mg/dL(265 μmol/L)作为试验的排除标准。

4. 超滤治疗的终点

超滤治疗的目标是纠正容量超负荷,使患者体液容量恢复正常,缓解淤血症状和体征。超滤治疗终点需综合淤血症状和水肿的缓解程度、超滤总量、中心静脉压(central venous pressure, CVP)、血细胞比容(hematocnt, HCT)等指标进行判断。随着累计超滤量的增加,呼吸困难等症状将逐渐缓解、肺部啰音减少、水肿减轻、体重(水重)下降。通常开始治疗时血泵流量设为 20~30 mL/min,超滤速度设为 200~300 mL/h,然后根据患者的治疗反应、血压、心率等调整超滤速度,直至淤血症状充分缓解或达到临床满意。以呼吸困难为主要表现的左心衰竭患者,24 小时超滤总量不宜超过 3 000 mL;以体循环淤血、外周水肿表现为主的右心衰竭患者,24 小时超滤总量不宜超过5 000 mL,存在严重组织水肿者除外。

如超滤治疗期间血压进行性下降,收缩压<90 mmHg,伴心率加快,提示低血容量,应降低超滤速度,必要时暂停或中止治疗。低蛋白血症患者更易发生低血容量。

心力衰竭专用超滤设备为纠正水钠潴留提供了可靠的工具,能够快速缓解症状,降低再住院率,显示了良好的临床应用前景。但有关超滤治疗 CHF 仍有诸多问题有待解决,如最适指征和开始治疗的最佳时机,何种类型的 CHF 患者从中获益最大,影响超滤治疗远期预后的因素等。还需要更多、更大样本量的临床研究及临床经验的总结来回答。

（四）机械通气

急性左心衰竭具有起病急、病情重、死亡率高等特点，对于该病的治疗目前主要以强心、利尿及扩血管为主，但当临床效果不明显时，对于该病一旦救治措施不及时或是不合理，常常会诱发低氧血症的出现，致使患者最终因呼吸和循环衰竭而死亡，所以积极纠正急性左心衰竭患者缺氧状态成为治疗该病的首要及关键措施之一。

应用机械通气对于提高疗效，纠正低氧血症起到很好的辅助治疗作用。急性左心衰竭应用机械通气治疗在很长一段时间被认为是禁忌的，主要理由是机械通气增加胸膜腔内压，从而增加心脏负担，进一步减少心排血量，降低血压，从而减少对全身脏器的血流灌注。随着对心力衰竭的病理生理深入了解及对机械通气的血流动力学变化的研究，机械通气支持在重度左心衰竭治疗中的有益作用得到进一步证实。

急性左心衰竭常存在心排血量下降、心室舒张末压升高等状况，所以造成肺静脉回流受阻而引发肺毛细血管内压力升高，致使毛细血管通透性上升，进而导致液体潴留在肺组织间质和肺泡内而诱发肺水肿，因此出现气体弥散障碍和通气/血流比值失调；机械通气可有效增大气道内压力，改善肺顺应性，使萎缩的肺泡重新扩张，增大肺残气量，大大促使肺通气及肺换气的功能，从而增大 SaO_2，有效改善患者的低氧血症；减少患者呼吸肌的作功，降低患者机体耗氧量，有利于治疗心力衰竭药物的药效发挥。大量临床研究证实，机械通气不仅能够增加功能残气量、阻止小气道陷闭和肺泡萎缩，同时还能调节气体分布和通气/血流比值，因此对提升气道压力和胸内压力，改善低氧血症和酸中毒起到了事半功倍的效果。由于以上原因导致急性左心衰竭患者静脉回心血流量下降，能够降低左心室前负荷，改善心肌供氧，降低心率，同时增加心搏量，从而使心室充盈得以调整与平衡，改善心功能。

一旦患者确诊急性左心衰竭，如果病情进入急性左心衰竭的 Killip Ⅱ级及以上的状态，就要根据血气分析和临床表现确定充分氧疗的方案；如果呼吸肌疲劳不能解除、呼吸窘迫不能缓解，出现顽固低氧血症、高碳酸血症和严重的酸中毒，就要考虑机械通气的干预治疗。

无创通气开始后的第 1 个小时是评估患者治疗效果的"黄金时机"，这段时间需要密切观察病情，复查血气分析，尽早查出不能从无创通气治疗中受益的患者。如果评估认为病情没有得到缓解，应及时给予足够的通气支持和其他类型的呼吸支持治疗。如果错过了这个评估时机，在无创通气更长时间后才评估其效果，将会延误患者进行有创通气的时机，这种延误可能增加死亡风险。

及时评估无创通气的疗效可减少气管插管和有创机械通气的机会。急性肺水肿期患者如果能够成功采用面罩或鼻罩进行 NIPV 的治疗，其气管插管和有创机械通气的机会明显降低。已有研究显示，应用面罩行 CPAP 和 NIPV 治疗心源性肺水肿，能够改善氧合功能，缓解急性左心衰竭的症状和体征，提高生存率和降低病死率。然而，也有研究比较心源性肺水肿患者应用氧气面罩、CPAP 和 NIPV 三种治疗的效果，发现 NIPV 的优势在于能够及时缓解心源性肺水肿的代谢异常和呼吸窘迫，但没有改善患者 7 天或 30 天时的生存率；在观察插管率和病死率方面，NIPV 并没有优于 CPAP。

ESC 指南建议：气管插管的有创机械通气适用于急性心力衰竭诱发的呼吸肌疲劳所

致的高碳酸血症、意识模糊和(或)呼吸频率减慢的状态。在有创通气之前应先进行氧疗或无创通气,如 CPAP 或 NIPV 等纠正低氧血症和高碳酸血症型的呼吸衰竭。一旦患者出现呼吸频率减慢(预示着出现进行性二氧化碳麻醉状态),应立即进行气管插管,开始有创机械通气。意识模糊的患者直接进行有创机械通气可以避免胃反流引起的误吸。

出现氧合功能障碍的急性左心衰竭患者早期开始无创通气,有可能减少有创机械通气的实施,从而减少由此带来的相关并发症。CPAP 和 NIPV 在呼吸机参数设定方面有相似之处,当患者同时存在高碳酸血症和低氧血症时,NIPV 应该作为首选。一旦患者开始进行无创通气,需要密切观察患者心肺功能状况,在无创通气第 1 小时的黄金时机就应评估无创通气效果。如果无创通气无法逆转低氧血症、缓解呼吸窘迫(不能减少呼吸作功)、提供足够的通气和防止呼吸肌疲劳,就必须进行气管插管和有创通气。需要立即进行血管再通和血运重建手术的患者,无须尝试无创通气,应立即直接进行有创机械通气,避免延误血运重建的时机。

总而言之,机械通气能够显著纠正低氧血症,改善患者通气功能,所以对降低急性左心衰竭的死亡率及提高临床治疗效果至关重要。

(五)基因治疗和细胞治疗

心力衰竭是各种心脏疾病的终末阶段,是 21 世纪心血管疾病面临的发病高峰。心力衰竭的病理生理研究与治疗学研究共同发展,建立了心力衰竭治疗包括针对水钠潴留的利尿剂、针对血流动力学异常的血管扩张剂和针对神经-内分泌异常激活的神经激素拮抗剂等治疗方法,改善了对心力衰竭症状的控制,尤其是 ACEI、ARB、β 受体阻滞剂和醛固酮拮抗剂的治疗,降低了心力衰竭的死亡率和再住院率。近十余年来,心力衰竭的病理生理机制进一步探索,新的治疗方法不断出现,为未来心力衰竭治疗展现了新希望。

1. 干细胞治疗

目前应用于治疗心力衰竭及心肌梗死的成体干细胞主要包括骨髓干细胞(bone marrow stem cell, BMSC)、间充质干细胞(mesenchymal stem cell, MSC)和心脏干细胞(cardiac stem cell, CSC)。

(1)骨髓干细胞:骨髓是造血干细胞和非造血干细胞的共同来源,由于其容易获得,近年来这种干细胞在临床前和临床研究中获得了最多的关注。然而,应用骨髓单核细胞(bone marrow mononuclear cell, BMMC)治疗慢性缺血性心力衰竭的研究结果备受争议,第一个应用 BMMC 治疗缺血性心力衰竭的研究表明,在干细胞移植 2 个月和 4 个月后,LVEF 显著升高,左心室收缩末容积明显减小。此外,研究还表明干细胞移植能增加患者心肌灌注和活动能力,这些研究结果被其他一些在心肌瘢痕边缘注射 BMMC 的研究所证实,然而直接注射 BMMC 到瘢痕组织未产生这样的结果。此外,研究显示应用具有高分化能力的 BMMC 能提高患者远期存活率。非选择性的 BMMC 也用于治疗非缺血性心力衰竭,Fischer - Rasokat 等进行了扩张型心肌病患者移植祖细胞提高心肌再生能力的预实验研究,在冠状动脉内注射 BMMC 到左前降支动脉,可引起注射区域局部室壁运动改善和左心室功能提高。注射 BMMC 到难治性非缺血性心力衰竭患者左主干冠状动脉后可使患者心功能改善、最大耗氧量增加、生活质量提高。BMMC 对非缺血性心力衰竭的疗效可能优于缺血性心力衰竭。目前，5 个正在进行的随机对照试验，探索不同途径注射 BMMC 对慢性缺血性心力衰竭和非缺血性心力衰竭治疗的影响，重复干细胞注射的可行性和有效性，以及评估干细胞治疗对应用左心室辅助装置的患者的有效性。

（2）间充质干细胞（mesenchymal stem cell, MSC）：MSC 代表一部分非造血细胞，研究发现 MSC 能分化为心肌细胞和内皮细胞，这类细胞的潜在优势是可产生免疫耐受，进而逃避机体的免疫攻击，使其可用于同种异体间移植。经心内膜下注射同种异体或自体骨髓来源的 MSC 治疗缺血性心肌病的研究，首次探索了 MSC 的剂量-效应关系，并比较了自体和同种异体 MSC 治疗缺血性心力衰竭的临床疗效，发现两种 MSC 均改善了患者的生活质量，提高了活动能力，逆转了心室重构；虽然该研究还显示所有的心肌节段瘢痕面积均明显减少，但 Suncion 等研究显示，瘢痕面积减少和心室功能反应主要发生在注射了 MSC 的心肌节段；对缺血性心力衰竭患者行自体或异体 MSC 治疗，均改善了患者的心功能，这类患者能获得有益的临床疗效。然而，目前尚不清楚 MSC 治疗非缺血性心力衰竭的疗效，即将完成的冠状动脉内干细胞注射对扩张型心肌病患者心肌新生影响的研究，旨在评估 MSC 治疗没有冠状动脉病变的心力衰竭患者的疗效。

（3）心脏干细胞（cardiac stem cell, CSC）：研究发现 CSC 能持续进行心肌再生，可分化为心肌细胞、内皮细胞和成纤维细胞。一些临床前研究表明，CSC 能使左心室心肌细胞再生。第一个人类 CSC 移植研究评估了 CSC 移植治疗行外科血管重建术的缺血性心力衰竭患者的疗效，行心脏外科手术时，从心肌组织中分离 CSC 然后进行体外扩增，在手术后第 4 个月，将这些经体外扩增的 CSC 通过冠状动脉内途径注射到心肌，研究结果与动物研究数据一致，CSC 移植组心脏功能显著改善，而对照组（未治疗）没有变化。此外，通过心脏磁共振发现，CSC 移植能减少心肌瘢痕面积，术后 12 个月心肌瘢痕面积进一步减少。

2. 干细胞治疗心力衰竭的机制

（1）分化成心肌细胞：移植干细胞分化为心肌细胞似乎是干细胞治疗最合理的解释，但目前的证据表明，这不是唯一或主要的作用机制。Reinecke 等发现，移植的骨骼肌成肌细胞分化为骨骼肌纤维但不表达心脏特异性基因。移植骨髓干细胞是否分化成心肌细胞仍然饱受争议，其他研究表明，骨髓细胞与原位心肌细胞融合是其主要的作用机制，但也有研究反对这一说法。人体外周血 CD34$^+$ 干细胞是否分化成心肌细胞或血管平滑肌细胞仍然是有争议的。虽然 MSC 的治疗作用在于分化成心肌细胞和血管内皮细胞，但大多数研究不支持这种观点，认为 MSC 主要的作用机制是旁分泌机制。CSC 具有多项分化潜能，在体外能分化为心肌细胞、内皮细胞和血管平滑肌细胞。当移植 CSC 到损伤心肌，能产生血管细胞、心肌细胞、内皮细胞和血管平滑肌细胞，表达心肌特异性蛋白。总之，移植干细胞也许分化为心肌细胞，目前为止大多数研究发现移植干细胞分化为相对少的心肌细胞与改善的心功能不相符，所以可能其他的机制也在发挥作用。

（2）分化成新生血管：研究发现 MSC、脂肪来源的细胞、CD34$^+$ 细胞、CSC 能分化成新生血管，这种现象在慢性冠状动脉阻塞模型中很重要，存在心肌缺血但能收缩。临床上，新生血管形成有助于提高一些缺血性心肌病患者的心功能,但很难想象非缺血性心肌病或缺血性心肌病但不存在冠状动脉血流受限的患者新生血管是怎么形成的。

(3)旁分泌机制:移植干细胞通过释放细胞因子、化学趋化因子、生长因子或微粒进入周围组织而诱导心肌修复,这些物质能促进再生过程,包括内源性 CSC 激活,新血管形成,抑制凋亡,抑制肥大增生或改变细胞外基质,这些作用提高了左心室功能,改善灌注,促进心肌修复。

3.基因治疗

心力衰竭的基因治疗主要是通过转移和表达特异的基因,将目的基因导入靶细胞,纠正或补偿失去正常功能的蛋白质,抑制不利基因的表达。根据心力衰竭时神经内分泌、细胞因子的改变,从病因学角度,导入不同的基因,以达到治疗心力衰竭的目的。

(1)β-肾上腺素能信号传递系统与基因治疗:心力衰竭时,交感神经活动增强,β-肾上腺素能信号传递系统缺陷,包括 β-受体密度下调,β-肾上腺素能受体解偶联,β-肾上腺素能受体激酶(β-ARK1)上调,从而使心肌收缩力减退,心功能减弱,在心力衰竭的发生、发展中起重要作用。因此,增加 β-受体密度,维持肾上腺能受体功能,可以改善心功能,延缓心力衰竭发展。转基因技术是一种改变 β-肾上腺素能受体有效的方法。腺病毒介导的人 β-肾上腺受体基因或 β-ARK1 抑制基因导入心肌细胞,可以纠正 β-肾上腺素能受体信号传递系统的缺陷。国外关于 β-ARK1 的研究较多,β-ARK1 是 G 蛋白介导的受体激酶家族,它可使 β-肾上腺素能受体磷酸化而丧失功能,β-肾上腺素能受体密度下调,最终 β-肾上腺素能受体信号传递系统缺陷。心力衰竭时 β-ARK1 活动增强,因此用 β-ARK1 抑制因子基因,以腺病毒为载体,导入心肌细胞,使 β-肾上腺素能受体上调,β-肾上腺素能受体功能恢复正常,使心力衰竭得到控制。实验证明,体内 β-肾上腺素能受体转基因治疗,可以纠正压力负荷过重引起的心功能障碍,预防和治疗心力衰竭。

(2)心肌肌质网 Ca^{2+}-ATP 酶(SERCA2α)的表达与基因治疗:Ca^{2+} 作为第二信使,在心肌兴奋收缩偶联中起重要作用。心肌细胞中 Ca^{2+} 平衡的主要调节酶是 SERCA2α。该酶促进 Ca^{2+} 存储、运转和释放,直接影响心肌的兴奋-收缩偶联过程,影响心肌的收缩和舒张功能。在心室舒张期时,SERCA2α 消耗一分子 ATP,将两分子 Ca^{2+} 由细胞质泵入肌浆网,降低细胞质游离 Ca^{2+} 浓度,降低心室舒张压,有利于心肌收缩。研究发现,Ca^{2+} 运输异常与心肌收缩功能障碍有关。心力衰竭时,Ca^{2+} 运输异常,SERCA2α 活动减弱,SERCA2α/受磷蛋白比例下降,Ca^{2+} 进入肌质网功能紊乱,影响心肌收缩功能。

(3)细胞凋亡与基因治疗:研究发现,细胞凋亡是心力衰竭发生发展的一个原因。凋亡相关基因参与了心肌损伤过程。目前已知的促进凋亡的基因有 *ced* 基因家族 *P53*、*Fas*、*Caspase3*,抑制心肌细胞凋亡能有效治疗心力衰竭。研究表明,用腺病毒载体将 Bcl-2 导入大鼠心肌细胞,可抑制 *P53* 基因导入的细胞凋亡,使心功能得到改善。用 *P38α* 突变的负性优势基因转移,亦可消除心肌细胞中 *P38a* 诱导的细胞凋亡。*Caspase3* 在心力衰竭中活动增强,它能够破坏心肌肌小节结构,影响心肌收缩,并激活细胞凋亡,促进心力衰竭发展。因此基因治疗能抑制心肌细胞凋亡,延缓和治疗心力衰竭,改善心脏功能。

（4）调节心肌肥厚相关基因表达水平：心力衰竭不仅是外周血流动力学改变和心肌收缩力下降的问题，而且是压力负荷刺激下，神经内分泌的激活，异常基因的表达。在心肌压力超负荷刺激的早期，心肌细胞的原癌基因：myc、$c\text{-}fos$、ras 出现快速、短暂的表达；在持续刺激下，细胞内胎儿收缩蛋白基因（$s.q\text{-}actin$）、心肌凝蛋白重链（$\beta\text{-}MHC$）、肿瘤坏死因子（TNF）、Ang II 激活，基因转录，蛋白质合成，导致心肌肥大。这些异常表达的蛋白质，无收缩功能，且肥大的心肌细胞寿命短，易产生心力衰竭。抑制这些基因的表达，可抑制心肌细胞肥大。国外有报道，心力衰竭时，$\alpha\text{-}MHC/\beta\text{-}MHC$ 值下降，导致心肌肥厚，心肌收缩力减退。故可通过增加 $\alpha\text{-}MHC$ 基因的表达，减少 $\beta\text{-}MHC$ 基因表达，使 $\alpha\text{-}MHC/\beta\text{-}MHC$ 值增加，抑制心肌肥大，改善心功能，治疗心力衰竭。

（5）分子心肌成形术与基因治疗：分子心肌成形术，即心肌成纤维细胞肌原化，也就是经基因转导，改造非心肌细胞为具有收缩功能的心肌细胞。有收缩功能的心肌细胞数量减少，成纤维细胞增多，是心力衰竭发生的一个原因。因此，将具有收缩功能的蛋白质基因导入成纤维细胞，使其表达收缩蛋白，转变成骨骼肌样细胞，也就是把非收缩功能的细胞改变为有收缩功能的细胞，从而增加心肌收缩力，改善心功能。

（6）促血管生长因子与基因治疗：心力衰竭时，心肌细胞肥大，血管床相对减少，心肌缺血缺氧，加重心力衰竭的发生发展。增加心肌血液供应，纠正心肌缺氧，是治疗心力衰竭的一个方法。最新研究报道，Leota 等用腺病毒介导血管内皮细胞生长因子基因由血管壁导入血管内皮细胞，促进血管生成，增加缺血区血液供应，改善心肌供血。国外有人用腺病毒介导成纤维细胞生长因子 4（$FGF\text{-}4$）基因，在血管平滑肌（VSMC）内表达，抑制 VSMC 增殖，应用于扩张型心肌病心力衰竭。对于促血管生成的基因治疗有望改善心肌血液供应和心脏功能。

（7）心室重构与基因治疗：对心肌纤维化、心肌重构机制的认识，以及对心力衰竭发生发展机制的研究发现，抑制心肌重构，是增强心功能、延缓心力衰竭发展的一个有效治疗方法。Li 等研究发现，基质金属蛋白酶（MMP）是心力衰竭心肌细胞发生重构的一个有力的促进因子。MMP 受细胞因子、生长因子的调节，主要有细胞外 MMP 诱导因子，β 生长因子。通过调节这些因子，抑制 MMP 的活动，可抑制心肌重构。具体的治疗方法有待进一步探讨。

心力衰竭治疗需要探索，心力衰竭新发病机制的认识将为心力衰竭治疗学研究提供新的靶点，新的治疗技术将为心力衰竭治疗学提供新的方法。心力衰竭更需要早期防治，将心血管病防治战线前移，降低心力衰竭发病率和死亡率是未来的探索与追求。

（六）心脏移植

心脏移植术（heart transplant，HT），可分为原位心脏移植及异位心脏移植。原位心脏移植是指切除患者的心脏，将供体的心脏替换于原来心脏的位置；异位心脏移植则是指不切除自体的心脏，而是在旁边另外植入一个心脏，起到辅助原来心脏的作用。

HT 治疗可改善难治性心力衰竭患者（D 期）的生活质量和延长存活周期，是目前用于治疗心力衰竭最终的手术方法，适用于具有极大功能受限及高死亡率的心力衰竭患者。

1967 年，Christiaan Barnard 博士在南非成功进行了第一次心脏移植手术，是人类心脏移植术发展史上的一个里程碑。后来由于排斥反应和感染等因素,心脏移植进入低潮时期。直至 20 世纪 70 年代末,环孢菌素出现,能够更好地控制排斥反应,包括 HT 在内的移植手术有很大的发展。

1978 年上海交通大学医学院附属瑞金医院张世泽医师成功完成了我国第 1 例原位心脏移植术,患者存活 109 天;1988 年中国台湾大学医院朱树勋成功完成中国第 1 例,也是亚洲第 1 例异位心脏移植。

然而,捐赠者的稀缺明显限制了 HT 的发展,由于心力衰竭临床治疗的改善和供体的固有限制,直到 20 世纪 90 年代中期 HT 的数目才明显增加,目前世界上的 HT 数量保持稳定,每年有 4 000~5 000 例患者实施 HT。

1. 心脏移植的适应证和禁忌证

(1)适应证:① 难治性心力衰竭,同时使用强心剂或心室辅助装置(VAD);② 心功能Ⅲ或Ⅳ级;③ 氧耗量 $VO_2 \leqslant 12$ mL · kg^{-1} · min^{-1}(使用 β 受体阻滞剂)或 $VO_2 \leqslant 14$ mL · kg^{-1} · min^{-1}(不使用 β 受体阻滞剂);④ 缺血性疾病与难治性心绞痛且没有血运重建的可能性;⑤ 持续性顽固性室性心律失常;⑥ $VE/VCO_2 > 35$ 或 6MWT<300 m。

(2)禁忌证:① PVR>5 Wood 单位;② 严重的外周血管疾病;③ 严重肝衰竭;④ 严重肺部疾病;⑤ 在供体和受体预期交叉配对中 ABO 血型不兼容;⑥ 严重的精神疾病,具有化学药物依赖性且治疗顺应性差。

值得注意的是,某些条件,如未治疗的感染和肿瘤,可能是心脏移植的短暂限制条件,但经过恢复治疗后,仍具有心脏移植治疗的资格;而在糖尿病患者中,靶器官损伤的存在与否是决定心脏移植治疗的关键因素。另外,在心脏移植前需进行免疫评估,如果存在针对供体的特异性抗原阳性,则不能进行心脏移植治疗。

2. 供体的选择及保护

目前心脏移植的供体通常选用脑死亡者,脑死亡是一种病理状态,可能发生血流动力学改变,短暂的心肌缺血可能对心肌组织造成损伤,一般脑死亡心脏缺血时间不应超过 4~6 小时。供体短缺是限制心脏移植进一步发展的重要因素,因此,改善供体心脏的保护,延长供体心脏有效保存时间,可以拓宽供体心脏的来源。对供体心脏的保护,分为以下四个时期。

(1)脑死亡期:维持循环容量,保持血压稳定。

(2)热缺血期:常温氧合血液停搏,在心脏停止跳动后,用4℃停搏液灌注加以保护。

(3)冷缺血期:多使用4℃保存液,3~4 小时为界限。

(4)移植手术期:继续局部降温并灌注停搏液。

3. 心脏移植的早期并发症

(1)原发性移植物衰竭:是 HT 后早期死亡的首要原因,约占前 30 天死亡率的 36%。在国际心肺移植学会(International Society for Heart and Lung Transplantation,ISHLT)最近的一项共识中,移植物衰竭主要定义为影响左心室和(或)右心室,具有超声心动图和血流动力学改变,需要正性肌力/血管加压药的支持,并且通常需要使用循环辅助装置。由于研究人群的异质性及诊断标准的差异,其发病率在 1.4%～30.7%变化。主要临床表现为血流动力学不稳定的心源性休克,这是供体、受体和外科手术等多因素共同作用的结果,其病理生理学并没有明确定义,但是缺血再灌注损伤,供体脑死亡后心脏的代谢改变及在移植之前的护理是促进原发性移植物衰竭发展的因素。

原发性移植物衰竭的治疗策略是使用血管活性及正性肌力性药物强化血流动力学支持,病情加重者,应使用机械循环辅助装置。然而在这种情况下,其移植效果有限。

(2)右心室功能障碍:继发于肺动脉高压的右心室(RV)功能障碍是 HT 后最令人关注的情况之一,在心脏并发症中发病率高达 50%,且约占术后早期死亡率的 20%。当受试者的 PVR 超过 4 Wood 单位,肺动脉收缩压>60 mmHg 或经肺梯度(MPAP 与 PCWP 之间的差异)>15 mmHg 时,即存在右心衰竭的高风险,并可因低氧血症和酸中毒的发展而加重。对于这些患者,HT 术前准备应包括评估肺动脉高压对血管扩张剂的反应性,使用正性肌力药和血管扩张剂,必要时需使用循环辅助装置以优化心力衰竭治疗。另外,在手术期间,应排除机械原因造成的功能障碍,如肺动脉吻合中的扭转或成角,并注意体外循环的输出,肺血管收缩和气体栓塞对鱼精蛋白反应的可能性等。

针对右心室功能障碍的治疗策略是优化 RV 预负荷,维持正常血容量。使用血管扩张剂(硝普钠、NO、前列环素和西地那非)及正性肌力剂(多巴酚丁胺、肾上腺素、米力农和异丙肾上腺素)以减少 PVR 及增加心肌收缩力。同时应调整机械通气以避免缺氧和通气压力升高。如果这些治疗没有效果,应考虑使用循环辅助装置。

(3)感染:感染性并发症及原发性移植物衰竭是移植后前 3 年死亡的主要原因,约占前 30 天死亡率的 12%,1 个月至 1 年间死亡率的 29%[不包括巨细胞病毒(cytomegalovirus,CMV)感染]。在原发病因中,使用免疫抑制剂引起的机会性感染较为突出。心脏移植后第 1 个月,医院感染占优势,其中大多数是细菌感染,同时还有一些不严重的机会性感染,如单纯性单纯疱疹和黏膜皮肤念珠菌病。在此期间,外科手术部位感染也可出现(<5%),具有高死亡率(发生纵隔炎时,死亡率高达 14%)。心脏移植后第 2 个月,机会性感染占优,特别是 CMV 感染、弓形体病、曲霉病、肺囊虫肺炎等。从术后第 6 个月起,随着免疫抑制剂的逐渐减少,院外感染变得更加频繁,且具有发展严重的倾向。

(4)免疫排斥反应:在心脏移植中,移植器官被受体排斥无法避免。根据 ISHLT 记录,免疫排斥反应的发生率在过去几年中逐渐下降,在 2010 年,达到其最低点约 25%,在心脏移植后死亡的患者中,不到 10%的患者死于免疫排斥反应。

心内膜活检是早期正确诊断排斥反应的金标准。在心脏移植的初始阶段需经常进行活检。以后,通过调整免疫抑制剂和观察病理特征,这种活检可适当减少。移植排斥反应的临床症状呈现多样性,而在大多数情况下,患者无症状。临床无迹象或症状是移植排斥的病理特征;然而,也可呈现非特异性症状(不适、肌痛和发热),心肌炎(心动过速、心房或心室心律失常、心包渗出)等,当出现更明显的临床症状[外伤性呼吸困难、虚弱、晕厥、阵发性夜间呼吸困难、体格检查有颈静脉淤血、第三心音、低血压、肺和(或)全身性充血]时,则提示了心力衰竭的存在。

免疫排斥反应通常可分为三种类型：超急性排斥反应、急性细胞排斥反应和抗体介导排斥反应。

1）超急性排斥反应（hyperacute rejection，HAR）：HAR 常发生于心脏移植后数分钟至数小时内，其发生率<0.1%，但死亡率高，特征在于心肌细胞死亡，炎症细胞浸润，血小板沉积及血栓形成，可迅速导致心脏弥漫性缺血坏死。

2）急性细胞排斥反应（acute cellular rejection，ACR）：是最常见的类型，其特征在于心肌中存在炎性细胞。ACR 又分为四个等级：① 0R，在心肌中没有炎症浸润；② 1R（轻度排斥，低级），血管周围或间质淋巴组织细胞炎症浸润，心肌细胞未侵袭或仅有一个心肌细胞炎症浸润；③ 2R（中度排斥，中级），存在两个或以上心肌细胞炎症浸润（多灶）；④ 3R（严重排斥，高级），弥漫式炎症，通常具有炎性浸润的多形性特征，包括中性粒细胞和嗜酸性粒细胞，出血，血管炎和肌细胞坏死。其中 2R 和 3R 级都需要额外的免疫抑制治疗，包括使用皮质类固醇进行脉冲治疗等。

3）抗体介导排斥反应（anti-body mediated rejection，AMR）：目前倾向于认为 AMR 易发生在感染个体（暴露于输血、妊娠、移植、循环辅助设备），其特征是存在针对移植物的血管内皮抗体（主要是抗 HLA）。由于其诊断的标准化，难以确定排斥反应的真实发生率，但是在第一年末估计为 10%～15%。从病理学角度而言，抗体介导的排斥反应（pAMR）可分为 5 个等级：① pAMR 0，阴性（组织病理学和免疫病理学研究均为阴性）；② pAMR 1(H$^+$)，只有组织病理学发现单核细胞活化，内皮水肿，出血，间质性水肿和（或）肌细胞坏死；③ pAMR 1(I$^+$)，只有免疫病理学发现针对 C4d 的免疫组化或免疫荧光；④ pAMR 2，同时具有组织病理学和免疫病理学证据；⑤ pAMR 3，严重的抗体介导的排斥反应，其特征为出血，毛细血管片段化，多形性炎症，间质性水肿和免疫病理标志物的存在。

免疫排斥反应具有死亡的高风险性，应该积极治疗，包括用皮质类固醇、抗淋巴细胞抗体、免疫球蛋白、血浆置换及药物脉冲治疗，阻断由 B 细胞（利妥昔单抗）、抗体（硼替佐米）或补体（eculizumab）产生的抗体。

4. 心脏移植的晚期并发症

（1）心脏同种异体移植血管病变（cardiac allograft vasculopathy，CAV）：是 HT 1 年后死亡的主要原因之一，是限制 HT 患者长期生存的主要因素，常伴随肿瘤发生，其中第 1 年发生率为 8%，5 年发生率为 30%，10 年发生率为 50%。

CAV 是一种快速进展的潜伏性并发症，特征是持续性血管周围炎症和心内膜增生（主要是平滑肌细胞），且具有类似于冠状动脉疾病的临床表现，如心律失常、心肌梗死、心力衰竭和猝死等。但与典型动脉粥样硬化不同，CAV 往往诱导弥漫性血管病变，涉及整个心外膜冠状动脉循环，并经常延伸到心肌小动脉。目前其发病机制仍具有争议，可能有多因素参与，主要应考虑供体的年龄、抗 HLA 抗体的存在、CMV 感染、血脂异常、全身性动脉高血压、糖尿病、肥胖症和抽烟等风险因素。内皮完整性和功能性损失，结合慢性免疫攻击，可能是导致平滑肌细胞迁移和增殖的触发因素。

由于 CAV 呈现弥漫性血管损害，传统的血管造影手段对于评估血管损害相对不敏感，但冠状动脉造影目前仍然是大多数移植中心的 CAV 诊断的标准,当血管造影显示心外膜冠状动脉显著狭窄时,则提示预后不良。另外在非侵入性诊断方法中,多巴酚丁胺应激性超声心动图已用于晚期随访中诊断和预测心血管事件,具有高的阴性预测价值。

目前 CAV 的治疗手段仍然非常有限,因此,有效的预防显得极为重要。心脏移植后,初级预防应包括优化免疫抑制治疗,严格控制常见的心血管危险因素(高血压、糖尿病、肥胖、吸烟和久坐的生活方式)及预防 CMV 感染等,在初始移植中使用他汀类药物和地尔硫草药物以降低 CAV 的发生和进展。在随机研究中已经证明 mTOR 抑制剂(依维莫司和西罗莫司)由于其有效的抗增殖作用(包括平滑肌细胞)可减少 HT 后 CAV 的发病和进展,因此在 CAV 中推荐应用。抗血小板药物对于 CAV 治疗来说,属于经验性用药。心脏再移植是 CAV 的唯一确定性治疗,但与第一次移植相比,其存活率更低。

(2)肿瘤:是 HT 后晚期死亡的主要原因之一,与一般人群相比,其风险增加了 2~4 倍。这种升高的风险与长期免疫抑制密切相关,其中包括与病毒感染相关的恶性肿瘤,如非霍奇金淋巴瘤和霍奇金淋巴瘤(作为移植后淋巴增殖性疾病的一部分,两者都与 EB 病毒感染相关)、卡波西肉瘤(与人类疱疹病毒 8 有关)、肛门癌(与人乳头状瘤病毒有关)和肝癌(与乙型和丙型肝炎病毒有关)。

mTOR 抑制剂具有抗肿瘤作用,可抑制血管生成,阻断其生长并延迟细胞周期的进展,可应用于 HT 抗肿瘤治疗。

5. 心脏移植中免疫抑制剂的合理应用

根据 ISHLT 指南,皮质类固醇、钙调神经磷酸酶抑制剂和抗增殖剂三联治疗方案常规应用于大多数心脏移植术中。

(1)皮质类固醇:在初始及急性排斥反应发作期间建议高剂量使用。由于应用皮质类固醇产生许多代谢和心血管方面的副作用,建议在 HT 后 6 个月停用,尤其是针对有良好排异史的患者。

(2)钙调神经磷酸酶抑制剂:环孢菌素和他克莫司是两种常用的钙调神经磷酸酶抑制剂。研究表明两种药物具有类似的生存结果,包括排斥反应和 CAV 的发生率等,而在最近的研究中,与环孢菌素相比,他克莫司的排斥反应发生率较低。因此对于持续性排斥反应(对皮质类固醇耐受),更推荐使用他克莫司。

(3)抗增殖剂:常用的抗增殖剂有硫唑嘌呤和霉酚酸酯。研究显示,相对于硫唑嘌呤,霉酚酸酯对排斥反应治疗具有优势,使患者存活率增加,而 CAV 和肿瘤的发生率减少,且胃肠道症状、CMV 感染、单纯疱疹等发生率也少于硫唑嘌呤。基于这些结果,霉酚酸酯为抗增殖剂首选,常与钙调神经磷酸酶抑制剂及皮质类固醇联合。

(4)mTOR 抑制剂:主要有西罗莫司和依维莫司。一些研究证实两种药物可使 CAV 的发病率降低。mTOR 抑制剂常与环孢菌素联合使用,具有肾毒性,去除或减少环孢菌素,可改善或保留肾功能,减少肿瘤和病毒感染的发生,但会增加排斥反应的发生率。mTOR 抑制剂其他不良事件包括蛋白尿、血脂异常、血小板低、水肿、高血压、痤疮和间质性肺炎。

第四节　并发症的治疗

一、酸碱平衡失调及电解质紊乱

肺源性心脏病多属于慢性病,具有反复发作的特点,多数患者基础病种较多,入院时普遍存在酸碱失衡及水、电解质紊乱,这不仅会影响肺源性心脏病治疗效果,有时甚至可危及生命。肺源性心脏病患者大体水、电解质和酸碱平衡紊乱的规律:未经系统治疗前,以呼吸性酸中毒、呼吸性酸中毒合并代谢性酸中毒、高钾血症为多;治疗中或治疗后以呼吸性酸中毒合并代谢性碱中毒为多;不论是治疗前还是治疗后,都可出现低钠、低氯、低钾、低钙、低镁、低磷,以治疗后更为显著。

(一)呼吸性酸中毒合并电解质紊乱

在肺源性心脏病的进程中常出现低氧血症进行性加重,此后常出现Ⅱ型呼吸衰竭。Ⅱ型呼吸衰竭时由于二氧化碳潴留,血液中 H^+ 浓度增加,致使细胞内外 K^+、Na^+ 交换也相应增加,H^+ 进入细胞内使 pH 下降,而 K^+ 从细胞内转出,血钾浓度升高,Cl^- 转移至细胞内,血氯相应下降从而引起高钾低氯血症,这通常发生在急性呼吸性酸中毒或慢性呼吸性酸中毒急性发作时;慢性呼吸性酸中毒由于进食差,而频繁使用利尿剂会导致血钾正常或降低,并常出现低钠、低镁血症。此时由于 HCO_3^- 重吸收增多,Cl^- 相应从肾排出,因而产生低氯血症。对于呼吸性酸中毒的治疗,一般不需要使用碱性药物,通常需要关注以下两点:一是一般治疗即改善通气,二是药物治疗。前者通常指保持呼吸道通畅,增加通气量以使二氧化碳有效排出。必要时给予机械通气治疗。通常首选经面罩机械通气,严重者可给予人工气道机械通气。后者指去除诱发急性加重期慢性阻塞性肺疾病的因素(如呼吸道感染),并予扩张气管、祛痰等治疗。对呼吸性酸中毒患者,轻度高钾血症不需要使用降血钾治疗,待纠正酸中毒后,血钾通常可恢复正常。中高度高钾血症时给予呋塞米、葡萄糖酸钙、胰岛素、高糖等治疗。血钠在 120~135 mmol/L 者仅需补充生理盐水即可,血钠<120 mmol/L 者给予浓度不超过3%的高渗氯化钠溶液。通常补钠的速度不宜过快,使血钠达到 130 mmol/L 即可。低氯血症者给予口服或静脉滴注生理盐水。

(二)呼吸性酸中毒合并代谢性酸中毒

呼吸性酸中毒时若出现或合并心力衰竭、糖尿病、严重缺氧、组织无氧代谢增加,或肾功能不全等均可导致代谢性酸中毒。呼吸性酸中毒合并代谢性酸中毒患者血电解质改变为 K^+ 升高,Cl^- 下降,亦可正常或升高;Na^+ 正常或下降。对该类患者,同样应积极治疗原发病,急性加重期慢性阻塞性肺疾病往往是其主要原因,要积极控制细菌感染;改善通气,减轻二氧化碳潴留。对于 pH 明显降低(pH<7.20)的酸中毒患者,为避免严重酸血症对机体所造成的损伤,在清除二氧化碳潴留,纠正缺氧的同时,可考虑适当补充碱性药物,可运用5%碳酸氢钠,用量宜控制在 80~200 mL。

（三）呼吸性酸中毒合并代谢性碱中毒

在治疗肺源性心脏病心力衰竭过程中常常容易发生低钾、低氯性碱中毒,通常由于长时间限制钠的摄入及频繁使用利尿剂,加上肺源性心脏病本身的多汗,均可使 Cl^-、K^+ 和 Na^+ 不断丢失所致。因而在呼吸性酸中毒的基础上,又发生了代谢性碱中毒。临床治疗除纠正缺氧、心力衰竭、营养不良引起代谢性酸中毒的因素外,还应当每日给予适量的氯化钾(如每日 3 g 左右),同时要对血气分析及血生化进行监测。而对已并发代谢性碱中毒的处理:补充钾和纠正低氯血症。口服氯化钾通常为 1~2 g,每日 3 次,若每日尿量>500 mL 则可用氯化钾加入到 5% 葡萄糖氯化钠注射液进行静脉滴注,每小时不超过 1 g,总量为 4~6 g,根据患者临床状况进行调整。口服氯化铵补充 Cl^- 而降低 HCO_3^-,临床上多不使用。轻度的低钠血症多数并无临床症状,在低钠与低钾并存时,应先行补钾,若先行补钠,则会使低钾血症加重,甚至发生心律失常。

（四）呼吸性碱中毒

在肺源性心脏病的治疗过程当中还有少数患者表现为呼吸性碱中毒,这多发生在使用呼吸机导致通气过度或由于严重缺氧、支气管哮喘引起呼吸频率加快、通气过度,二氧化碳排出过快,而 H^+ 排出相对缓慢,使血液 pH 上升。呼吸性碱中毒只需用纸袋罩住口鼻,避免二氧化碳排出过快便可。呼吸性酸中毒合并代谢性碱中毒和代谢性碱中毒的共同点是均需补充氯化钾或氯化铵。不宜用氯化铵者,可用精氨酸治疗。严重的碱中毒经上述治疗仍不见效者,最好查血清镁浓度,若<1 mmol/L,应补给镁盐。发生呼吸性碱中毒时由于高碳酸血症加重致使组织细胞缺氧,进一步抑制肾小管泌 H^+ 能力,促使大量阳离子 K^+、Na^+、Ca^{2+}、Mg^{2+} 等由尿排出从而导致游离钙降低,可发生手足抽搐等,可用 10% 葡萄糖酸钙注射纠正。

二、心律失常

肺源性心脏病合并心律失常在临床上非常常见,严重的心律失常通常影响肺源性心脏病的治疗和预后,甚至可引起死亡,因此纠正心律失常对降低肺源性心脏病死亡率具有重要意义。

肺源性心脏病时并发的心律失常种类繁多,通常有窦性心动过速、房性期前收缩、心房颤动、束支传导阻滞、室上性心动过速、室性期性收缩等。心脏器质性损害与心肌代谢紊乱通常为发生心律失常的基本病因,而感染、缺氧、酸碱平衡失调、电解质紊乱、心力衰竭等为心律失常的诱发与加重因素。对于肺源性心脏病并发心律失常的治疗原则较为特殊,与一般心律失常的治疗不同,由于多数抗心律失常药因抑制心肌收缩从而可能加重肺源性心脏病心力衰竭,故对于肺源性心脏病心律失常的治疗,病因治疗比起抗心律失常药物更为重要。若要纠正心律失常,首先应积极抗感染,改善通气,纠正缺氧,防治酸碱及水电解质失衡。若消除诱因后心律失常仍持续存在,可根据心律失常类型及慢性肺源性心脏病特点选择药物。

对于无明显心力衰竭及支气管炎症的各种室上性心动过速可用普罗帕酮;有心力衰竭者可选用胺碘酮,胺碘酮的心肌抑制,致心律失常作用较轻,可安全用于心房颤动、室上性心动过速、室性心动过速等患者,但是,长期应用要注意其对甲状腺功能的影响和肺纤维化的副作用;大多数肺源性心脏病患者(约 80% 以上)是因为慢性阻塞性肺疾病所致,对于这些患者是否可以应用 β 受体阻滞剂一直存在争议,使用该药主要的副作用为诱发支气管痉挛从而导致肺功能恶化。此时需要评估应用 β 受体阻滞剂的心血管获益与潜在的肺功能恶化之间的关系。β 受体阻滞剂为慢性心力衰竭治疗的基础药物,它能改善心室重构,降低心律失常及猝死发生率,改善生活质量和预后,故对于肺源性心脏病合并心律失常患者,如若病情平稳,患者体重处于干重状态则可长期运用高选择性 β 受体阻滞剂,起始用量从小剂量开始,密切观察,若能耐受,则 2~4 周将剂量倍增,逐渐加大用量致达到靶剂量或最大耐受量。对于合并左心衰竭的室上性心动过速,快速心房颤动时可考虑应用毛花苷 C。但需指出的是,鉴于肺源性心脏病患者大多伴随低氧,故对洋地黄耐受性差,较易发生洋地黄中毒而引起心律失常,故临床应用洋地黄时应慎重。

三、肺性脑病

肺性脑病是肺源性心脏病众多并发症中引起死亡的首要原因,尤其是老年人。肺性脑病发病初期可见记忆力、计算能力下降,精神委靡不振、头昏、头痛症状,病情进一步发展还会出现不同程度的胡言乱语、意识障碍。肺源性心脏病合并肺性脑病不是一独立的疾病,而是一个临床综合征,预后差。在病情的早期阶段进行诊断和治疗可使患者的病死率明显降低。

针对肺性脑病的治疗除了抗感染、止咳祛痰平喘、纠正心力衰竭、补液维持水及电解质平衡外,最重要的治疗措施是改善通气,提高 PaO_2,消除二氧化碳潴留,缓解呼吸肌疲劳。吸氧应给予持续低流量吸氧,若吸氧浓度过高,会加重二氧化碳潴留。对于入院时缺氧较严重者或者经吸氧效果不好且意识清醒者,应立即给予 NIPV,在治疗过程中根据血气情况和临床表现调整参数,一般大部分患者都能取得较好的效果,能迅速纠正缺氧和二氧化碳潴留,降低肺性脑病的死亡率。但对于有意识障碍,不能配合无创呼吸机的患者,应当使用有创呼吸机。

近些年研究显示呼吸兴奋剂能够增强患者呼吸,提高 NIPV 的治疗效果。在应用 NIPV 时,若同时给予适量的呼吸肌兴奋剂,如尼可刹米、洛贝林等,这些药物可通过兴奋呼吸中枢及外周化学感受器,提高患者呼吸频率及潮气量,增加肺通气量,促进二氧化碳的排出,可有效纠正高碳酸血症,改善患者症状。但是呼吸兴奋剂的运用有可能加重氧气消耗并引起呼吸肌疲劳加重,故不宜长期单独使用。

另外,对于意识欠清患者,也可运用阿片类受体拮抗剂。纳洛酮为羟二氢吗啡酮的衍生物,通过血脑屏障可竞争性与阿片受体结合,拮抗 β-内啡肽介导的呼吸抑制和缩血管效应,能兴奋呼吸中枢致呼吸加深加快,肺通气量增加,有助于纠正低氧血症和高碳酸血症,促进患者意识恢复。

慢性阻塞性肺疾病合并肺性脑病时,若病情严重者,通过应用糖皮质激素,一方面能抗炎抗休克,有效改善低氧血症及高碳酸血症对脑细胞造成的损伤;另一方面糖皮质激素能减轻炎症细胞对气道的浸润,改善小气道痉挛,增加支气管扩张剂的敏感性。

目前对于肺性脑病是否需要应用抗凝治疗的研究不多,治疗尚有争议。肺源性心脏病患者,机体长期缺氧,红细胞增多,血黏度增高。在抗感染、辅助通气等治疗的基础上,适当加用少量低分子肝素,能有效改善脑循环、降低血液黏稠度、预防 DIC 的发生。有研究显示低分子肝素与其他治疗方案一起综合治疗肺性脑病,疗效较好。

四、多器官功能衰竭

多器官功能衰竭(MOF)是慢性肺源性心脏病急性发作期多种原因所导致的内科重症。MOF 是指机体主要生命系统或脏器 2 个以上,同时或短期内相继受损或衰竭的临床综合征,通常治疗困难,预后很差,病死率高。尽早发现 MOF 倾向是治病关键,具体可从以下几点出发：① 密切监测生命体征,对患者病症变化情况进行有效评估。② 重视感染,一经出现感染征象,应积极控制,需及早合理应用有效的抗生素,在发病初期,应及时做痰培养、血培养及药敏试验,结合结果选择性应用抗生素,避免使用具有肝肾毒性作用的抗生素,激素的使用应权衡利弊,以防发生不良反应。③ 及时对患者缺氧情况进行纠正,长期氧疗或及时应用呼吸机来纠正低氧血症,保障组织器官的氧供,维护中枢、肝、肾、胃肠脏器功能。④ 纠正患者水、电解质紊乱,维持酸碱平衡,在该项治疗中需做到"宁酸勿碱"。合理调控患者的血容量,保证各组织器官的血液灌注,还要避免增加心脏负荷和组织水肿,合理应用利尿剂、血管活性药。⑤ 适时运用肝素治疗,以降低血黏度,改善微循环；积极预防消化道出血。⑥ 注重营养支持治疗。老年患者营养情况较差,在治疗中需做好合理的肠内或肠外营养支持治疗,保证营养供应,给予足够热量和维生素,多吃新鲜蔬菜、水果。在条件允许的情况下予以静脉滴注丙种球蛋白。

慢性肺源性心脏病并发 MOF 的发生率高,对预后有明显不良影响,故应在疾病发生早期即积极诊断,同时实施针对性措施以预防 MOF 的发生。

五、肺水肿

正常情况下不易发生肺水肿,因为血浆渗透压与 PCWP 的动态平衡及肺间质结构特点致使水液不会在肺泡间质的毛细血管周围间质内停留。慢性肺源性心脏病若反复加重会造成肺毛细血管壁增厚,此时若发生心力衰竭,则左心室负荷降低,故尽管肺毛细血管压升高也大多不会发生肺水肿,故肺源性心脏病并发肺水肿一直存在争议。但大量的研究表明,肺源性心脏病不仅存在有并发症和单纯由肺源性心脏病所致的左心损害,而且不伴左心室病变的肺源性心脏病也可导致肺水肿,故肺源性心脏病并发肺水肿已并不少见。

治疗肺源性心脏病合并肺水肿的关键为减轻心脏负担,通常可选择快速作用利尿剂、适量强心剂、扩血管药物。强心剂以选择小量快速作用者为宜,利尿剂可静脉给药,并注意维持酸碱平衡,防止电解质紊乱。另外,注意控制感染、改善通气、纠正缺氧也为重要治疗措施。另有报道称注射小剂量吗啡对肺源性心脏病并发急性肺水肿具有显著疗效。

在肺源性心脏病治疗中有多种会引起肺水肿的状况,如补液、补钠过多过快,极易导致肺血容量增多；长期使用钙通道阻滞剂引起的冠状动脉缺血现象及负性肌力作用,以及老年人心脏生理储备功能降低,应激时代偿能力低等诸多因素的存在,可导致肺水肿。在临床治疗中,应足够重视此现象,注意区分肺水肿与肺源性心脏病急性发作、肺部感染并呼吸衰竭等。

六、休克

休克在肺源性心脏病患者中的发生率并不高,但要引起充分警惕,因为其一旦发生则预后凶险。肺源性心脏病休克的治疗原则是在积极改善通气功能,纠正低氧血症、酸碱失衡,改善微循环的基础上,针对休克的不同原因采取相应的治疗措施。

感染性休克一旦发现,除治疗原发疾病外,应尽早静脉使用强力、高效的广谱抗生素。目前通常使用抗生素降阶梯治疗策略。降阶梯治疗的主要目的在于减少广谱抗生素的使用时间,抑制多药耐药病原微生物的出现。另外,在正确使用抗生素治疗同时应当启动液体复苏,补充血容量。在积极抗感染基础上经充分液体复苏,血压仍不能纠正时,应使用血管活性药物。通常推荐去甲肾上腺素作为治疗感染性休克的首选药物。因为大量研究证实使用多巴胺的患者发生不良事件率要明显高于使用去甲肾上腺素者。治疗感染性休克时,应避免使用肾毒性药物,同时加强营养。全身支持疗法和免疫制剂的使用,不仅有利于控制感染纠正休克,而且还能减少二重感染,减少后遗症的发生提高救治的成功率。

针对肺源性心脏病合并上消化道出血导致的失血性休克,除积极治疗原发病外,应立即使用质子泵抑制剂,可达到抑制胃酸、增加胃黏膜血流、升高胃黏膜电位、保护胃黏膜屏障功能的作用。进行适量的液体复苏,适当输注新鲜血液,另可采用静脉滴注、口服止血药及去甲肾上腺素冰水胃灌注等治疗。

针对心源性休克,应首选强心升压治疗,可选择多巴胺、多巴酚丁胺。近几年来研究发现去甲肾上腺素疗效可能由于多巴胺引起,多巴胺的使用会增加心肌氧耗损,能引起致命性心律失常。

针对严重的低血钾症和心律失常,通过静脉运用和口服两种途径适当地补充 K^+,并同时采用静脉滴注抗心律失常药物等治疗措施。老年人心功能差,在纠正休克时应注意控制补液量及速度,注意监测 CVP。

第五节　非药物治疗

一、循环机械治疗

体外膜肺氧合器(extracorporeal membrane oxygenerator, ECMO),又称体外生命支持,是通过体外循环代替或部分代替心肺功能,挽救生命或为挽救生命赢得宝贵时间的支持治疗手段。ECMO 能够通过膜肺和泵提供氧合血,部分替代心功能,利于心功能恢复;纠正低氧血症,排出二氧化碳,避免了高条件机械通气可能造成的呼吸机相关肺损伤或氧中毒;并且能够降低肺动脉压力,减轻右心脏后负荷,有利于呼吸功能的恢复,或为心肺移植提供短期支持。

1. ECMO 适应证

ECMO 主要用于病情严重(预计病死率 80% 以上),但病因可逆的急性呼吸循环衰竭患者,进行心肺功能支持,等待心肺功能恢复,或作为心肺移植的短期支持手段。ECMO 在成人心肺功能衰竭的适应证包括以下几个方面。

（1）急性呼吸衰竭常见疾病,包括重度 ARDS；急性肺动脉高压（超过 2/3 的收缩压）或肺动脉高压危象；哮喘持续状态,机械通气下仍出现 $PaCO_2$ 进行性增加,pH<7.1；严重支气管胸膜瘘；弥漫性肺泡内出血；肺移植后呼吸衰竭；其他原因的严重急性呼吸衰竭。

（2）急性心力衰竭各种可逆性原因导致的心源性休克,如急性心肌炎；肺栓塞；急性心肌梗死；危及生命的恶性心律失常；心脏术后无法脱离体外循环或心肌顿抑导致的顽固性低心排出量综合征；药物治疗无法改善,患者出现持续性低血压、血乳酸进行性升高的患者。

（3）有效心肺复苏术后目击下突发心搏骤停,有效的心肺复苏,灌注和代谢指标良好的患者。

（4）成人进行心肺移植手术的围手术期。

2. ECMO 禁忌证

ECMO 绝对禁忌证包括不可逆脑损害,恶性肿瘤晚期,活动性出血或严重凝血功能障碍。相对禁忌证包括高龄患者（年龄>70 岁）,慢性进展性心肺功能衰竭的患者无器官移植条件,严重的原发基础疾病难以恢复。

3. 临床操作

（1）ECMO 前评估：准备进行 ECMO 辅助患者,需全面评估患者病情,权衡利弊,向家属交代相关病情及并发症等,取得患者家属知情同意。目前已有对呼吸衰竭 ECMO 的 RESP 评分和针对心源性休克的 SAVE 评分对患者可能预后进行评估,为临床提供参考。另外,患者还需要进行必要的检查包括胸部 X 线片、动脉血气分析、血乳酸、凝血功能、全血细胞计数、血清电解质、肾功能、肝功能、心脏超声检查等。

（2）ECMO 前准备

1）仪器耗材与药品：检查离心泵,进行氧合器和管路的安装预充,根据患者病情选择模式和患者血管情况选择合适的动静脉穿刺导管；还需准备预充上机需要的药品和抢救用药,包括林格液或生理盐水、肝素、肾上腺素、碳酸氢钠、白蛋白等；根据患者病情准备血制品。很多单位采用 ECMO“战车”,将所需要的仪器设备耗材药品集中放置在可移动推车上,需要时可以快速到达床边进行紧急抢救。

2）人员准备：ECMO 医生（具备重症超声、ECMO 管路预充和置管操作、ECMO 管理能力的医师）、血管外科医师（必要时进行外科切开动静脉置管）、ICU 医师（进行穿刺或建立动静脉通路,进行循环功能的监测和评价）、护理人员（处理静脉内输液或给药并监测患者的生命体征变化）。

（3）选择 ECMO 的模式和穿刺部位：建立血管通路 ECMO 的模式根据患者具体情况灵活选择。总体来说,建立血管通路 ECMO 的模式有静脉-静脉通路（VV 模式）为肺功能替代的转流方式,静脉-动脉通路（VA 模式）为心肺联合替代的转流方式。呼吸功能衰竭选用 VV 模式；心脏功能衰竭及心肺衰竭病例选 VA 模式；如呼吸衰竭救治过程中选择了 VV 模式,心功能恶化可考虑加用 VA 模式。正确的模式选择可对原发病起积极作用,提高 ECMO 治疗成功率。

1）VV 模式：是治疗呼吸衰竭最常用的途径。目前多采用经皮穿刺置管建立 VV 模式,可以采用股静脉颈内静脉通路,或者颈内静脉单针双腔导管建立循环通路。

2）VA 模式：是治疗心肺功能衰竭的常用途径,应用经皮 Seldinger 法穿刺股静脉,将导管置入右心房或下腔静脉内作为引血管,另一根导管通股动脉置入作为回血管。对心肺同时进行辅助,保证主要器官的灌注和氧供。

（4）常规 ECMO 导管置入方式：目前包括穿刺法和切开法两种。

1）穿刺法：目前有 ECMO 血管内导管穿刺置管套包供临床使用,采用经皮 Seldinger 法进行置管。按常规消毒、铺巾、局麻后,超声引导下穿刺目标血管,通过穿刺针芯将导引钢丝置入血管内,退出穿刺针。根据导管直径穿刺点切开皮肤和皮下组织,沿导引钢丝扩张血管,注意避免血肿和出血。带有内芯的 ECMO 导管沿导引钢丝置入,根据不同血管和穿刺部位入合适的位置。床边操作时,置管前应先初步测量需置入导管的深度,操作结束后 X 线检查或超声检查确定导管尖端位置。

2）切开法：手术分离出股动静脉,直视下插入导管。适用于穿刺困难的病例如休克、股动脉硬化者、股动脉触摸困难者或体外循环术中。由于需手术置入,操作费时,出血和感染的机会多,现在多被穿刺法取代,只在穿刺法失败或无法进行穿刺时才考虑使用。

4. ECMO 撤离

动脉 ECMO 导管拔除需要外科手术修补,静脉 ECMO 导管可直接拔除或修补,穿刺部位按压,防止出血或血肿形成。继续密切观察患者的生命体征变化和穿刺侧肢端血运情况。撤离标准：① 呼吸功能,关闭 ECMO 气流停止氧合 6 小时以上,呼吸机设置吸入氧浓度≤60%;呼气末正压通气(positive end expiratory pressure, PEEP)≤10 cmH₂O;SaO₂>90%,PaCO₂<50 mmHg。② 心脏功能,ECMO 辅助流量≤2 L/min;最低剂量的正性肌力药物,肾上腺素≤0.02 g·kg^{-1}·min^{-1};PAWP 和（或）CVP<16 mmHg;心脏超声显示心脏搏动良好;动静脉血气分析结果良好,无组织灌注不足表现。

5. ECMO 常见并发症

ECMO 常见并发症,见表 5-18。

表 5-18　ECMO 常见并发症

机 械 并 发 症	患者相关并发症
氧合器功能障碍	出血
通气血流比例失调	肾功能不全
血栓形成	血栓形成及栓塞
血浆渗漏	感染
插管置管并发症	循环系统并发症
导管置入困难	神经系统并发症
出血,局部血肿	脑出血

机　械　并　发　症	患者相关并发症
导管位置异常导致引流不畅	脑栓塞
压力过大动脉插管崩脱，血液破坏	溶血
插管及管路松脱	高胆红素血症
设备故障	肢体末端缺血
离心泵故障	

二、外科及介入治疗

（一）肺动脉血栓内膜剥脱术

若栓塞部位处于手术可及的肺动脉近端，首选肺动脉血栓内膜剥脱术治疗。

1. 肺动脉血栓内膜剥脱术适应证

（1）有明显慢性进行性呼吸衰竭症状、低氧血症与低碳酸血症，经抗凝治疗 6 个月无效，NYHA 心功能Ⅲ、Ⅳ级者。

（2）MPAP 达 30 mmHg 以上，PVR≥300 dyne·s·cm^{-5}。

（3）肺动脉造影示阻塞范围>50%，位于肺段以上动脉手术能达到者，位于肺动脉主支或肺叶动脉近端部位者尤为适宜。

2. 肺动脉血栓内膜剥脱术禁忌证

（1）肺段动脉以远的阻塞，广泛的小动脉栓塞，无法取除。

（2）严重右心衰竭。

（3）合并其他脏器严重疾患等不宜手术情况。

3. 肺动脉血栓内膜剥脱术步骤

（1）正中切口，常规插管转流，深低温（18℃）阻断循环、冷血心脏停搏液冠状动脉灌注为基本方法。

（2）充分游离上腔静脉至无名静脉以便牵开显露右肺动脉。在心包内沿两肺动脉前壁向远侧分离，向前方牵开保护膈神经，在心包反折以内解剖肺动脉并可超过反折向远端延伸数厘米，直至显露肺段动脉开口。以上操作应在血液降温（18℃）至停止循环前完成。

（3）停止循环后根据造影及术中检查确定肺动脉切口部位，纵切开，可直至叶动脉分叉处。

（4）用剥离子仔细分离找出机化栓子与管壁的间隙，正确的平面为使中层保持完整，在内面先做 360°分离，继向远侧解剖直至全部血栓内膜整块剥出，可见血液自切口逆流涌出。

（5）停止循环限于 20 分钟内，此时多可完成一侧手术，恢复循环 8~10 分钟使静脉血氧饱和度恢复达 90%~93%，而后再停止循环行对侧手术。

（6）以 6-0 聚丙烯线连续缝合肺动脉切口，当有狭窄可能时，以奇静脉片或心包片修复。

（7）复温、复搏、引流、置起搏导线，缝合切口。

4.肺动脉血栓内膜剥脱术术中注意事项

（1）肺动脉与周围组织粘连多，须仔细分离，解剖必须限于心包内、纵隔及肺门区，勿进入胸膜腔。

（2）注意保护双侧膈神经勿受机械性及局部低温的损伤。

（3）耐心分出栓子与管壁间的正确平面，充分剥离栓子全周再延伸，由上叶至下叶，使全部栓子整块摘除而勿折断，注意防止剥离过深致肺动脉损伤。

（4）机化栓子的近侧可有新鲜的血栓形成，勿误以为系全部栓子将之摘除而遗留下真正的机化血栓。

5.肺动脉血栓内膜剥脱术并发症

（1）右心衰竭：术前右心功能长期受损较重者，由于术中心肌保护不够充分，术后肺血管床再灌注后的反应性血管收缩而肺动脉压未能迅即下降，是导致术后右心衰竭的主要原因。因此，术中充分保护心肌，术后血流动力学监测以便及时采取措施。常用的降肺动脉压的药物均有降低周围动脉压之虑。选择性降肺高压药物 NO 近年已多有应用，以特殊装置吸入 20~40 pm 浓度的 NO，安全有效且便于控制。

（2）再灌注肺水肿：又称"局部性 ARDS""肺出血综合征"，表现为术后明显的低氧血症，可在术后立即或 3~5 天后出现，发生率约 20%，需行机械通气，必要时辅以 PEEP，数日后可渐恢复，手术结束时静脉注射皮质激素，次日再用 1 次可减少其发生，严重者可有大量支气管内出血，可通过 Carlen 导管阻塞该侧气道以暂时填塞凝血而止住。

（3）双侧膈神经麻痹：由于术中解剖牵拉、缺血、局部低温等因素而致，需呼吸支持待自然恢复。

（4）预防血栓栓塞的再形成与复发：术后应予抗凝治疗，具体方法与急性肺栓塞术后相同。

6.肺动脉血栓内膜剥脱术术后护理

密切注意术后伤口愈合情况，做好引流。

（二）经皮房间隔球囊造口术

经皮房间隔球囊造口术是通过建立心房内缺损使心房产生从右到左的分流，以此降低右心房压力，改善右心功能，缓解体循环淤血，同时，增加左心室收缩期输出量，改善心功能。目前，ACCP 推荐对药物治疗无效的肺动脉高压患者可考虑施行房间隔球囊造口术。ESC 推荐的房间隔球囊造口术临床指征是 NYHA 心功能Ⅲ级、反复发生晕厥和（或）右心衰竭的晚期肺动脉高压患者；使用其他治疗方法无效的重度肺动脉高压患者；作为等待肺移植前的重度肺动脉高压患者的过渡治疗方法。ACCP 和 ESC 都认为，只有经验丰富的医学中心才能施行房间隔球囊造口术。虽然现尚缺乏循证医学证据，但是欧美发表的有关指南对肺动脉高压患者施行房间隔球囊造口术的推荐级别均为 1C 级，表明房间隔球囊造口术治疗肺动脉高压还是得到了相当程度的认可和接受，只是其临床指征和禁忌证、施行时机和策略及远期疗效等仍需进行进一步的研究。

肺动脉高压分级：Ⅰ级，患者有肺动脉高压，但体力活动不受限，一般体力活动不会引起呼吸困难、乏力、胸痛和头晕；Ⅱ级，患者有肺动脉高压，体力活动轻度受限，休息时没有不适，但一般体力活动可引起呼吸困难、乏力、胸痛和头晕；Ⅲ级，患者有肺动脉高压，体力活动明显受限，休息时无不适，但小于一般体力活动的运动量即可引起呼吸困难、乏力、胸痛和头晕；Ⅳ级，患者有肺动脉高压并且任何活动都可引起症状的出现，有右心衰竭的体征，休息时可有呼吸困难和（或）乏力，任何体力活动都可加重症状。

（三）肺移植

肺移植用于治疗肺部双侧均有严重病变，而采用内、外科均无法治疗的终末期患者。肺移植可分单肺移植和双肺移植。

1. 单肺移植适应证

（1）终末期肺纤维化是单肺移植的最佳适应证。这是因为受体本身留下的一侧肺顺应性差，血管阻力高，这样就促使通气和血流更多地转向移植的一侧肺。而肺纤维化患者无慢性肺部感染，保留一侧自体肺无内在感染的危险。

（2）终末期慢性阻塞性肺疾病。

（3）继发或原发性肺动脉高压。

2. 双肺移植适应证

（1）双肺化脓症和两肺广泛支气管扩张及囊性纤维化是双肺移植的适应证。因为给该类患者施行一侧单肺移植，术后剩下的一侧感染的肺不但会污染移植肺，而且在应用免疫抑制剂后会成为全身感染的来源。

（2）终末期慢性阻塞性肺疾病。

患有上述疾病的患者，同时需符合以下条件方可施行肺移植。

1）从病变的严重情况估计，其生存期<12~18 个月。

2）临床上见患者呼吸困难，活动困难，频繁出现充血性心力衰竭，病情不断恶化，常需吸氧且需频繁住院治疗。

3）双肺移植患者年龄<55 岁，单肺移植患者年龄<65 岁。

4）12 分钟行走距离<500 m，第一秒用力呼气量<30%，休息时心动过速、PaO_2 及 SaO_2 明显减低。

5）无心脏、肝脏、肾脏、糖尿病及恶性肿瘤病史；无心理紊乱，能配合医生治疗。

3. 供体选择标准

（1）年龄<55 岁。

（2）无生命器官疾病。

（3）无恶性肿瘤、糖尿病。

（4）胸部 X 线片正常，无胸部外伤史。

（5）ABO 血型相符，淋巴细胞交叉配对实验阴性。

（6）胸腔容积相当。

4. 供者肺的采取

（1）供肺的保护：供者仰卧位，取正中胸骨劈开切口，游离主动脉和上下腔静脉，解剖供侧肺动静脉。肺动脉注入 0.5 mg 血管扩张剂 PGE_1，以消除肺血管对冷灌注的收缩反应，使灌注更为有效。在阻断主动脉前，结扎上腔静脉，切断下腔静脉，切除左心耳尖，以便灌注液外溢，防止左右心膨胀，减轻肺水肿。于升主动脉插灌注针灌入心停跳液，同时总肺动脉灌入 3 L 冷灌注液。常用的灌注液为细胞内液，如改良的 Euro - Collins 液（4 mg $MgSO_4$）、3% 葡萄糖或威斯康星大学（UW）液。但也有用细胞外液的，如低钾右旋糖酐。灌注温度大多为 0~5℃，但也有人主张 5~10℃。灌注压为 2.94 kPa（30 cmH_2O）。在上述顺行的肺灌注基础上，增加自肺静脉的逆行灌注，可使灌注液的分布更加均匀。此外，如果肺动脉内有血栓，亦可予以清除。灌注期间肺处于中度膨胀状态，心肺表面放置盐水冰屑。

（2）供肺的摘取：抬起心脏，显露供侧肺静脉，距肺静脉前方 5 mm 处切开左心房，自心脏上分离肺静脉，保留 5 mm 宽的左房袖在肺静脉上。在总肺动脉分叉处切断供侧肺动脉，常规移除心脏。近隆嵴处切断主支气管，摘取肺脏，以中度膨胀状态置于冷晶体溶液内。

5. 受者肺的切除

（1）切口：取后外侧切口，限制性肺疾病患者经第 4 肋间；慢性阻塞性肺疾病患者经第 5 肋间进胸。近年来也有报道采用前腋下损伤肌肉少的切口，亦可获得良好的显露。

（2）游离肺动静脉：围绕肺静脉打开心包，游离肺静脉和肺动脉。在右侧，切断奇静脉，于上腔静脉后解剖右肺动脉；在左侧，切断动脉导管韧带，可使肺动脉显露较好。暂时阻断肺动脉，观察对侧肺动脉压、体动脉压、心率和 SaO_2 的变化。阻断肺动脉前，根据肺动脉压的水平和术前测定的肺血管对硝普钠的反应，可酌情静脉滴注硝普钠。应用经食管超声心动图描记来监测术中右心室功能，有助于确定是否需要体外循环。如果阻断肺动脉后发生上述指标明显紊乱，则需要进行体外循环。在右肺移植可经主动脉和右心房插管；在左肺移植可采用股动静脉转流。如果阻断肺动脉后各项指标稳定，则可切除受者肺脏。

（3）移除肺脏：心包外切断肺静脉，分别切断肺动脉的第一分支和降支，保留较长的肺动脉，以便随后可酌情修整。尽量不解剖主支气管周围的组织，在上叶开口的近端切断主支气管。移除肺脏后，于肺静脉近侧钳夹左心房。拆除肺静脉残端结扎线，连接上下肺静脉开口，形成一个宽大的左房袖。

6. 肺的植入

（1）修整供肺：仔细比较供者与受者之间心房袖和肺动脉的大小，适当修整使两者相适应。于上叶支气管开口近端 2 个软骨环处切断供肺主支气管。

（2）吻合心房袖：用湿冷纱布包裹供肺，置于受者胸腔后部，局部用冰屑降温。先吻合心房袖，用 4 - 0 Prolene 线先从内面连续缝合心房袖吻合口的后壁，再从外面缝合其前壁。

（3）接着用 4 - 0 不可吸收的 Prolene 线吻合支气管，于支气管膜部的两侧各放置一条牵引缝线，结扎第一根牵引线，连续缝合膜部，再结扎第二根牵引线。围绕支气管软骨环行间断"8"字缝合，结扎缝线，使支气管残端两个软骨环相套叠。也有报道称无须行支气管套叠吻合，仅作间断端端吻合即可。缝合支气管周围组织，覆盖吻合口。

（4）最后用 4 - 0 Prolene 线连续吻合肺动脉。在肺动脉吻合完毕前,短暂开启左心房夹,用 18 号针头排出静脉吻合口的气体。1~2 分钟后肺静脉血回流从肺动脉吻合口溢出,排出肺动脉气体,再结扎缝线完成吻合,移除血管夹。

7. 术中注意事项

受者手术的时机应与供肺的获得密切配合,以尽量缩短肺缺血的时间。肺缺血的时间以少于 6 小时为宜。供肺采取时要注意肺保护,如肺灌注前注射 PGE_1,可使灌注更为有效；切断下腔静脉和左心耳,防止心脏膨胀,减轻肺水肿。

切除受者肺脏时应避免解剖主支气管周围的组织,以防破坏支气管动脉血液供应而导致受者支气管缺血。修整供肺时供者支气管应靠近肺门切断。肺静脉采用左房袖吻合,可减少肺静脉血栓形成。

8. 术后处理

术后患者继续机械通气,维持 $0.49 \sim 0.98$ kPa($5.0 \sim 10$ cmH$_2$O）呼气末正压 24~72 小时。持续输注 PGE_1 24 小时,可减轻肺再灌注损伤。静脉滴注芬太尼,使患者较好地耐受机械通气。但对于因慢性阻塞性肺疾病而行单肺移植的患者,不宜使用呼气末正压,以减轻自体肺的过度膨胀而压迫移植肺。

应用强利尿剂呋塞米利尿,胶体补充血容量的短缺。再灌注肺水肿于术后 8~12 小时达到顶峰,以后逐渐减轻。肺动脉高压患者则移植肺的水肿更为明显。

留置 Swan - Ganz 导管 2~3 天,有助于调节心血管功能。

应用广谱抗生素预防感染,术后早期可用氟氯西林和第三代头孢菌素,以后根据供肺和受者痰培养及药敏试验再酌情调整。尽可能不用肾毒性抗生素,以免和环孢素一起加重肾功能损害。

现在推荐免疫抑制法：① 术后静脉滴注甲泼尼龙 $0.5 \sim 1$ mg · kg^{-1} · d^{-1} 数日,然后口服泼尼松 0.5 mg · kg^{-1} · d^{-1},逐渐减量以减少其长期使用的并发症。② 硫唑嘌呤 $1 \sim 2$mg · kg^{-1} · d^{-1},维持白细胞>3.5×10^9/L。③ 术后第 2 天开始口服环孢素 5 mg · kg^{-1} · d^{-1},以维持血浆浓度 $250 \sim 300$ ng/mL 为度,可减少肾毒性。

9. 肺移植后主要的并发症

肺移植后主要的并发症有肺功能不全、排斥、感染和支气管吻合口瘘或狭窄等。

（1）早期移植肺功能不全：是移植后前 30 天内最主要的死亡原因之一。其原因有供肺不合适,如吸入、感染、损伤；供肺的保护不当,热缺血时间过长；手术操作有误,如支气管吻合口并发症、肺动脉或心房吻合口狭窄等。明确诊断的方法包括支气管镜检查排除有无吻合口并发症,肺血管造影排除有无肺动脉或心房吻合口狭窄,经支气管肺活检和开胸肺活检观察有无弥漫性肺泡损害。大多数经常规加强支持处理可能恢复,但严重者需要 ECMO 支持。

（2）肺排斥：几乎所有的患者在术后 1 周内发生急性排斥反应。排斥的临床表现有气短、轻度发热、胸部 X 线片显示肺门周围间质浸润、低氧血症和白细胞增高。经支气管肺活检是诊断肺排斥的主要手段,其典型的组织学表现为血管周围淋巴细胞的浸润。而支气管肺泡灌洗在排除移植后条件致病菌感染方面则非常有用。发现有排斥时,可静脉滴注甲泼尼龙 500~1 000 mg 冲击治疗。一般在 6~12 小时内胸部 X 线片和动脉氧合作用将有明显改善。

闭塞性细支气管炎被认为是慢性排斥的结果,其病因不清,尚无有效的治疗方法。临床表现为 FEV_1 的进行性下降,往往先于气短症状,是肺移植后期死亡最常见的原因。

(3)肺感染:细菌性肺炎最常发生。除常规痰培养外,应经常行支气管镜检查,积极弄清病原菌,给予敏感抗生素或广谱抗生素治疗。此外,细胞肥大病毒性肺炎已引起人们的注意。

(4)支气管吻合口瘘或狭窄:CT 和支气管镜检查可检出吻合口并发症。小的吻合口裂开可以自愈。明显的吻合口裂开(大于支气管周径的 50%)可能需要经支气管镜行机械清创以维持支气管通畅。如果形成支气管胸膜瘘,必须行经肋间插管引流,使肺完全膨胀胸膜腔闭合,大多数吻合口瘘可以愈合。对吻合口狭窄可采用扩张疗法或安放支架治疗。

10. 肺移植预后

在过去的 15 年中,随着肺移植技术、供体保存和围术期处理的逐步成熟,肺移植的 1 年生存率从过去的 70% 提高到 85%。但是远期生存率没有显著提高,这也提示了肺移植所面临的主要问题是受体和供体生物学不相容性。在移植后的第 1 年里,感染是死亡的主要原因,受体对于细菌、真菌、病毒、原虫存在感染的高风险。急性感染在移植 1 年之后相对少见,移植 1 年后的主要死因是共同存在的慢性排异、感染和其他并发症。

三、增强免疫力

免疫增强剂(immunopotentiation agents, IPA)是增强、促进和调节机体免疫功能的生物或非生物制剂。

(一)微生物制剂

1. 卡介苗

卡介苗(bacillus calmette-Guerin, BCG)为牛型结核杆菌的减毒活疫苗,原用于结核病的预防接种,现发现它具有强的非特异性免疫增强作用和佐剂作用。如能增强巨噬细胞吞噬能力和溶菌酶活力、刺激巨噬细胞释放 IL-1、促进 T 细胞和 B 细胞的分化与增殖、增强 NK 细胞的杀伤活性、促进造血干细胞成熟等,另外 BCG 还能使肿瘤细胞出现坏死、阻止肿瘤细胞转移、消除机体对肿瘤抗原的耐受性,故目前已用于多种肿瘤的治疗,其中在膀胱癌术后,用卡介苗灌注防止肿瘤复发方面具有肯定效果。

2. 短小棒状杆菌

这是一种革兰阳性的小型棒状杆菌,能非特异地刺激机体的免疫功能,主要是活化巨噬细胞,促进 IL-1、IL-2 等细胞因子的产生。临床局部注射治疗黑色素瘤有一定疗效。使用时可有发热头痛、恶心呕吐等不良反应。常与其他化疗药物联合应用,可减少剂量,减轻不良反应,提高疗效。

3. 多糖类物质

某些细菌、真菌,尤其是食用菌如香菇、灵芝等的多糖成分,有明显的非特异性免疫刺激作用能促进淋巴细胞的分裂、增殖并产生多种细胞因子,可用于传染病及恶性肿瘤的辅助治疗。近年来,从中药中提取的多糖,如黄芪多糖、枸杞多糖、刺五加多糖等亦有增加抗体产生,促进 IL-2、IL-3、IFN-γ 等细胞因子分泌的作用,应用于临床可明显地提高机体的细胞免疫和体液免疫功能,并具有延缓衰老作用。

（二）细胞因子及细胞提取物

1. IL-2

IL-2 具有多种免疫调节作用,如 IL-2 与免疫活性细胞上的 IL-2 受体结合,可促使免疫活性细胞的分化与增殖;增强 NK 细胞及 LAK 细胞的杀伤活性。IL-2 在治疗肿瘤方面取得初步效果。

2. 干扰素

干扰素（IFN）具有抗病毒、免疫调节和抗肿瘤等多种功能:IFN 除能激活巨噬细胞和 NK 细胞杀伤肿瘤细胞外,还可抑制多种致癌性 DNA 病毒和 RNA 病毒在细胞内的复制,从而抑制病毒诱发肿瘤的可能性。在治疗慢性活动型肝炎、疱疹性角膜炎、带状疱疹和某些血液系统肿瘤等方面已取得良好疗效。由于干扰素具有种属特异性,使来源受到一定限制,近年来,利用基因重组技术已生产出大量高纯度干扰素,为干扰素的临床应用开辟了良好前景。

3. 肿瘤坏死因子

肿瘤坏死因子（TNF）对造血细胞的生成与活化、免疫效应细胞的功能、血管凝血系统的激活有显著作用。体外试验证明,TNF 对恶性肿瘤细胞有非特异性细胞毒作用。临床资料表明,TNF 与干扰素、化疗药物的联合应用有显著的协同作用,目前已有高纯度的基因工程 TNF,可望在恶性肿瘤的治疗方面取得更好疗效。

4. 胸腺素

胸腺素是从小牛或猪胸腺提取的可溶性多肽混合物,包括胸腺素、胸腺生成素等,对胸腺内 T 细胞的发育有辅助作用。因其无种属特异性和明显的不良反应而常用于治疗细胞免疫功能低下的患者,如病毒感染、肿瘤患者等。

第六章

肺源性心脏病的中医药治疗

第一节 治则治法

（一）主要治则治法

肺源性心脏病辨证总属本虚标实，但有偏实、偏虚的不同，要分清标本主次，虚实轻重。一般感邪发作时偏于标实，平时偏于本虚。标实为火（热）、痰浊、水饮、瘀血的偏盛，早期痰热、痰浊为主，渐而痰瘀并重，并可兼见气滞、水饮错杂为患。后期痰瘀壅盛，正气虚衰，本虚与标实并重。偏虚者以阳虚、气虚为主，多表现为肺、心、肾的阳气虚损，早期以气虚为主，病在肺、心、肾；后期气虚及阳，以肾、心为主。肺、心、肾阳气虚衰是本病的基本病机，痰、饮、火（热）、瘀血是本病的主要病理因素，外邪侵扰是诱导疾病反复发作的原因。

病情发作时的病机以痰（痰热、痰浊）阻或痰瘀互阻为关键，壅阻肺系，时或蒙扰心脑而致窍闭风动；邪盛正衰，可发生脱证之危候。病情缓解时，痰、瘀、水饮减轻，但痰、瘀稽留，正虚显露而多表现为肺、心、肾虚损，见于心肺气虚、肺肾气虚、心肾阳虚，多兼有痰、瘀。

本病的证候大致分为实证类（寒饮停肺证、痰热壅肺证、痰湿阻肺证、阳虚水泛证、痰蒙神窍证）、虚证类（心肺气虚证、肺肾气虚证、肺肾气阴两虚证）、兼证类（血瘀证），共三类九证候。肺源性心脏病初期实多虚少，正虚不甚，病情反复发作，病久虚多实少，正虚较甚。治疗当扶正祛邪，采取"急则治其标""缓则治其本"原则，一般感邪时偏于邪实，侧重祛邪为主，根据病邪的性质，以清热、涤痰、活血、化饮利水、宣肺降气、开窍立法而兼固正气；平时偏于正虚，侧重以扶正为主，根据脏腑阴阳的不同，以补肺、养心、益肾为主，并根据气虚、阳虚之偏而分别益气、温阳，兼祛痰活血。正气欲脱时则应扶正固脱，救阴回阳。祛邪与扶正只有主次之分，一般相辅为用。

（二）其他治则治法

崔金涛教授从中医传统理论出发，结合自己多年的临床经验，认为正气虚损，肺气郁闭，气机升降失调是肺源性心脏病发生的病机关键。肺源性心脏病发病多由外感之邪，由口鼻而入，首先犯肺，肺失宣肃，不能抗邪于外，久居于内，转郁而作热，耗伤正气，肝失疏泄，脾失健运,气机升降失常病势迁延,心肺气虚,不能推动血液运行,不能下及于肾,难以敛降呼吸之气,甚则喘脱。崔金涛教授基于此理论,治疗上病情的转归关键在于气机的升降平衡,注重用药的升降沉浮,使上焦郁闭的肺气得宣;中焦肝气得疏,脾气得运;下焦肾气得收。以温阳化饮、疏肝行气法治疗慢性肺源性心脏病失代偿期,方用茅根理饮汤。

洪广祥教授认为肺源性心脏病心力衰竭,痰瘀伏肺是其基本病机,强调治疗上重在治肺而不在治心,外邪犯肺必须及时宣散。而其基本的治法是温阳利水、涤痰除瘀。

第二节　辨　证　论　治

（一）急性肺源性心脏病

1. 肺肾气虚外感证（肺功能不全合并呼吸道感染）

（1）偏寒型

治则:补肾纳气,解表散寒。

方药:苏子降气汤(《太平惠民和剂局方》)合麻黄汤(《伤寒论》)加减。方由紫苏子、半夏、当归、甘草、前胡、厚朴、肉桂、麻黄、桂枝、杏仁等组成。苏子降气汤中紫苏子降气平喘,祛痰止咳,为君药。半夏燥湿化痰降逆,厚朴下气宽胸除满,前胡下气祛痰止咳,三药助紫苏子降气祛痰平喘之功,共为臣药。君臣相配,以治上实。肉桂温补下元,纳气平喘,以治下虚;当归既治咳逆上气,又养血补肝润燥,同肉桂以增温补下虚之效;略加生姜、紫苏叶以散寒宣肺,共为佐药。甘草、大枣和中调药,是为使药。麻黄汤中麻黄、桂枝合用,发卫气之闭以开腠理,发汗解表之功益彰;麻黄、杏仁同用,则宣降相因,以增宣肺平喘之效。若痰涎壅盛,喘咳气逆难卧者,可酌加沉香以加强其降气平喘之功;气虚明显者,可加人参、黄芪益气;肾虚者,可加淫羊藿、巴戟天;若鼻塞流涕重者,加苍耳子、辛夷以宣通鼻窍。

（2）偏热型

治则:补肾纳气,疏风散热。

方药:苏子降气汤(《太平惠民和剂局方》)合麻杏甘石汤(《伤寒论》)加减。方由紫苏子、半夏、当归、甘草、前胡、厚朴、肉桂、麻黄、杏仁、石膏等组成。麻杏甘石汤中石膏辛甘大寒,归肺、胃经,既可清热生津,又能透热外出,为主药。麻黄宣肺平喘,外解表邪,配石膏寒热并用,清宣相合,为辅药。佐以杏仁,与麻黄宣降并用,加强降气平喘之功。甘草为使药,调和诸药。如咳喘甚者,加桑白皮、地龙、黄芩、瓜蒌;发热甚者,重用石膏,加黄芩、连翘、金银花;咳痰黄稠者,加瓜蒌、贝母;痰多气急,加葶苈子、桑白皮、枇杷叶;痰中带血者,加白茅根、侧柏叶;肺热炽盛者,加大青叶、黄芩、连翘;鼻渊者,加辛夷、地龙、苍耳子、薄荷。

2. 心脾肾阳虚水泛证（以心功能不全为主）

治则:温阳化饮利水。

方药:真武汤(《伤寒论》)合五苓散(《伤寒论》)加减。真武汤温阳利水,用于脾肾阳虚之水肿;五苓散通阳化气利水,配合真武汤可加强利尿消肿的作用。

真武汤方中茯苓、白芍、生姜、附子、白术,以附子为君药,本品辛甘热,用之温肾助阳,以化气行水,兼暖脾土,以温运水湿。臣以茯苓利水渗湿,使水邪从小便去;白术健脾燥湿。佐以生姜之温散,既助附子温阳散寒,又合茯苓、白术宣散水湿。白芍亦为佐药,其义有四:一者利小便以行水气,《神农本草经》言其能"利小便",《名医别录》亦谓之"去水气,利膀胱";二者柔肝缓急以止腹痛;三者敛阴舒筋以解筋肉瞤动;四者可防止附子燥热伤阴,以利于久服缓治。若水寒射肺而咳者,加干姜、细辛温肺化饮,五味子敛肺止咳;阴盛阳衰而下利甚者,去白芍之阴柔,加干姜以助温里散寒;水寒犯胃而呕者,加重生姜用量以和胃降逆,可更加吴茱萸、半夏以助温胃止呕。

五苓散方中有猪苓、茯苓、白术、泽泻、桂枝。方中重用泽泻为君药,以其甘淡,直达肾与膀胱,利水渗湿。臣以茯苓、猪苓之淡渗,增强其利水渗湿之力。佐以白术、茯苓健脾以运化水湿。《素问·灵兰秘典论》谓:"膀胱者,州都之官,津液藏焉,气化则能出矣。"膀胱的气化有赖于阳气的蒸腾,故方中又佐以桂枝温阳化气以助利水,解表散邪以祛表邪,《伤寒论》示人服后当饮暖水,以助发汗,使表邪从汗而解。若水肿兼有表证者,可与越婢汤合用;水湿壅盛者,可与五皮散合用;泄泻偏于热者,去桂枝,可加车前子、木通以利水清热。

血瘀而发绀明显者,加红花、赤芍、川芎、泽兰、益母草行瘀利水;水肿势剧,上溃心肺,心悸喘满,倚息不得卧,咳吐白色泡沫痰涎者,加沉香、牵牛子、椒目、葶苈子行气逐水。畏寒肢冷甚者,去生姜,加干姜;水肿,心悸,喘满,倚息不得平卧,咳吐白色泡沫者,加椒目、葶苈子(包煎)、牵牛子;脘腹胀满者,加大腹皮、焦槟榔、枳壳;恶心呕吐者,加姜半夏、黄连、竹茹;浊邪上犯而呕吐严重者,可用大黄、姜半夏水煎灌肠;浮肿消失者,重在温补心肾,可去猪苓、泽泻,加淫羊藿、人参;兼有伤阴而口渴、舌红者,减生姜、猪苓。

3. 痰浊闭窍证(肺性脑病)

治则:豁痰开窍醒神。

方药:涤痰汤加减。方由法半夏、橘红、郁金、天竺黄、枳实、人参、川芎、细辛、石菖蒲、胆南星、远志等组成。本方以半夏、橘红、枳实燥湿祛痰,理气降逆;胆南星清热化痰;人参、益气健脾,治痰之源;石菖蒲化湿开窍。诸药合用,涤痰开窍。

舌苔白腻,脉滑为痰湿者,法半夏易为姜半夏,减天竺黄,加白芥子、莱菔子,或配合苏合香丸;痰热内盛,身热,谵语,舌红绛,苔黄者,减川芎、细辛,加水牛角、连翘、黄连、炒栀子,或加用安宫牛黄丸、至宝丹;腑气不通者,加大黄、芒硝;抽搐明显者,加钩藤、全蝎、羚羊角粉。

若舌苔白腻而有寒象者,以制南星易胆南星,开窍可加用苏合香丸。若痰热内盛,身热,烦躁,谵语,神昏,舌红苔黄者,加黄芩、桑白皮、葶苈子、竹沥。热结大肠,腑气不通者,加大黄、风化硝,或用凉膈散或增液承气汤。若痰热引动肝风而有抽搐者,加钩藤、全蝎、羚羊角粉。唇甲发绀,瘀血明显者,加红花、桃仁、水蛭。如热伤血络,见皮肤黏膜出血、咯血、便血色鲜者,配清热凉血止血药,如水牛角、生地黄、牡丹皮、紫珠草、生大黄等;如血色晦暗,肢冷,舌淡胖,脉沉微,为阳虚不统,气不摄血者,配温经摄血药,如炮姜、侧柏炭、童便或黄土汤、柏叶汤。

4. 元阳欲绝证（休克）

治则：补肾纳气，回阳固脱。

方药：参附汤送服黑锡丹，配合蛤蚧粉。

参附汤回阳，益气，救脱。方由人参、附子、青黛等组成。方中人参甘温大补元气；附子大辛大热，温壮元阳。二药相配，共奏回阳固脱之功。《删补名医方论》说："补后天之气，无如人参；补先天之气，无如附子，此参附汤之所由立也……二药相须，用之得当，则能瞬息化气于乌有之乡，顷刻生阳于命门之内，方之最神捷者也。"黑锡丹由黑锡、硫黄、川楝子、胡芦巴、木香、附子（制）、肉豆蔻、补骨脂、沉香、小茴香、阳起石、肉桂组成。黑锡甘寒，质重下沉入肾，有坠痰解毒、镇心安神的作用，与大辛热的硫黄配伍，阴敛阳降，使游离之阴火归位；更用附子、肉桂、阳起石、补骨脂、胡芦巴温补肾阳，佐以小茴香、沉香、肉豆蔻理气散寒。诸药合用，可使真阳充，逆寒平，开阖司，阴火降，浊阴散。用治元阳欲脱之危重患者，用人参汤送服疗效更佳。蛤蚧粉甘温，补脾益肺气，具有补虚扶弱和扶正祛邪之功，既能增强机体活动能力，补充身体亏损，又能增强人体抗病能力，驱散致病因素。此外，蛤蚧粉还有补益肺肾、平喘止咳功效。

肺气耗散，心阳欲脱者，加红参；痰迷心窍，神志不清，加石菖蒲、远志。

附　阴阳欲脱型（休克）：患者表现为面色晦暗，汗出肢冷，精神倦怠，舌紫淡，脉微欲绝，血压下降，脉压缩小，心音低弱。此为阴阳欲脱，病情危重。治以益气复脉，回阳救逆。急用参附汤合生脉散救治。

5. 热瘀伤络证（伴有出血倾向）

治则：清肺化热，活血通络。

方药：泻白散（《小儿药证直诀》）合黛蛤散（《医说》）加减。方由桑白皮、地骨皮、粳米、炙甘草、蛤蚧、青黛等组成。泻白散中桑白皮甘寒性降，专归肺经，清泻肺热，止咳平喘，为君药。地骨皮甘寒，清降肺中伏火，为臣药。粳米、炙甘草养胃和中，为佐使药。黛蛤散中青黛咸寒，归肝、肺、胃经，善清肝经郁火，并清肺热以消痰止嗽。蛤粉味苦咸寒，归肺、胃经，清肺化痰，软坚散结。肺经热重者，可加黄芩、知母等以增强清泻肺热之效；燥热咳嗽者，可加瓜蒌皮、川贝母等润肺止咳；出血明显者加白茅根、茜草、藕节、侧柏叶凉血止血；肺阴亏虚者，加百合、麦冬、玄参、生地黄滋阴润肺。

（二）慢性肺源性心脏病

1. 虚证类

（1）心肺气虚证

治法：补益心肺。

方药：养心汤（《医方集解》）加减。方由人参、黄芪、肉桂、茯苓、麦冬、远志、五味子、僵蚕、浙贝母、赤芍、陈皮、炙甘草等组成。咳嗽痰多、舌苔白腻者，加法半夏、厚朴、苦杏仁等；动则喘甚者，加蛤蚧粉（冲服）；面目虚浮、畏风寒者，加淫羊藿、泽泻、车前子（包煎）；心悸、怔忡、自汗者，加煅龙骨（先煎）、煅牡蛎（先煎）、浮小麦；肢体浮肿者，加车前子（包煎）、泽泻。血瘀较甚者，可选补阳还五汤加减治疗。

（2）肺肾气虚证

治法：补肾益肺,纳气平喘。

方药：人参补肺饮(《症因脉治》)加减。方由人参、黄芪、麦冬、山萸肉、五味子、补骨脂、浙贝母、紫苏子、赤芍、枳壳、陈皮等组成。咳嗽明显者,加白果、百部;咳喘痰多、舌苔白腻者,加姜半夏、厚朴、茯苓、白术;动则喘甚者,加蛤蚧粉(冲服);腰膝酸软者,加菟丝子、鹿角胶(烊化);小便频数明显者,加益智仁、莲子、桑螵蛸;畏寒、肢体欠温者,加淫羊藿、鹿角胶(烊化);面目虚浮、肢体浮肿者,加桂枝、车前子(包煎)、泽泻。

（3）肺肾气阴两虚证

治法：补肺滋肾,纳气定喘。

方药：人参补肺汤(《证治准绳》)合生脉散(《内外伤辨惑论》)加减。方由人参、黄芪、熟地黄、山萸肉、麦冬、五味子、浙贝母、百部、牡丹皮、当归、陈皮、炙甘草等组成。痰黏难咯明显者,加百合、玉竹、沙参;手足心热甚者,加知母、黄柏、鳖甲;盗汗者,加煅牡蛎(先煎)、糯稻根须、地骨皮;腰膝酸软者,加杜仲、补骨脂;头昏、耳鸣者,加阿胶(烊化)、龟甲。

2. 实证类

（1）寒饮停肺证

治法：疏风散寒,温肺化饮。

方药：小青龙汤(《伤寒论》)加减。方由炙麻黄、桂枝、干姜、细辛、白芍、五味子、法半夏、厚朴、茯苓、泽泻、紫苏子、苦杏仁等组成。饮郁化热,烦躁口渴者,减桂枝、干姜,加黄芩、桑白皮;咳而上气,喉中如有水鸡声者,加射干;喘息不得卧者,加白芥子、葶苈子(包煎);肢体痛者,加羌活、独活;头痛者,加白芷、葛根。

（2）痰热壅肺证

治法：清热化痰,宣降肺气。

方药：清气化痰丸(《医方考》)加减。方由瓜蒌、胆南星、法半夏、浙贝母、栀子、桑白皮、黄芩、苦杏仁、玄参、陈皮、桔梗等组成。痰鸣喘息而不得平卧者,加厚朴、紫苏子、葶苈子(包煎);咯痰黄多者,加薏苡仁、败酱草、鱼腥草、冬瓜仁;痰多质黏稠、咯痰不爽者,去法半夏,加百合、百部、荸荠;胸闷痛明显者,加延胡索、枳壳;大便秘结者,加酒大黄、枳实,甚加芒硝(冲服);热甚烦躁、面红、大汗出者,加生石膏(先煎)、知母;热盛伤阴者,加天花粉、生地黄;痰少质黏,口渴,舌红苔剥,脉细数者,为气阴两虚,去法半夏,加西洋参、沙参、麦冬;尿少浮肿者,加车前子(包煎)、泽泻、大腹皮;兼有血瘀者,加赤芍、桃仁;外感风寒者,加麻黄、紫苏梗。

（3）痰浊阻肺证

治法：燥湿化痰,宣降肺气。

方药：半夏厚朴汤(《金匮要略》)和三子养亲汤(《韩氏医通》)加减。方由姜半夏、厚朴、茯苓、葶苈子(包煎)、白芥子、紫苏子、莱菔子、薤白、枳壳、生姜等组成。脘腹胀闷,加木香、陈皮;口黏、纳呆者,加豆蔻、白术;大便秘结者,加焦槟榔、枳实;尿少浮肿者,加车前子(包煎)、防己、大腹皮;外感风热者,减薤白,加金银花、连翘、僵蚕;外感风寒者,加麻黄、荆芥、防风。

（4）阳虚水泛证

治法：温补心肾，化饮利水。

方药：真武汤（《伤寒论》）和五苓散（《伤寒论》）加减。方由炮附片（先煎）、肉桂（后下）、细辛、茯苓、白芍、白术、猪苓、泽泻、防己、赤芍、生姜等组成。怯寒肢冷甚者，去生姜，加干姜；血瘀而发绀明显者，加川芎、泽兰、益母草；水肿，心悸，喘满，倚息不得卧，咳吐白色泡沫者，加椒目、葶苈子（包煎）、牵牛子；脘腹胀满者，加大腹皮、焦槟榔、枳壳；恶心呕吐者，加姜半夏、黄连、竹茹；浊邪上犯而呕吐严重者，可用大黄、姜半夏，水煎灌肠；浮肿消失者，重在温补心肾，可去猪苓、泽泻，加淫羊藿、人参；兼有伤阴而口渴、舌红者，去生姜、猪苓，加阿胶（烊化）、玄参、天冬。

（5）痰蒙神窍证

治法：豁痰开窍醒神。

方药：涤痰汤（《奇效良方》）加减。方由法半夏、橘红、郁金、天竺黄、枳实、人参、川芎、细辛、石菖蒲、远志等组成。舌苔白腻，脉滑为痰湿者，法半夏易为姜半夏，去天竺黄，加白芥子、莱菔子，或配用苏合香丸；痰热内盛，身热，谵语，舌红绛，苔黄者，去川芎、细辛，加水牛角（先煎）、胆南星、连翘、黄连、炒栀子，或选加用安宫牛黄丸、至宝丹；腑气不通者，加大黄（后下）、芒硝（冲服）；抽搐明显者，加钩藤、全蝎、羚羊角粉（冲服）。

3. 兼证类（血瘀证）

治法：活血化瘀。

方药：血府逐瘀汤（《医林改错》）加减。方由桃仁、红花、当归、生地黄、牛膝、川芎、桔梗、赤芍、枳壳、甘草、柴胡等组成。若瘀血较甚，面唇青紫，可加全蝎、地龙、三棱、莪术等以破血通络；气机郁滞较重，加川楝子、香附、青皮等以疏肝理气止痛。

第三节 经方治疗

一、真武汤

真武汤首见汉代张机所著的《伤寒论》，属于《伤寒论》中的经典方剂之一，后世医家推崇该方为温阳利水的代表方，其药物组成包括芍药、茯苓、生姜、白术、附子，全方温阳与利水并用，并佐以敛阴之品，从而达到温阳利水、温热不伤阴、敛阴不助邪之功效，被广泛应用于内、外、妇等学科的临床治疗中，其中尤以在防治肺源性心脏病方面，具有一定临床疗效。

（一）真武汤的药理研究

和殿峰研究发现真武汤对心血管有影响，有强心、扩张外周血管、改善全身血液循环的作用，其作用与附子、茯苓、生姜、赤芍的药理作用关系密切。附子的强心成分有去甲乌药碱、棍掌碱；生姜有直接兴奋作用；茯苓的提取物能增强离体蛙心心肌的收缩力，并能加快心率；赤芍也含有增强心肌收缩力成分。

同时,实验表明,该方中的附子、白术、茯苓等均有利尿作用,附子的利尿作用与强心、扩张血管相关;茯苓的利尿作用可能和提高渗透压的调定点,通过对渗透压感受器、神经分泌细胞等的刺激,降低抗利尿激素分泌相关,白术利尿作用与电解质的排泄相关。

（二）真武汤加减治疗肺源性心脏病急性发作期

肺源性心脏病急性发作期,血瘀与水湿互结,贯穿疾病全程,形成脾肺心肾阳虚为本,血瘀痰饮水湿为标的恶性循环,故当治以温阳利水、健脾补肾、祛痰化饮、降逆平喘及强心利尿之法。韩萍等根据中医"急则治其标,缓则治其本""标本兼治"的原则,采用中西医结合治疗肺源性心脏病急性发作期,在西医基础治疗上加用真武汤合桃红四物汤加减,以其温阳利水、活血化瘀的作用,治疗肺源性心脏病证属阳虚水泛兼血瘀患者 40 例,总有效率 87.5%。李樱观察真武汤合苏葶苈丸治疗肺源性心脏病急性发作期合并左心衰竭,基于肺源性心脏病急性发作期合并左心衰竭的病因病机,推测将温阳化饮中药与祛痰逐饮平喘中药配伍,可起到疗效协同的功效。发现真武汤合苏葶丸治疗后总有效率达 94.87%,同时能够通过调节炎症因子,改善心肺血管功能,降低血 NT－proBNP 等而提高临床疗效,改善临床症状。

（三）真武汤加减治疗肺源性心脏病缓解期

1. 真武汤加减治疗肺源性心脏病心力衰竭

（1）注重温阳利水：肺源性心脏病心力衰竭,证属中医学"阳虚水泛"的范畴。阳虚水泛是肺源性心脏病发展至一定阶段,机体脾肾心阳气虚,行水无权,水湿停留而成痰饮,上凌于心则心悸,射于肺则咳逆,滥于肌肤则水肿,聚于胃肠则恶心不食,可见种种危象,属于疾病的严重阶段。西医一般采用利尿剂治疗,但治疗效果欠佳,加上利尿剂本身的毒副作用,甚至可能使病情进一步加重,中医认为"病痰饮者,当以温药和之"。

叶寒露等收集肺源性心脏病证属阳虚水泛型患者,予以西医基础治疗,加用真武汤合五苓散,共奏温阳利水、益气活血之功,总有效率达 96.67%。同样的,刘群等在西药基础上,加用真武汤合五苓散的总有效率达 92.11%,对改善心脏负荷、消除水肿疗效显著。据现代药理学介绍,上述药方中的丹参、黄芪、三七粉及赤芍诸药还具有增强免疫、抗炎、抗氧化、抑制血栓形成及保护心脏等作用。

肺源性心脏病水肿乃肺、脾、肾三脏俱虚所致。肺虚不能通调水道,脾虚不能运化水湿,肾虚不能化气行水,导致水饮上泛,水气凌心,则胸闷、心悸、气短,水湿溢于肌肤为水肿,水泛射肺则倚息不得卧。且水为阴邪,易伤阳气,非得温不化。故以温阳利水治之,使阳气得复,水饮得化,小便自利,水肿自消。临床多选用真武汤合苓桂术甘汤加减治疗。

王友杰在临床观察中,采用西医基础治疗加用真武汤合春泽汤辨证加减治疗慢性肺源性心脏病合并心力衰竭患者,治疗肺源性心脏病患者 40 例,总有效率为 93.0%,显示心功能指标明显改善,包括心搏量、心输出量、心脏指数、心脏 EF,疗效优于单纯西医治疗。

（2）注重温阳活血：从临床所见,肺源性心脏病发生、发展过程中,每个阶段皆有血瘀症状。若肺气虚,则血行无力,致心血痹阻,心血瘀阻又使肺气无以贯心,失去肃降致咳喘加重。故治疗肺源性心脏病无论在急性发作期还是缓解期,均需在辨证施治的基础上加入活血化瘀之品。刘进才和耿巍以真武汤合血府逐瘀汤为基础方加减化裁,临床效果显著,安全性强,可全面改善患者呼吸功能,促进了疾病转归。

周小林认为肺源性心脏病心力衰竭属于虚中夹实之证,肺、脾、心、肾气阴耗伤为本虚,外邪痰瘀阻肺为标实,正虚和邪实每多互为因果,混杂出现。急用真武汤合参麦桃红汤加减,温阳化瘀治疗肺源性心脏病心力衰竭患者 20 例,获得佳效,并建议坚持守方长服,方可显效。

丁立峰观察速效救心丸合真武汤治疗慢性肺源性心脏病心力衰竭患者 39 例,方选附片温肾助阳、化气行水,党参、茯苓、白术、猪苓、生姜、葶苈子健脾利湿、泻肺逐水,赤芍、水蛭活血通络,诸药相合,共奏温阳利水、活血化瘀、泻肺平喘之效。速效救心丸该药主要成分为川芎、冰片,具有活血化瘀、宣通脉络的作用。临床实践表明,慢性肺源性心脏病心力衰竭患者服用后确有明显的治疗作用。

(3)注重温阳强心:张瑞卿等通过临床研究和实验研究发现,真武汤合苏葶丸治疗肺源性心脏病心力衰竭的强心、利尿作用优于各自的单方,提示合治疗肺源性心脏病合并心力衰竭效果更好。

(4)注重温阳益气:邝巧玲采用益气温阳利水标本兼顾的治法,治疗肺源性心脏病失代偿期的 49 例病患,在西医常规治疗的基础上,加用参麦注射液合真武汤,在临床症状、体征、心功能好转同时,相应的血气分析指标、血液流变学指标等有明显的改善和变化。卢一飞用真武汤合并大剂量黄芪,治疗心肾阳虚水泛型患者 16 例,气阴两虚型 5 例,显效率为 51.5%,总有效率为 85.7%。合并大剂量黄芪,可提高心搏血量,改善微循环和心肌缺血,具有较强的强心利尿功效,所以临床效果满意。

2. 真武汤加减治疗肺源性心脏病合并肺部感染

奚风霖在治疗肺源性心脏病合并肺部感染时,认为证属阳虚水泛,肺失宣利,心脉瘀滞,投以真武汤合葶苈大枣泻肺汤为主,再配用桂枝、丹参、沉香、紫石英等通阳化痛,使之奏效较捷。真武汤方中主药附子,大辛大热,擅温肾阳,有"益火之源"增强心功能的作用;伍以生姜、白术、芍药、茯苓诸药,有温通苦降"以消荫翳"的功能,为治本之方。在此基础上,合用苏葶丸以祛痰平喘、强心利尿,为治标之方。如此标本兼治,所以两者合用效果更优于两个单方。

二、小青龙汤

小青龙汤出自张机《伤寒杂病论》,《伤寒论》第 40 条曰:"伤寒表不解,心下有水气,干呕发热而咳,或渴,或利,或噎,或小便不利,少腹满,或喘者,小青龙汤主之。"《金匮要略》曰"病溢饮者,当发其汗,大青龙汤主之;小青龙汤亦主之""咳逆倚息不得卧,小青龙汤主之""妇人吐涎沫,医反下之,心下即痞,当先治其吐涎沫,小青龙汤主之"。据原文可知,张机使用小青龙汤,总不外抓住"外寒"与"内饮"两个基本病机。方由麻黄、桂枝、芍药、细辛、干姜、炙甘草、半夏、五味子八味药组成,配伍精当,用之得当每获良效。目前多认为小青龙汤重在辛温解表,具有"解表散寒,温肺化饮"之功。麻桂之意不只在解表,亦在宣散温化;《研经言》认为小青龙汤本从桂枝汤而来,其义则在干姜、五味子、细辛三味,唯治饮三药不可去。

（一）小青龙汤止咳平喘的机制研究

小青龙汤方中麻黄含甘露糖、氨基葡萄糖、氨基甘露糖等，具有重要的免疫抑制作用；可凭借细辛的挥发油成分解除气管痉挛，进而有效治疗痰浊阻肺、外寒内饮，并且痰湿水气凝于肾、肺的症状也可明显改善，半夏具有抑制腺体分泌、镇咳的作用。对小青龙汤作用于哮喘的 13 个作用靶点进行了 GO 功能富集和 KEGG 通路富集分析，发现小青龙汤可以对蛋白磷酸化的调节、血小板活化、细胞运动、肺发育等生物过程起调控作用。其中在哮喘小鼠实验中，通过阻断 PI3K/Akt 信号转导通路，发现减少嗜酸粒细胞和中性粒细胞等炎性细胞在肺组织浸润，可以抑制杯状细胞增生引起的黏液高分泌，减少气道高反应，并阻止气道结构改变。

（二）小青龙汤加减治疗肺源性心脏病急性发作期

慢性肺源性心脏病急性发作期，其本在于肺脾肾虚，其标在于风寒束表，痰饮内阻，治疗本着急则治其标的原则，以散寒宣肺、温化痰饮为主。《症因脉治》曰："肺胀之症，喘不得卧，短息倚肩，抬身撷肚……肺受寒邪，小青龙加石膏。"《幼科要略》曰："上气喘而急躁，属肺胀，欲作风水，发汗则愈，小青龙汤加石膏。"《医学从众录》曰："小青龙汤，肺胀咳而上气，心下有水气，脉浮者。"《医宗必读》曰："肺胀躁喘，脉浮，心下有水，小青龙汤加石膏。"从历代医家的论述可以明晰，肺胀之病因多与饮邪有关，常表现为咳喘、上气不得卧等证候。

黄元和用小青龙汤治疗肺源性心脏病急性发作期，认为肺源性心脏病急性发作期证属风寒束肺证。治疗宜选用宣肺散寒，化痰平喘。若见肺功能不全合并早期呼吸道感染，其本在于肺脾肾虚，其标在于风寒束表、痰饮内阻，治疗本着急则治其标的原则，以散寒宣肺、温化痰饮为主。特别强调其中麻黄有强心作用，应用时要慎重，一般炙麻黄用量宜小。若必须用生麻黄时，可与石膏配伍，能降低其对心脏的毒性。

张海泉用加味小青龙汤治疗慢性肺源性心脏病急性发作期 50 例，有效率 94.0%，能够有效缓解肺源性心脏病急性发作期的咳嗽、咳痰、喘促、心悸、发绀、水肿等主要症状，改善心肺功能，提高疗效。这提示小青龙汤等药物具有抗感染，止咳平喘，缓解支气管痉挛，疏通血管，改善病灶局部微循环，降低血液黏稠度，缓解血管痉挛，降低肺动脉高压等作用。

黄开珍等通过随机对照临床研究观察 80 例肺源性心脏病急性发作患者，在单纯的平喘、抗炎、吸氧等西医治疗的基础上加用小青龙汤可改善患者的呼吸衰竭与心功能情况，提高临床疗效。在西医治疗的基础上加用小青龙汤对改善患者 IL-8、血氧分压、心输出量、用力肺活量等指标亦有显著疗效。

田争用加味小青龙汤治疗慢性肺源性心脏病急性加重期外寒内饮证 30 例患者，效果显著。研究表明加味小青龙汤对于肺源性心脏病急性加重期患者的血液流变学指标有明显的改善作用，能明显提高患者的缺氧状态，升高血浆 H_2S 的表达水平，发挥降低肺动脉高压的作用。

（三）小青龙汤加减治疗肺源性心脏病缓解期

慢性肺源性心脏病属于中医学"肺胀病"的范畴，病理因素为痰浊、水饮、血瘀，三者之间相互影响和转化。痰从寒化则成饮；饮溢肌表则为水；痰浊久留，肺气郁滞，心脉失畅则血郁为瘀；瘀阻血脉，"血不利则为水"，可知痰浊、水饮、血瘀贯穿于慢性肺源性心脏病始终，治疗上应予温肺化痰、温肺化饮、活血化瘀。

李瑜欣等认为肺源性心脏病长期处于高碳酸血症和低氧状态下，血管内皮损伤加重，血小板聚集，血黏度增高，凝血机制失调，导致肺细小动脉血栓形成，加重心力衰竭程度。采用小青龙汤联合前列地尔治疗 54 例肺源性心脏病缓解期患者，总有效率为 92.60%。研究证实小青龙汤联合前列地尔治疗方案可有效改善患者血液高凝状态，调节机体氧化代谢，改善机体缺氧状态。陈晓英用真武汤合小青龙汤加减治疗 58 例慢性肺源性心脏病缓解期患者，总有效率为 93.3%，能明显改善患者中医症候积分，改善心肺功能，改善血液流变学指标。

（四）变通小青龙汤治疗肺源性心脏病

向燕等用变通小青龙汤治疗 40 例肺源性心脏病患者，有效率为 90%。临床研究表明小青龙汤加减可以通过增强心肌收缩力，增加心输出量，同时缓解支气管痉挛，降低 PVR，减轻心脏负荷，改善肺源性心脏病患者通气功能，减少二氧化碳潴留，缓解呼吸困难等症状。同时部分机制研究提示小青龙汤加减对肺源性心脏病患者炎症细胞因子具有良好调节作用，可抑制机体局部炎症反应，减轻细胞组织损伤，促进心肺功能恢复。

张玉亭用变通小青龙汤治疗 30 例肺源性心脏病患者，发现小青龙汤在畏寒、纳差、腹胀、肢冷、疲倦、便秘、失眠等整体症状改善方面的疗效高于西药治疗，而西药在改善气促、胸闷、肢肿、咳嗽、痰量方面的疗效强于中药。西药虽然迅速缓解了心肺症状，但是低下的免疫力未得到改变，而小青龙汤加减用于肺源性心脏病的治疗理念是改善人体脏腑功能，着眼于整体。因此貌似"畏寒、肢冷、腹泻"与肺源性心脏病无关，实则代表着"胸闷、气促、肢肿"等心肺症状从根本上逐渐缓解。因此对于肺源性心脏病患者，从长远来看在整体脏腑功能提高的前提下逐渐改善心肺症状。

三、金匮肾气丸

金匮肾气丸出自张机的《金匮要略》，《金匮要略·痰饮咳嗽病脉证并治》曰："夫短气有微饮，当从小便去之，苓桂术甘汤主之，肾气丸亦主之。"《金匮要略·消渴小便不利淋病脉证并治》曰："男子消渴，小便反多，以饮一斗，小便一斗，肾气丸主之。"金匮肾气丸在配伍、选药用量上均极为严谨，主要治疗由肾阳虚所导致的体内浊邪，阻遏体内，导致肾气不能正常运行，而耗伤肾气的证候。慢性肺源性心脏病缓解期以正虚为主，无明显邪实侵犯。病日久气伤及阳，致阳虚瘀阻，水饮内停，除需要滋肾填精、补益肾水外，还应从阴引阳，阴中求阳，《医宗金鉴》曰："此肾气丸纳桂附于滋阴剂中十倍之一，意不在补火，而微微生火，即生肾气也。故不曰温肾，而名肾气。""病痰饮者，当以温药和之"。金匮肾气丸方中附子、桂枝温阳补火，地黄滋阴补肾，山茱萸、山药补肝养脾，茯苓、泽泻淡渗利湿，牡丹皮活血化瘀利水，共奏补气温阳、益肾纳气之功效。

（一）金匮肾气丸在肺源性心脏病相关疾病中的机制研究

郭明强等在用金匮肾气丸联合穴位敷贴治疗老年支气管哮喘患者的研究中发现，金匮肾气丸可以调节免疫，避免免疫功能进一步退化，降低气道炎症反应，体现在 Hs－CRP、IL－12的降低和 IgG、IgA 的升高。

肖钦文等应用金匮肾气丸治疗支气管哮喘-慢性阻塞性肺疾病重叠综合征（ACOS）的研究中，发现 ACOS 组中 Th17 细胞的表达水平明显高于阴性对照组（健康体检者），Treg 细胞的表达水平显著低于阴性对照组，使用金匮肾气丸干预后使得 Th17 细胞因子的表达水平降低，Treg 细胞因子的表达水平增高，说明金匮肾气丸可纠正 Th17、Treg 细胞水平失衡。

张瑞等探讨了金匮肾气丸防治肺纤维化的作用机制，用平阳霉素构建 SD 大鼠肺纤维化模型，予以金匮肾气丸干预28天，发现金匮肾气丸可以明显减轻大鼠肺泡炎及纤维化的程度，抑制肺组织中血小板衍生生长因子 BB（PDGF－BB）的过度表达。同时，宋建平等的研究表明金匮肾气丸能明显抑制肺组织中 TGF－β1 和 TNF－α 过度表达，提高肺组织及血清中超氧化物歧化酶（SOD）的活力。

刘欣等用腺嘌呤灌胃构建肾阳虚模型，用金匮肾气丸干预治疗，结果表明金匮肾气丸可以通过上调肾阳虚小鼠肺和气道组织糖皮质激素受体（GR）的表达而抑制肺组织炎症，但是对 β－防御素-2（HBD－2）的表达没有影响。

陆琼琼等采用腹主动脉缩窄法建立 SD 大鼠心力衰竭模型，将其随机分为模型组、苓桂术甘汤组和金匮肾气丸组，干预4周后，发现金匮肾气丸组大鼠尿中 AQP2 含量显著降低，血清中 PRA、ALD 含量均显著降低，血清中 IL－6、IL－10、IL－1β 显著降低。同时，金匮肾气丸可改善气道黏液高分泌大鼠模型的肺通气功能。

（二）现代医家对金匮肾气丸在肺源性心脏病中运用的经验总结

吴夏棉等将肺源性心脏病分为四期，依据不同的发病阶段，予以通阳泻热、降气化痰、益气活血、温补脾肾的治疗大法，其中第四期缓解期的病因病机为脾肾亏虚，脾虚失运，聚湿生痰，肾虚，清气不能下纳，故缓解期多见反复咳嗽咳痰，胸脘痞闷，纳差，呼多吸少，喘促，动则尤甚等脾肾两虚证候。治疗上温补脾肾，固本纳气，选方用金匮肾气丸合六君子汤加减。

谷培恒考虑老年人"人体阳虚"的根本，久病之体，下元虚冷，不主固纳，饮从下泛，气阻不降，而为喘嗽。本着在饮邪不甚或伏而不发时，以病之本为主的原则，推崇"温药和之"治疗痰饮、水气之一大法则是治疗老年性肺源性心脏病自始至终的用药原则。用药时应以温化、温补的药物温振阳气，并且不能过于刚燥。在治疗缓解期时，推崇《金匮要略》的苓桂术甘汤和金匮肾气丸。

刘建秋教授在治疗诸多肺系疾病时喜用金匮肾气丸，在治疗肺胀疾病时，考虑肺虚气不化津为痰，痰浊上逆壅肺，肾虚不能助肺纳气。治当化痰降气，宣泄其上；补肾纳气，培益其下。上盛，因痰气壅结者，降气化痰宣肺，因寒饮伏肺者，则温肺化饮；下虚，因肾阳虚者，则温养下元。选方苏子降气汤合金匮肾气丸加减。

杨仕平认为可将肺源性心脏病心力衰竭缓解期归于"水肿"，《素问·水热穴论》说："故水病，下为胕肿大腹，上为喘呼不得卧者，标本俱病。"虽表现在心、肺，然其根本在肾，在缓解期用金匮肾气丸调服喘证痊愈。马力行亦在肺源性心脏病急性期治疗缓解后，以金匮肾气丸调理，随访2年病未复发。而补肾法亦不能全程皆用，周次清教授提出，急性发作时，咳喘加重多属于实证，忌用补肾纳气法。

（三）金匮肾气丸在肺源性心脏病中的临床研究

何利荣认为肺源性心脏病伴右心衰竭属于中医学"喘证""水肿"的范畴，认为肺虚日久、脾肾亏虚是其主要的病因病机，运用金匮肾气丸合苓桂术甘汤经2周的治疗后，PaO_2、$PaCO_2$、RVEF、BNP水平均优于对照组。王艳等亦用金匮肾气丸合苓桂术甘汤治疗肺源性心脏病伴右心衰竭的患者，治疗2周后可在一定程度上改善患者的临床治疗效果。

宋秀月运用"夫短气有微饮，当从小便去……肾气丸主之"的理论，以肾气丸和卡托普利治疗肺源性心脏病伴顽固性心力衰竭30例，证实其疗效比用洋地黄制剂、血管扩张剂和单纯用卡托普利更为显著。同时阐述可能与肾气丸能提高机体免疫力相关。

四、葶苈大枣泻肺汤

葶苈大枣泻肺汤亦出自张机《金匮要略》，"肺痈，喘不得卧，葶苈大枣泻肺汤主之""支饮不得息，葶苈大枣泻肺汤主之"。方由葶苈子（熬令黄色，捣丸）、大枣组成，泻肺去痰、利水平喘，主治肺中水饮壅塞，胸满喘咳，一身面目浮肿。方中葶苈子，味辛、苦，性大寒，归肺、膀胱经，泻肺定喘，行水消肿。主治痰涎壅肺，咳嗽气喘，面目浮肿，胸腹积水，小便不利等病症。入煎剂内服，常用量3~9 g。大枣，味甘，性平，归脾经，补脾健胃，养营安神，缓和药性。主治脾胃虚弱，气虚不足，倦怠乏力，妇人脏躁等病症。入煎剂内服，3~10枚。《神农本草经》曰："主心腹邪气，安中养脾，助十二经，平胃气，通九窍，补少气，少津浓，身中不足，大惊，四肢重，和百药。"《大明本草》曰："润心肺，止嗽，补五脏，治虚损，除肠胃澼气。"大枣甘缓补中，补脾养心，缓和药性；葶苈子苦寒沉降，泻肺气而利水，祛痰定喘。二药合用，以大枣之甘缓，缓葶苈子性急泻肺下降之势，防其泻力太过，共奏泻痰行水、下气平喘之功。主治痰涎壅滞，肺气闭阻，咳嗽痰喘，喉中有痰声如曳锯状，甚则咳逆上气不得卧，面目浮肿，小便不利等病症。

（一）葶苈大枣泻肺汤的药理研究

葶苈子出自《神农本草经》，味辛、苦，性大寒，归肺、大肠经，泄肺平喘、利水消肿。汉代医家张机首创葶苈大枣泻肺汤及己椒苈黄丸，治疗"支饮不得息"及"水走肠间，沥沥有声"。

1. 葶苈子与止咳平喘

现代医学表明，葶苈子对呼吸系统能够起到止咳平喘的效果，葶苈子的主要成分为芥子苷，具有镇咳祛痰的作用，能够缓解患者的支气管痉挛。葶苈子水煎液低、中、高剂量均能显著减少小鼠咳嗽次数，增加小鼠呼吸道的酚红排泌量，同时能延长豚鼠哮喘潜伏期，并且提高解痉率，其中中剂量效果最好。

2. 葶苈子与强力利尿

葶苈子有正性肌力、改善心血管功能、负性心率的作用。研究表明注射用葶苈子有增加心肌收缩力和泵血功能，并且可以增加冠状动脉流量，与静脉注射异丙肾上腺素的作用相似,且不会影响患者心率、动静脉氧分压差。有国外学者认为 BNP 是目前诊断急性心力衰竭的血液学金标准,有实验已经证实西医基本疗法联合葶苈大枣泻肺汤可有效降低慢性心力衰竭患者的 BNP 水平,并能不同程度地改善临床症状。葶苈子在中医理论体系中具有极强的利水作用,现代医学也对其进行了众多试验研究,葶苈子的利尿作用的机制与抑制肾小管对 $NaCl-H_2O$ 的重吸收有关,从而使 Na^+、Cl^- 和水排出增加,极大改善了心力衰竭时的水钠潴留。

（二）葶苈大枣泻肺汤加减治疗肺源性心脏病急性发作期

肺源性心脏病急性发作合并心力衰竭属中医学肺胀重症范畴,基本病机为本虚标实,以标实为主,多见肺热、痰饮、血瘀互结。根据急则治其标的原则,葶苈大枣泻肺汤以葶苈子泻肺逐水,止咳平喘;大枣补中益气,调营卫,润心肺兼能止嗽,并佐葶苈子之猛峻兼以调理脾肾,以固后天之本,一攻一补,相互协调,标本兼治,以治标实为主,邪去而正安。张晓杰在此基础上加茯苓、黄芩、水蛭,诸药共同配伍,治疗肺源性心脏病急性发作伴心力衰竭患者有显著疗效。

温仲乐研究葶苈大枣泻肺汤在肺源性心脏病急性发作期治疗中的临床疗效,将 64 例肺源性心脏病患者分为常规西药组和在西药组基础上加服葶苈大枣泻肺汤组,发现观察组治疗总有效率为 90.63%,且观察组各项血气指标改善情况显著优于对照组,认为针对肺源性心脏病急性发作患者可行中医葶苈大枣泻肺汤治疗,疗效显著,提高治疗依从性。

（三）葶苈大枣泻肺汤加减治疗肺源性心脏病缓解期

1. 葶苈大枣泻肺汤合三子养亲汤

中医认为肺源性心脏病缓解期与肺病经久不愈、反复发作有关,累及患者的脾脏,基本病理为本虚标实,临床表现错综复杂。肺部主气,能够调整全身气机,肺病会影响患者的血气。三子养亲汤为中医祛痰剂,由紫苏子、白芥子和莱菔子组成,有温肺化痰、降气消食之功效。方中紫苏子有降气消痰、平喘功效,可用于痰壅气逆、咳嗽气喘;白芥子止咳平喘、温化寒痰;莱菔子有消食、理气化痰功效,三者均有化痰、理气、定喘的作用,从而达到止咳祛痰、理气平喘的作用。董兆祥的临床研究,在西药基础上,加用参附注射液合三子养亲汤加减治疗,结果总有效率治疗组为 91.11%。这提示三子养亲汤加减,具有补肾纳气、降气平喘、消食化痰、宽胸等作用。

路彩霞等观察葶苈大枣泻肺汤联合三子养亲汤治疗肺源性心脏病的疗效,收治肺源性心脏病患者 80 例,发现西药治疗基础上加载中药治疗的联合组患者肺水肿、发绀、双肺啰音、气促等症状的消失时间和中医证候积分均小于单用西药组,联合组 $PaCO_2$ 均低于常规组,且 PaO_2、WHO QOL-BREF 评分均高于常规组。研究表明葶苈大枣泻肺汤联合三子养亲汤可有效提高肺源性心脏病患者生存质量,临床疗效显著。

苏庆侦探讨葶苈大枣泻肺汤结合三子养亲汤治疗肺源性心脏病的临床效果,共纳入 84 例患者,发现观察组治疗总有效率达到 90.48%(38/42)高于对照组 71.43%(30/42),患者临床症状改善时间短于对照组,治疗后 PaO_2、$PaCO_2$ 及 pH 较治疗前改善情况优于对照组,认为葶苈大枣泻肺汤合三子养亲汤治疗肺源性心脏病效果显著,可有效改善患者临床症状及血气分析指标。

李艳春观察葶苈大枣泻肺汤联合三子养亲汤治疗肺源性心脏病患者疗效,她将89例肺源性心脏病患者分为给予抗生素、氧疗等西医对症治疗的对照组和在上述治疗基础上给予葶苈大枣泻肺汤联合三子养亲汤治疗的观察组,发现观察组患者治疗有效率91.1%。研究表明葶苈大枣泻肺汤联合三子养亲汤在常规用药基础上治疗肺源性心脏病患者有着更为显著的效果,患者症状改善时间明显缩短,治疗后血气指标改善程度更高。这与林宏、孟德军、刘耀文的研究结论相互一致。

董世松同样认为葶苈大枣泻肺汤合三子养亲汤联合西药治疗肺源性心脏病效果显著,值得推广。在辨证加减时,咯痰清稀,苔白腻者加白术15 g,茯苓10 g;咯痰,色黄黏稠者加黄芩10 g,鱼腥草20 g;口唇青紫,舌质紫暗者加丹参20 g,桃仁、红花各10 g;阳虚水泛,腹大膨满,肢体肿者加制附片6 g,猪苓10 g,泽泻15 g。

2. 葶苈大枣泻肺汤合生脉散

李应琼通过生脉注射液佐治慢性肺源性心脏病的临床研究证实,生脉注射液配合西药治疗明显优于单纯使用西药。人参和五味子具有"适应原"样作用,即能增强机体对各种有害刺激的防御能力。人参、五味子等可明显升高血浆中CD3和CD4阳性的百分率,降低CD8阳性的百分率,同时,可明显升高IgG、IgA及IgM的血浆浓度。人参能增加心脏收缩力,减慢心率,增加心输出量和冠状动脉流量,同时具有抗心律失常、抗心肌缺血缺氧、降低肺动脉高压等作用,因而可以改善心脏功能;五味子可直接兴奋呼吸中枢,改善呼吸功能。麦冬粉在体外对白色葡萄球菌、大肠杆菌等病菌有抗菌作用。

王中凯观察葶苈大枣泻肺汤合生脉散疗法治疗肺源性心脏病患者的临床效果,发现在常规西药基础上加葶苈大枣泻肺汤合生脉散治疗,总有效率为89.3%。基本方予生脉散合葶苈大枣泻肺汤(太子参、麦冬、五味子、生地黄、葶苈子、车前子、茯苓、泽泻、威灵仙、仙鹤草)。伴痰热较盛,见咯痰黄或黏稠难咯者加鱼腥草、瓜蒌皮、黄芩;伴瘀血内阻重,症见唇甲发绀、舌质暗紫、舌下筋脉纡曲者加泽兰、益母草、赤芍;伴脾肾阳虚,咯痰清稀,苔白腻,边有痕者加茯苓、白术;伴阳虚水泛,症见腹大胀满、肢体肿甚者加附子、猪苓、泽泻。

3. 其他

张晓杰观察葶苈大枣泻肺汤加味治疗肺源性心脏病心力衰竭的临床疗效,将90例患者随机分为治疗组与对照组各45例,治疗组用葶苈大枣泻肺汤加味,对照组用酚妥拉明,两组均配合抗感染、吸氧、输液等支持治疗,发现治疗组显效率为56%,总有效率为87%,与对照组比较无显著性差异,葶苈大枣泻肺汤可改善患者血气分析、血液流变学指标,提示具有强心利尿、改善肺换气与抗血液黏稠度的作用。其具体方药为葶苈子、大枣、黄芩、茯苓、水蛭,在温阳强心利水的基础上,注重了化瘀。

石青等观察加味葶苈大枣泻肺汤治疗肺源性心脏病心力衰竭的临床疗效,认为加味葶苈大枣泻肺汤治疗肺源性心脏病心力衰竭临床疗效明显优于单纯西药治疗,值得临床推广。其具体方药为葶苈子、炙麻黄、法半夏、瓜蒌、熟大黄、大枣、甘草,注重肺与大肠相表里,从肠治肺,泄肺逐邪,助肺治节,从而拟加味葶苈大枣泻肺汤治之。

（四）葶苈大枣泻肺汤治疗心力衰竭

陈金秋等观察真武汤、葶苈大枣泻肺汤联合应用治疗阳虚水泛型急性左心衰竭的临床疗效,以及对患者 B 型利钠肽和生活质量的影响。将 60 例急性左心衰竭患者随机分为观察组和对照组,对照组接受常规治疗,观察组在常规治疗的基础上加入真武汤和葶苈大枣泻肺汤,评价治疗效果,评估两组的心功能,并在出院 1 个月后评估患者的生活质量。结果：治疗 3 天后,观察组疗效明显高于对照组,出院 1 个月后,两组的生活质量评分均高于入院时的生活质量评分,观察组改善更为明显。

五、麻杏甘石汤

麻杏甘石汤证,在《伤寒论》中凡两见,"发汗后,不可更行桂枝汤,汗出而喘,无大热者,可与麻黄杏仁甘草石膏汤""下后,不可更行桂枝汤,若汗出而喘,无大热者,可与麻黄杏仁甘草石膏汤"。麻杏甘石汤以麻黄配伍石膏为组方特点,麻黄治喘,凡邪气阻塞之喘皆可使用。

（一）麻杏甘石汤的药理研究

现代药理研究表明麻黄中含有麻黄碱、麻黄油、伪麻黄碱,麻黄碱具有拟肾上腺素的作用,能松弛支气管平滑肌,对心血管有兴奋作用;麻黄油有发汗作用;伪麻黄碱有利尿作用。苦杏仁中含有苦杏仁苷、脂肪油,苦杏仁水解后产生的氢氰酸能镇静,止咳平喘;脂肪油可通便。生石膏主要成分是水硫酸钙,钙质能抑制骨骼肌的兴奋,解痉平喘。甘草含有甘草酸苷、甘草酸,水解后形成葡萄糖醛酸和甘草次酸,能抑制平滑肌活动,缓解胃肠痉挛而止痛,保护气管黏膜,减少刺激而止咳。付新通过对麻杏石甘汤作用机制相关文献的整理,发现麻杏石甘汤对呼吸系统有广泛的药理作用,是清热平喘的良药,其具有抗炎、抗氧化、抗病毒、解热、抗菌、治疗变异性哮喘等作用,能够提升机体免疫力,发挥中医药整体治疗的特点。黄贵华等研究发现,麻杏石甘汤具有解热、镇咳平喘、抗过敏、抗炎、抗病毒、免疫调节等作用。

有研究表明,麻杏甘石汤治疗慢性阻塞性肺疾病的作用机制可能是通过对 STAT4 及 STAT6 蛋白的表达水平产生影响,进而干扰 IL-12/STAT4 及 IL-4/STAT6 这两个信号转导通路对机体当中 Th1 细胞及 Th2 细胞的基因表达情况,对 Th1 细胞的极化产生抑制作用,调节 Th1/Th2 细胞的失衡现象,降低由 T 细胞所介导的炎症反应及各种病理损害。王亮用麻杏甘石汤治疗急性肺炎患者,发现其可以降低患者 C 反应蛋白等炎症指标。王超红等在治疗慢性阻塞性肺疾病急性加重期时,选用麻杏甘石汤,发现其在降低 C 反应蛋白的同时,可以降低降钙素原,考虑麻杏甘石汤治疗肺系疾病和减少炎症指标相关。

（二）麻杏甘石汤的临床研究

1. 麻杏甘石汤加减治疗肺源性心脏病急性发作期

杨永华等在治疗肺源性心脏病伴肺部感染患者的时候,采用在运用抗生素的同时,加减麻杏甘石汤,有较单纯使用西药更为显著的疗效。若发热重者加用桑白皮、黄芪、金银花、连翘,以增强清热之力,达到抗菌抗病毒目的。若口渴者加芦根、天花粉、生地黄,以清热生津。若咳痰多,喘甚者加用葶苈子、紫苏子、桑白皮,以泻肺平喘。若咳痰黄稠难咳者加瓜蒌、鱼腥草、贝母，清热化痰。若高热，口干，汗出，舌苔黄者重用石膏并加黄芩，以清泻肺胃炽热。

莫振兆等治疗肺源性心脏病急性加重期，在纳洛酮兴奋呼吸，单硝酸异山梨酯降低肺动脉高压的同时，运用麻杏甘石汤治疗。同时，肺源性心脏病临床分型施治，痰热壅肺型加鱼腥草、北沙参、炒黄芩、金银花；寒痰郁肺型加姜半夏、细辛、桂枝、白芥子；兼有肺气虚者加黄芪、麦冬、五味子；脾气虚者加茯苓、白术；肾阳虚者加附子、肉桂；血瘀者加丹参、红花。以上可知，加减运用麻杏甘石汤可以改善临床症状及改善血气分析和血液流变学指标。

2. 麻杏甘石汤加减治疗肺源性心脏病缓解期

姜云香治疗老年性肺源性心脏病时，主张祛邪宣通为先。肺为娇脏，不耐寒热，外邪入侵，首先犯肺，肺气失宣，气机失调而发病。症见咳嗽，咯痰，喘息，鼻塞流涕，肢体酸楚，或发热恶寒，舌质红，苔薄白或薄黄，脉浮或浮数。根据症状辨清寒热、燥火、郁热。其中，证属热为寒遏型，应当清肺泻热宣通，方选麻杏甘石汤。痰是慢性肺源性心脏病患者的主要致病因素和病理产物，在其发病过程中，外邪袭表，肺气失宣，肺虚则不能散精以输布津液，津液停滞化为痰饮；或饮食不当，伤及中焦脾胃，使脾失健运，水谷不能化生精微上输养肺，反聚为痰浊；或肾阳不足，失于温化，水谷泛逆为痰。故当时时注意祛除痰液，证属痰热壅肺型，治宜清热化痰，方用麻杏甘石汤。最后，扶正固本贯穿始终。

贾文惠强调治疗肺源性心脏病"在肺不在心"，用麻杏甘石汤加味治疗肺源性心脏病（肺肾气虚外感偏热型），其基本方为在麻杏甘石汤基础上加上黄芩、桑白皮、前胡、鱼腥草、天竺黄、葶苈子、枳壳、当归、赤芍，具有清热化痰、止咳平喘、疏畅气机、宽中解郁、活血化瘀等作用。对58例患者进行治疗后发现，其可提高 PO_2，降低 PCO_2，调节 pH，同时可以缓解心脏病变。周灿等治疗肺源性心脏病患者，将纳入的42例病例，分为寒痰阻肺型（17例），湿痰郁肺型（8例），脾肾两虚型（5例），元阳欲脱型（2例），其中，湿痰郁肺型患者考虑其症状咳嗽交作，痰黄黏咯等，予以清肺化痰，活血祛瘀，方选麻杏甘石汤合千金苇茎汤加减治疗，取得很好疗效。练培森等将纳入的痰浊蕴肺证病例，给予西医基础上加载麻杏甘石汤治疗，《丹溪心法》云："善治痰者，必先治气，同时也要治血。"提出肺胀呈现痰夹瘀血证候，治则养血清痰、敛肺止咳。麻杏石甘汤联合西药治疗肺源性心脏病，可显著提高心肺功能，改善预后，协同提高临床疗效。

六、己椒苈黄丸

己椒苈黄丸具有泻热逐水、通利二便之功效，出自《金匮要略》，"腹满，口舌干燥，此肠间有水气，己椒苈黄丸主之"，主要用于水饮积聚脘腹，肠间有声，腹满便秘等病症。方中葶苈子，味辛、苦，性寒，祛痰定喘，泻肺行水，《本草求真》指出葶苈子"性急不减硝黄，大泻肺中水气，下行膀胱，故凡积聚症结，伏留热气，水肿痰壅，嗽喘经闭便塞至极等证，无不当用此调"。防己，味辛、苦，性寒，善走下行能利小便而消肿。椒目，味辛、苦，性寒，能化气行水。大黄利水泄浊，活血通脉。张机所立此方治疗痰饮病，运用肺与大肠相表里的关系。肺病治肠，下窍不利则上窍不通，痰饮水走肠间之证治以宣上通下，导水下行，前后分消，己椒苈黄丸治之。如水饮犯肺，兼见喘咳者，加麻黄、杏仁；痰涎壅盛者，加紫苏子、莱菔子；气滞较甚，腹满较重者,加川朴、槟榔;久病体虚,中气不足者,加人参、白术、黄芪。

（一）己椒苈黄丸的药理研究

己椒苈黄丸是治疗痰饮、肠间有水的代表方。根据现代病理机制,方中汉防己、川椒目辛宣苦泄,葶苈子、大黄攻坚决壅。方中汉防己含汉防己甲素,是治疗硅沉着病的新药,使用福多司坦、全肺大容量灌洗疗法配合汉防己甲素治疗Ⅱ期硅沉着病可改善患者的肺功能及其血气分析的指标。实验研究表明适量的汉防己可抗炎、抗纤维化,可能通过降低羟脯氨酸含量、抑制转化生长因子-β_1过程减轻硅沉着病纤维化。同时,该药能调节免疫,还可以减弱肺动脉阻力,干预低氧性肺血管重建,降低肺动脉压。药理学研究表明,椒目具有抗血栓形成、调血脂、平喘镇咳及抗炎等药理作用。

（二）己椒苈黄丸与肺源性心脏病急性发作期

王宏伟等收治的慢性肺源性心脏病急性发作期患者,考虑急性期往往是新感引动伏邪,促使病情严重发展,本虚标实,虚实夹杂。选用己椒苈黄丸利水消肿,行水平喘,强心利尿,攻坚通便,取得很好疗效。症见喘咳悸眩目,胸脘痞痛拒按,便秘溲赤,舌苔厚而滑腻,系痰饮内聚,壅滞不通所致,久病有肾气下虚之象,考虑停痰伏饮为急,故江增尧用己椒苈黄丸开达通降。即使老年患者,亦注重调和肠胃,舒而不泻,注重"贵流不贵滞"。

慢性肺源性心脏病患者肺动脉压力增高,常伴或不伴有右心衰竭。吴银根认为肾阳亏虚是慢性肺源性心脏病肺动脉高压的病理基础,水饮、痰、瘀是其重要病理因素。慢性肺源性心脏病患者一般病程较长,久病虚损及肾,则肾阳亏虚,温煦不足而鼓动乏力,导致水饮内停,痰瘀内结。己椒苈黄汤具有温阳利水逐瘀的功效。王丽新等采用己椒苈黄汤治疗慢性肺源性心脏病肺动脉高压患者,己椒苈黄汤可有效降低慢性肺源性心脏病患者的MPAP及脑钠肽的水平,提高患者生存质量。

王檀认为,只有从"肺脾阳虚,外寒内饮"方面阐述其病机,才可一览其本。仲圣名方小青龙汤,窥肺脾阳虚、外寒内饮之咳喘病机,立宣肺降逆、温化水饮之治咳喘之法;又立己椒苈黄丸之逐水涤饮之法。王檀将其两者合一,创立小青龙汤合己椒苈黄丸,专治慢性肺源性心脏病心功能不全,疗效确切。赵东凯的临床研究显示,小青龙汤合己椒苈黄丸具有较好的平喘止咳、强心利尿作用,临床疗效肯定。

许艳伶等在临床运用己椒苈黄丸治疗慢性心力衰竭,认为热瘀水结证慢性心力衰竭是临床中常见证型之一。瘀阻日久,则致血行不畅,水饮内停,瘀水互结,瘀而化热而致热瘀水结证。热象表现:舌苔黄腻、脉滑数;瘀水阻肺,瘀而化热则咳痰黏稠或黄稠;瘀热滞胃,则腹胀纳呆、口干口渴;热结下则尿少、小便黄赤、大便干结。瘀证表现:口唇发绀,颈静脉怒张,肝大,舌质紫暗或有瘀斑。水结表现:水饮停肺则喘咳倚息、不能平卧、胸闷憋气、双肺可闻及干湿啰音、胸腔积液;水结脾胃则腹胀纳呆、肝大、腹水;水结于下则尿少、双下肢水肿。在继承总结前人的基础上,结合目前临床实践,应用己椒苈黄丸加减治疗慢性心力衰竭热瘀水结证疗效显著。朱虹江等在临床工作中发现肺源性心脏病痰、热、水、瘀壅塞三焦证是常见证候之一。临床表现主要是肺源性心脏病急性发作期急性呼吸道感染并心肺功能不全,甚或肾功能不全。中医病机为久病缠绵,积渐成损,肺、脾、心、肾功能俱亏所致痰、热、水、瘀壅塞三焦之本虚标实之证。该症为难治性危急重症。痰、热、水、瘀壅塞三焦是该病常见客观存在的证候,遵守辨证论治原则,以清热化痰、利水行瘀、宣通三焦为治疗法则,选用己椒苈黄丸加减治疗为主,疗效较为满意。治疗组在祛邪解毒,及时扶正,适度化瘀利水等几个环节中,巧妙地掌握了肺源性心脏病急性发作期心肺功能不全并肺部感染,甚或肾功能不全治疗中的时空关键环节,能在一定程度上增强机体抵抗力,控制肺部感染,改善心肺功能,疏通微循环。

七、其他方剂

1. 五苓散合桃红饮

肺源性心脏病属于本虚标实之证,在肺源性心脏病急性发作期和缓解期的病程中均有不同程度的血瘀证,活血化瘀法运用在治疗肺源性心脏病病程始终。《丹溪心法·咳嗽篇》曰:"肺胀而咳,或左或右不得眠。此痰夹瘀血碍气而病。"说明瘀血可以致咳、痰、喘的发生。由于长期咳喘,气道痰热壅塞以致肺、肾、心、脾脏气亏虚,使气血津液的运行敷布障碍,从而出现气虚、痰凝、水停、血瘀等一系列病理变化。

肺源性心脏病心力衰竭患者的致病原因通常为脉络阻滞、痰郁互结,其治疗基本原则为利水化瘀、扶阳固脱、化痰活血及纳气补肾。

五苓散由茯苓、泽泻、猪苓、桂枝、白术(炒)组成,具有温阳化气、利湿行水之功,用于膀胱化气不利,水湿内聚引起的小便不利,水肿腹胀,呕逆泄泻,渴不思饮。五苓散证在肺源性心脏病失代偿期可为主证或重要兼证。五苓散可以起到温通心阳、渗湿健脾、化气行水、外疏内利等重要作用,郭文栋对老年肺源性心脏病失代偿期患者治疗时加用五苓散可减少洋地黄类药物的用量,同时降低心肌的中毒反应,可减少利尿剂的用量,不易造成电解质的紊乱,可加强消化功能,增加体力,增强抵抗力,可增加机体对乏氧的耐受性等。

桃红饮由桃仁、红花、川芎、当归尾和威灵仙组成,具有活血祛瘀、祛风利痹之功。

两方合用其中茯苓和猪苓利水渗湿,桂枝温通经脉,当归补气活血,桃仁和红花通经活血,泽泻利小便,诸药合用起到利尿行气、活血化瘀和补益脾肺的作用。现代药理研究表明:当归和桃仁等能有效起到抗血小板聚集的作用,从而使患者的血液流通更加顺畅;茯苓和猪苓等能有效改善肾脏的代谢作用,使机体的代谢更加顺利地完成;白术能让肠道的吸收能力得到促进,从而发挥健脾功效;桂枝能够改善微循环并提升机体免疫力。因此,五苓散合桃红饮在肺源性心脏病心力衰竭患者的治疗中应用效果较好。痰多且黄稠者加鱼腥草、浙贝母;痰多且白稀者加陈皮、紫苏子、法半夏、白芥子;恶寒发热者加连翘、金银花;喘息者加蛤蚧、地龙。

2. 麻黄附子细辛汤

杨兆林等认为肺源性心脏病的发作多由外邪袭肺,引动夙痰,而致肺气闭郁,故本病邪实为主,病变主要在肺,痰浊壅盛,肺气闭郁为主要病机。然久病又常常导致脾肾两虚,脾失健运,水液停滞,聚而生痰生饮,影响肺的宣发和肃降,又会加重肺脏病变。"肺为气之主,肾为气之根",故肺病又累及肾,肺不主气,肾不纳气,则气喘日益加重。肺脾肾虚损,皆可伤及于心,心气亏损,气亏阳虚,阳虚水泛。如此恶性循环,脏腑日衰,终致心力耗竭。选择麻黄附子细辛汤为底方进行加减对 40 例肺源性心脏病患者治疗,临床疗效佳。

3. 越婢加半夏汤

越婢加半夏汤原方出自《金匮要略》,在《金匮要略·肺痿肺痈咳嗽上气病脉证治》中曰:"咳而上气,此为肺胀,其人喘,目如脱状,脉浮大者,越婢加半夏汤主之。"许林生观察加味越婢加半夏汤治疗肺源性心脏病急性发作期的临床疗效,发现在常规西医治疗肺源性心脏病急性发作期基础上配合中药加味越婢加半夏汤,在临床综合疗效及血气分析、血液流变学指标改善方面,均较纯西药组有显著性优势,且能明显改善患者气促、紫绀、水肿、肺部干湿啰音等临床症状、体征,大大提高患者生活质量,未发现明显毒副作用,证明该方治疗肺源性心脏病急性发作期安全、有效,值得临床推广应用。

4. 苏子降气汤

刘丰晓认为慢性支气管炎所致的慢性肺源性心脏病心力衰竭,从中医辨证上看,多为上盛下虚、本虚标实。治疗该类肺胀,苏子降气汤较为贴切。临床应用苏子降气汤加减方对 46 例肺源性心脏病心力衰竭患者进行观察,总有效率为 89.13%。而靳虎明和楼新民的临床研究同样证实肺胀缓解期用七味都气丸,能使发作间隔期延长,且发现对长期使用激素后停药的戒断症状有一定治疗作用。

5. 血府逐瘀汤

肺源性心脏病由于感染、缺氧和二氧化碳潴留导致微循环障碍,血流流变学具有血细胞比容增高,全血黏稠度升高,红细胞及血小板易聚集等特点,患者主要以体循环淤血为主要表现,临床常见为颈静脉怒张,肝、脾肿大,口唇发绀,下肢水肿、按之没指等。涉及脏腑为心、肝、脾三脏,颈静脉怒张,肝、脾肿大,口唇发绀属于瘀血之征,而下肢水肿为水湿内停现象,但究其血瘀水湿的形成,乃由于气虚运血无力为主,兼以阳虚不能化气所致,因此运用活血化瘀之血府逐瘀汤加以泻水利尿之车前草、葶苈子等,能收到控制肺动脉高压的满意结果。

6. 苓桂术甘汤

陈同颖通过对 36 例慢性肺源性心脏病临床观察发现酚妥拉明与加味苓桂术甘汤联用在强心利尿,扩张血管,改善微循环,减轻心脏前后负荷,解除支气管痉挛,改善通气功能等方面具有许多相同的药理作用,相辅相成,从而更有效地改善心、肺功能。刘福信等用生脉散合并苓桂术甘汤治疗 30 例慢性肺源性心脏病心力衰竭患者,得出苓桂术甘汤有温通血脉、利水消肿之功,对改善心肺功能有良好效果。应用该方还能减轻强心苷与利尿剂的副作用,且能提高机体免疫力。

7. 大柴胡汤合桂枝茯苓丸

张小波在治疗慢性肺源性心脏病时,认为六经辨证此病多归于少阳、阳明两经,用六经辨证来分析,该病临床表现上没有恶寒发热、头痛或身痛等证,故病不在太阳;该病多无大便稀溏、畏寒症状,纳入三阴病中亦不妥;患者常有胸部膨满、憋闷如塞的表现,与少阳证的"胸胁苦满"相似,且该病反复缠绵迁延,随着正邪的进退时发时缓,符合邪入少阳半表半里之证。再加上患者有咳嗽痰多，咳吐大量痰液，肢体浮肿等表现，可造成身体津液的损失和输布障碍，从而形成伤津的证候，出现口渴、便秘等阳明热盛等表现，可知该病又常涉及阳明。故应辨为少阳、阳明合病，用大柴胡汤治之。另外，痰瘀贯穿本病的始末，治疗不忘化痰祛瘀，而《金匮要略》桂枝茯苓丸方中桂枝温经通阳利水，茯苓健脾利湿祛痰，桃仁活血化瘀消癥且能平喘，牡丹皮清热凉血又能祛瘀，白芍一味《名医别录》谓其能"去水气，散恶血"。诸药合用共奏活血化瘀、祛痰消癥之功，是治疗"痰瘀同病"的有效方剂，与肺源性心脏病的病机甚是相符，故其可用于治疗肺源性心脏病、肺淤血、肺水肿等呼吸系统疾病。两方合用，事半功倍。

8. 青蒿鳖甲汤

谢东霞等认为肺源性心脏病患者多为年老病久，肺肾易虚，水湿停聚不化，泛溢肌肤发为水肿，水气凌心射肺则心慌、胸闷，加重咳嗽，气喘，在治疗肺源性心脏病急性发作期时选用青蒿鳖甲汤，其中鳖甲滋阴退热，入络搜邪；青蒿芳香通络、引邪外出；生地黄甘凉滋阴；知母苦寒滋润，同时配伍麻黄、石膏宣肺泻热平喘；杏仁肃肺止咳；炙甘草益气和中；附子温肾暖土以助阳气；茯苓健脾淡渗利水；生姜助附子温阳祛寒；白术健脾；白芍缓急利小便，疗效亦较好。

第七章

肺源性心脏病的其他中医特色疗法

第一节 针 灸 疗 法

肺源性心脏病是指由支气管炎、肺气肿及其他慢性胸肺疾病或肺血管病引起的心脏病，引起肺组织结构和（或）功能异常，PVR 增加，肺动脉压增高，表现为肺动脉高压、右心室增大或右心功能不全，并排除先天性心脏病和左心病变引起者。从肺部基础疾病发展为肺源性心脏病一般需要 10~20 年，开始多表现为原发的胸肺疾病的症状与体征，晚期则出现循环与呼吸衰竭的征象。本病分代偿期和失代偿期。肺源性心脏病代偿期其临床症状主要表现为反复咳嗽、咯痰、喘促，稍动即感心悸、气短、乏力和劳动耐受力下降，并有不同程度发绀等缺氧症状。失代偿期其临床症状主要表现为咳嗽、咯痰、喘促等症状明显加重，此外，尚可见头胀痛、多汗、心悸、食欲不振、腹胀、恶心、神志淡漠、抽搐、水肿、腹水等。

祖国医学中肺源性心脏病属于"咳喘""痰饮""心悸""水肿""肺胀"等范畴。早在《黄帝内经》中已有相关记载，《灵枢·胀论》有"肺胀者，虚满而喘咳"及《灵枢·经脉》中有"肺手太阴之脉……是动则病肺胀满，膨膨而喘咳"的认识。《素问·咳论》谓："三焦咳状，咳而腹满……使人多涕唾而面浮肿气逆也。"描述了肺源性心脏病的症状。《素问·水热穴论》亦云："水病下为胕肿、大腹，上为喘呼、不得卧。"阐述了水肿亦引起喘咳的可能。《针灸甲乙经》云："水肿，人中尽满，唇反者死，水沟主之。水肿大脐平灸脐中，无理不治。"提出灸法治疗水肿。《难经》曰："损其肺者，益其气；损其心者，调其荣卫；损其脾者，调其饮食，适其寒温；损其肝者，缓其中；损其肾者，益其精，此治损之法也。"其病因病机与肺、心、脾、肾有关。肺为娇脏，容易被外邪侵袭。日久不愈则伤肺，肺气受损，以致肺失清肃，肺气上逆出现咳喘、倚息不能平卧等表现。肺主气，心主血脉，肺气有贯通心脉作用，百脉又朝会于肺。肺气壅塞，可导致心的血脉运行不畅，又因气为血之帅，气虚则不能运行血脉，导致血脉瘀滞，出现心悸、胸闷、口唇青紫等表现。久病伤脾，脾失健运，不能运化水液，而酿湿生痰，甚则上逆犯肺，而咳嗽多痰。喘咳日久则伤肾，肾气不足，则气化功能减弱，可出现尿少、尿闭、水肿等表现。

针灸疗法治疗肺源性心脏病具有一定优势与特色，是在中医理论指导下，运用经络腧穴理论及刺灸方法治疗肺源性心脏病的一种疗法。早期记载如《备急千金要方》："肺俞、肾俞，主喘咳少气百病。"《玉龙歌》："哮喘之症最难当，夜间不睡气遑遑，天突妙穴宜寻得，膻中着艾便安康。"《针灸聚英》曰："喘，灸中府、云门、天府、华盖、肺俞。"《针灸大成》曰："哮吼嗽喘，俞府、天突、膻中、肺俞、三里、中脘。"针灸疗法不仅针对肺源性心脏病的急性期，而且更重视其缓解期的调治。

一、针灸治疗慢性肺源性心脏病的历史沿革

经过历代医家反复实践与不断总结，两千多年来积累了大量的针灸治疗肺源性心脏病的经验。探源溯流，总结历代方书，考证分析，寻查针灸疗法的发展轨迹，针灸疗法从春秋战国时期萌芽初动，秦汉时期形成体系，晋隋唐时期积累总结，宋金元时期总结发展，明清时期成熟完善。

1. 春秋战国至东汉时期

《黄帝内经》的问世，标志着针灸理论体系的形成，针灸治疗以经络辨证为纲，以循经取穴为主，首次提出了针灸治疗的局部与远端选配穴原则。《难经》曰"虚者补其母，实者泻其子"提出针灸治疗理论。《灵枢》曰："手心主之别，名曰内关，去腕二寸，出于两筋之间，别走少阳，循经以上系于心包，络心系。实则心痛，虚则为烦心，取之两筋间也。"是循经取穴治疗肺源性心脏病的记载。《灵枢》曰："五脏之气已绝于内，而用针者反实其外，是谓重竭，重竭必死，其死也静，治之者，辄反其气，取腋与膺。"提出肺源性心脏病急性期的针灸治疗。东汉医家张机所著的《伤寒论》根据阳证与阴证的不同，提出了"阳证用针，阴证用灸"的规律，分别采用针或灸的不同方法治疗，倡导针药并用。

2. 晋唐时期

《针灸甲乙经》是现存最早最完整的针灸学专著。《针灸甲乙经》曰："肺胀者，肺俞主之，亦取太渊……五脏六腑之胀，皆取三里。三里者，胀之要穴也。""心澹澹而善惊恐，心悲，内关主之。"记载肺胀的选穴治疗。晋代王叔和所著《脉经》，提出针刺的补泻方法，记载募穴和五输穴的应用，并且完整地叙述了俞募穴理论，同时提出了"五输穴"与"俞募穴"配伍应用。东晋医家葛洪编写的《肘后备急方》，其中记载了许多民间单方和验方善于治疗急证。唐代孙思邈编撰的《备急千金要方》《千金翼方》集唐以前针灸医方之大成，将针灸治疗进行系统化，如处方后注明针刺的深度、留针时间及艾灸的壮数。《备急千金翼方》中载："肝咳刺足太冲，心咳刺手神门，脾咳刺足太白，肺咳刺手太渊，肾咳刺足太溪。"王焘所著的《外台秘要》介绍了多种灸法，为灸法在肺源性心肺病的应用做出重要贡献。

3. 宋金元时期

宋代翰林医官院编著的《太平圣惠方》，最早记述火针的应用。《针灸资生经》搜集《素问》《针灸甲乙经》《千金方》《明堂上下经》等诸家及民间散在的针灸治疗肺源性心脏病的临床经验。如《针灸资生经》曰："水肿，唯得针水沟……灸水分，则最为要穴也……水肿不得卧，阴陵泉百壮。"体现病因选穴的配穴特点，强调压痛点的临床应用。《丹溪心法》曰："治

嗽灸天突穴,肺俞穴,大泻肺气。"采用灸法治疗咳喘。元代窦默著《通玄指要赋》中曰:"咳嗽寒痰,列缺堪治。"元代杜思敬所著《针经摘英集》体现穴法与针法并重原则。元代医家罗天益所撰的《卫生宝鉴》,师承了李杲的《脾胃论》,用穴重在补益脾胃,故治疗上多应用中脘、气海、足三里3穴。《卫生宝鉴》为后世形成完整的针灸治疗肺源性心脏病的理、法、方、穴、术体系做出了贡献。

4. 明清时期

《针灸聚英》云:"肺胀气抢胁下痛,阴都太渊肺俞除。"《针灸大成》云:"肺胀膨膨气抢胁下热满痛:阴都(灸)、太渊、肺俞。"提出肺胀针灸治疗选穴。《针灸大成》云:"心内怔忡,心俞、内关、神门。"《针灸大全》云:"心中虚惕、神思不安,取内关、百会、神门……心脏诸虚、怔忡、惊悸,取内关、阴郄、心俞、通里。"记载了心系疾病的针灸治疗。明代张介宾所著《景岳全书》云:"水肿,灸脾俞、水分、肝俞。"记载水肿的针灸治疗。《类经图翼》云:"厥逆,人中(灸七壮,或针入至齿妙)、膻中(二十壮)、百会(暴厥逆冷)、气海。"提出灸法治疗厥逆。陈会撰《神应经》云:"心胸痛,曲泽、内关、大陵。"提出针灸治疗心痛。清代吴亦鼎《神灸经纶》会:"扁鹊治虢太子疾,取三阳五会,更熨两胁下,即苏厥逆昏沉,不省人事,脉伏绝者,气海、丹田、关元,用大艾炷灸二七壮,得手足温暖,脉至知人事,无汗要有汗出即生。"提出灸法治疗厥脱证。

二、针灸治疗肺系疾病的主要作用

(一)中医理论

《灵枢》云:"知其要者,一言而终。"针灸治疗肺源性心脏病主要通过调和阴阳、疏通经络、调和气血实现,可用"通""调"两字来概括,其中"通"即疏通经络,"调"即调和气血、调和阴阳。张介宾提出"医道虽繁,可一言以蔽之,曰阴阳而已"。

1. 调和阴阳

肺源性心脏病发生发展的根本原因主要由于阴阳失调,故针灸治病的最终目的为调和阴阳,《素问·至真要大论》曰:"调气之方,必别阴阳。""谨察阴阳所在而调之,以平为期。"《灵枢·根结》曰:"用针之要,在于知调阴与阳,调阴与阳,精气乃光。"《灵枢·终始》曰:"阴盛而阳虚,先补其阳,后泻其阴而和之;阴虚而阳盛,先补其阴,后泻其阳而和之。"提出调和阴阳为主要治疗方法。《素问·阴阳应象大论》说:"善用针者,从阴引阳,从阳引阴。"说明针刺手法与调和阴阳的作用密切相关。针灸治疗肺源性心脏病,还可以采取从阴治阳、从阳治阴的方法。

2. 疏通经络

经络的主要生理功能是运行气血。"内属于腑脏,外络于肢节",所以经络功能失常,气血运行受阻,是导致肺源性心脏病发病的原因之一。《素问·皮部论》云:"邪客于皮则腠理开,开则邪入客于络脉,络脉满则注于经脉,经脉满则舍于脏腑也。"分析了经络与脏腑的关系。疏通经络是针灸最基本和直接的治疗作用,通畅瘀阻的经络而发挥其正常生理功能。如《灵枢·刺节真邪》亦云:"用针者,必先察其经络之实虚……一经上实下虚而不通者,此必有横络盛加于大经,令之不通,视而泻之,此所谓解结也。"《灵枢·经脉》所言:"经脉者,所以决死生,处百病,调虚实,不可不通。"

3. 调和气血

气血是构成人体和维持人体生命活动的基本物质。经络系统是气血运行的主要通道,若伤及气血,则气血运行生化失常,所以穴位和经络是邪气入侵和传变的重要途径,如《灵枢·九针十二原》提出"神客在门"。《灵枢·小针解》曰:"神者,正气也;客者,邪气也;在门者,邪循正气之所出入也。"通过相关经络、穴位,采用补虚泻实针灸疗法,调和人体自身的气血,起到治疗肺源性心脏病的作用。所以《灵枢·刺节真邪》曰:"用针之类,在于调气。"《灵枢·九针十二原》曰:"以微针通其经脉,调其血气,营其逆顺出入之会,令可传于后世。"《灵枢·终始》也说:"凡刺之道,气调而止。"实证则邪气有余,当用泻法,邪去则气自和;虚证则气不足,当用补法,正气足则气自调。

所以,针灸治疗肺源性心脏病的作用实际上就是对机体的双向调节作用,通调经络气血,调节脏腑阴阳。其治疗作用的发挥与针灸手法、腧穴作用、机体状态、针灸用具、治疗时间等因素密切相关。如机体在不同的病理状态下,针灸可以产生不同的治疗作用,由此可见机体状态在针灸治疗过程中起重要作用。针灸主要通过激发、调动和增强机体的自我调节能力,达到治疗的目的。如心动过速者,针内关、通里能使之减慢;而心动过缓者,针内关、通里能使之加快;对正常心率者,针内关、通里则心率无明显变化。

（二）现代研究

现代中医学认为肺源性心脏病是多种肺系慢性疾患反复发作,迁延不愈,导致肺气胀满,不能敛降的一种病证,临床表现为胸部膨满,憋闷如塞,喘息上气,咳嗽痰多,心悸,或唇甲发绀,脘腹胀满,肢体浮肿等。其病程缠绵,时轻时重,经久难愈,严重者可出现神昏、惊厥、出血、喘脱等危重症候。针灸治疗是中医学中具有特色又有良好治疗效果的一种治疗,是中医中最精华的部分。

针灸在治疗肺源性心脏病中也具有良好的疗效。胡智慧等应用针刺补泻手法治疗肺源性心脏病急性加重期患者15例,选取双侧尺泽(平补平泻法)、列缺(平补平泻法)、太渊(补法)、足三里(补法)、丰隆(泻法)、内关(平补平泻法)、气海(补法),喘甚加定喘,天突,阴虚火旺加三阴交、太溪。研究发现,针灸能使肺源性心脏病急性发作期的血浆 ET-1 水平显著下降,说明它对该病的急性发作有缓解作用。ET-1 水平的下降反过来又促进了肺血管和支气管平滑肌的舒张,进一步缓解了肺源性心脏病的发作。江帆等针灸治疗肺源性心脏病时取足三里为四总穴之一,健脾益气、培土生金;关元、气海补肾固气,以固本降气;取大肠募穴天枢,通调一身气血;加之关元为小肠的募穴,二穴能够针对大小肠进行治疗,进一步促进肠道蠕动。伴有肝热者予开四关,以解肝郁、清肝火;伴有呃逆者加用攒竹。其研究发现,前血清天冬氨酸氨基转移酶(AST)、乳酸脱氢酶(LDH)、磷酸肌酸激酶(CK)、α-羟丁酸脱氢酶(HBDH)、丙氨酸氨基转移酶(ALT)、γ-谷氨酰转肽酶(γ-GT)表达水平经治疗后均显著下降,说明针灸对肺源性心脏病的急性发作有缓解作用。李廷谦等选用中药配穴位埋针治疗肺源性心脏病,选穴肺俞、定喘等,研究发现,以中药配合针灸治疗对提高血清 C_3 含量的效果优于对照组。李改改等选穴双侧肺俞、肾俞、脾俞、定喘、心俞治疗肺源性心脏病,研究发现治疗后血气分析(血氧分压、SaO_2)、肺通气功能、EF 较前提高。

三、针灸治疗肺源性心脏病的主要治则

针灸治疗肺源性心脏病的治则,如《灵枢·官能》所说:"用针之服,必有法则。"针灸疗法从总体上把握针灸治疗肺源性心脏病的主要原则。针灸治疗原则可概括为治标治本、补虚泻实、清热温寒和三因制宜。

（一）治标治本

《灵枢·病本》云:"谨察间甚,以意调之,间者并行,甚者独行。"治标治本的基本原则是急则治标、缓则治本、标本同治。

1. 急则治标

急则治标主要是指肺源性心脏病急性期的治疗原则。肺源性心脏病急性期具有起病急、变化多、发展快的特点。该阶段主要目的为缓解患者的急迫症状。《灵枢·病本》曰:"先病而后中满者,治其标……大小便不利,治其标。"然后再根据疾病的发生原因从本论治。

2. 缓则治本

缓则治本主要是指肺源性心脏病代偿期的治疗原则。肺源性心脏病代偿期,具有病程缓慢、发展较缓的特点。该阶段主要治疗目的为从本论治。《灵枢·病本》曰:"伏其所主,治其所因。"缓则治本尤其对于肺源性心脏病缓解期具有指导意义。

3. 标本同治

标本同治主要是指肺源性心脏病急性失代偿期的治疗原则。肺源性心脏病急性失代偿期,标病和本病处于俱重或俱缓的状态时,正虚不能抗邪,应当采取标本同治的方法。

（二）补虚泻实

《灵枢·九针十二原》曰:"凡用针者,虚则实之,满则泻之,菀陈则除之,邪盛则虚之……虚实之要,九针最妙,补泻之时,以针为之。"所以疾病有虚实,针灸分补泻,《素问·通评虚实论》曰:"邪气盛则实,精气夺则虚。"《灵枢·经脉》亦言:"盛则泻之,虚则补之……陷下则灸之,不盛不虚以经取之。"

1. 虚则补之

"虚则补之""虚则实之",意即治疗肺源性心脏病代偿期用补法,适用于治疗肺源性心脏病肺肾阴虚证、肺脾气虚证、脾肾阳虚证、心阳欲脱证。针灸偏于补法,但阴虚一般不宜用灸法,而阴阳两虚则可用灸补,如《灵枢·官能》所言:"阴阳皆虚,火自当之。"针灸补法常选取下腹部穴位,如神阙、气海、关元,以及其他偏补的穴位,如足三里、膏肓、命门、太溪等穴位,对五脏虚证多用相应的背俞穴和原穴。

2. 陷下则灸之

"陷下则灸之"之"陷下",在《黄帝内经》中主要表达两个方面:一个方面是指脉络,如《灵枢·经脉》曰:"实则必见,虚则必下,视之不见,求之上下。"意思是说邪气盛实则血液充满脉中明显易见,正气虚则络脉必陷下而看不见。另一个方面是指脉象,如《灵枢·九针十

二原》说："凡将用针，必先诊脉，视气之剧易，乃可以治也。"《灵枢·禁服》云："陷下者，脉血结于中，中有着血，血寒故宜灸之。"此处"陷下"主要指脉象的沉伏。唐代王冰注曰："脉虚气少，故陷下也。"明代张介宾注曰："沉伏不起也。"故此处的"陷下"主要见于血寒或气虚之证。

3. 实则泻之

"盛则泻之""满则泻之""邪盛则虚之"即实证用泻法，适用于痰迷心窍证、寒饮蕴肺证。治疗方法多选用针刺泻法，少灸或不灸。《灵枢·寿天刚柔》曰："有刺营者，有刺卫者……刺营者出血，刺卫者出气。"所以治疗肺源性心脏病要先辨病位，病在卫分多用毫针浅刺出气，病在营血则刺后出血，以泻血分之邪。

4. 菀陈则除之

"菀陈则除之"中"菀陈"泛指久病络脉瘀阻之类的病证，而"除"即清除瘀血的刺血疗法等。即络脉瘀阻之类的病证用清除瘀血的刺血疗法，适用于病久入络，痰瘀阻肺证，多用三棱针或皮肤针，也可刺后加拔罐。

（三）清热温寒

《素问·至真要大论》云："寒者热之，热者寒之，温者清之，清者温之。"最早记载了清热温寒治疗法则。《灵枢·经脉》说："热则疾之，寒者留之。"体现治疗肺源性心脏病的清热、温寒针灸治疗原则。

1. 热则疾之

"热则疾之"即浅刺疾出或点刺出血，手法宜轻。《灵枢·九针十二原》亦云："刺诸热者，如以手探汤。""疾"与"急"相通，所以是指快速针刺之义，针用泻法。该法适用于热痰腑实证的治疗，常取大椎、曲池、合谷、外关等穴浅刺疾出，即可达清热之目的。

2. 寒则留之

"寒则留之"即深刺而久留针，以达温经散寒的目的。《太素》："有寒痹等在分肉间者，留针经久，热气当集，此为补也。"《灵枢·终始》云："刺热厥者，留针反为寒；刺寒厥者，留针反为热。"《灵枢·九针十二原》亦云："刺寒清者，如人不欲行。"主要适用于寒饮蕴肺证的治疗，则针刺应深而久留，以温针法最为适宜，或加用艾灸。

（四）三因制宜

"三因制宜"是指因人、因地、因时制宜，即根据治疗对象、季节（包括时辰）、地理环境等具体情况选择相应的治疗方法。

1. 因人制宜

《灵枢·逆顺肥瘦》言："体质壮大，血气充盈，肤革坚固，因加以邪，刺此者，深而留之……婴儿者，其肉脆血少气弱，刺此者，以毫针，浅刺而疾发针，日再可也。"由于患者的性别、年龄、体质等不同特点，则各机体生理功能和病理表现，也具有不相同的特点，所以针刺治疗方法也具有差别性。

2. 因地制宜

《素问·异法方宜论》指出："北方者……其地高陵居，风寒冰冽，其民乐野处而乳食，脏寒生满病,其治宜灸焫,南方者……其地下,水土弱,雾露之所聚也,其民嗜酸而食胕,故其民皆致理而赤色,其病挛痹,其治宜微针。"由于地理环境、气候条件不同,则各机体生理功能和病理表现不同,所以针刺治疗方法也具有差别性。

3. 因时制宜

因时制宜主要体现在两个方面,一方面指针对肺源性心脏病的发病规律,选择恰当的治疗时机;另一个方面指人体的生理功能和病理变化受四时气候变化的影响。如《难经·七十难》认为:"春夏者,阳气在上,人气亦在上,故当浅取之;秋冬者,阳气在下,人气亦在下,故当深取之。"

四、主要证型的针灸治疗

（一）针灸疗法

1. 痰瘀阻肺证

主穴：肺俞、膻中、天突、尺泽、丰隆、膈俞、血海、合谷。

随证配穴：胸痹心痛、心律不齐,加郄门、丘墟透照海,且心俞、厥阴俞交替使用以宽胸理气、通脉除痹。胸闷,属气滞血瘀者加合谷、太冲以行气开郁,属痰饮内阻者加足三里、阴陵泉以蠲饮化痰。

操作：针用泻法。

方义：痰浊是由于脏腑的气化功能失常,导致水液运化失常,致使水液内停,凝聚而成,停阻于脏器组织之间。痰浊日久,若痰浊蕴肺,肺气郁滞,不能治理调节心血的运行,无力推动,心脉失畅,脉络瘀阻,血行不畅,可见面色晦暗,唇甲紫暗,舌暗有瘀斑、瘀点;痰瘀日久,导致营血不能濡养肌肤,则为肌肤甲错;脉涩为痰瘀脉络、血行不畅之象。

肺俞为治疗肺部疾病的要穴,如《针灸甲乙经》曰:"肺胀者,肺俞主之。"膻中为气之会穴,又是心包募穴,具有宽胸理气、宣肺降逆、行津化痰之效,如《针灸甲乙经》曰:"唾喘短气不得息,口不能言,膻中主之。"天突善于治疗肺气壅塞、气逆不降之证,为止咳平喘、宣肺降逆之效穴。膻中、天突与肺俞形成前后配穴,则增强降气宣肺、化痰平喘之效。丰隆为治痰之效穴,具有健脾运湿化痰之效。同时尺泽与膻中、天突合用,加强宣泄肺气、止咳平喘之功。血海属足太阴脾经,膈俞为血之会穴,二穴配伍具有活血化瘀导滞之功。合谷为手阳明大肠经原穴,而阳明经为多气多血之经,具有通经活血、行气导滞之用。合谷与血海相配,两穴一上一下,一阴一阳,共奏通脉活血、行气导滞之功。

2. 热痰腑实证

主穴：天突、膻中、定喘、肺俞、丰隆、孔最、尺泽、鱼际。

随证配穴：热盛者,加合谷、曲池以清热化痰。胸痹者,加内关以宽胸利气、振奋胸阳。

操作：针用泻法。

方义：肺主宣发与肃降,对体内津液的输布、运行、排泄,肺的宣降功能具有疏通和调节作用。《素问·经脉别论》曰:"饮入于胃,游溢精气,上输于脾,脾气散精,上归于肺,通调水道,下输膀胱,水精四布,五经并行。"所以肺的宣发肃降功能在水液代谢平衡中起着重要的调节作用。外邪内侵,肺的宣降失调,津液布化功能失调,凝聚成痰,痰邪内阻,若停留于肺,故痰多,咳喘,若阻遏于肺,壅塞肺气,则胸闷。痰火互结,随气上逆则咳痰黄稠,或喉中痰鸣。痰热壅盛,气逆上冲,故气喘息粗,甚则鼻翼煽动。热邪散发于外,则发热。热邪伤津,故口渴,小便短赤,大便秘结。舌脉为痰热内盛之象。

肺俞为治疗肺部疾病之要穴。天突位于近咽喉部,属局部取穴,具有止咳平喘、宣肺降逆之效。膻中是气之会穴,具有宽胸理气、宣肺降逆、行津化痰之功,擅于治肺气壅塞、气逆不降之证。膻中、天突与肺俞形成前后配穴,则增强降气宣肺、化痰平喘之效。丰隆为治痰之效穴,具有健脾运湿化痰之效。丰隆为治痰之要穴,具有健脾运湿化痰之功。尺泽是肺经子穴,配肺经荥穴鱼际,体现实则泄其子,共奏肺经痰热之效。尺泽与膻中、天突合用,增强宣泄肺气、止咳平喘之功。

3. 痰迷心窍证

主穴:中脘、足三里、阴陵泉、四神聪、太冲、丰隆、水沟、鸠尾。

随证配穴:郁证,加膻中、内关以宽胸理气,宁心安神。痫证,加腰奇以治痫。癫证,加气海以温阳行气。

操作:针用平补平泻。

方义:痰浊蒙蔽心神,则发为癫、狂、痫等。痰浊阻于内,则见神昏、喉中痰鸣、舌苔腻、脉濡滑等表现。本证主因情志不遂,气郁生痰或湿浊酿痰,痰浊蒙蔽心神而起。多因情志不遂而致肝气不疏,气机郁结,甚则肝风内动,且气郁生痰,两者相随而动发病。所以本证与痰火扰神证不同,无明显热象,本证属阴,且本证主因痰迷心窍而成。

中脘既为胃之募穴,又是腑之所会,具有理中调气之效。足三里为胃之合穴,具有健脾和胃之效。中脘与足三里配伍,具有健运脾胃、通调腑气、清升浊降之功,故《行针指要歌》提出:"或针痰,先针中脘、三里间。"丰隆为治痰之要穴,又为足阳明胃经之络穴,络于足太阴脾经,具有化痰降浊之效。阴陵泉为足太阴脾经合穴,具有健脾利湿之效。丰隆与阴陵泉配伍,具有理脾化湿、除痰降浊之功。四神聪,位居巅顶,为经外奇穴,具有开窍醒神之效。鸠尾为治疗痫证的要穴,又为任脉之络穴,具有调和阴阳、开窍醒脑之效,主治神志疾病,《玉龙歌》曰:"鸠尾独泄五般痫。"水沟通于督脉,水沟与鸠尾二穴相配,体现任脉与督脉相互为用,加强开窍醒脑之功。太冲为足厥阴肝经之原穴,具有调理气血、平肝柔肝之效。丰隆为治痰要穴,具有调畅脾胃、豁痰化浊之效。太冲与丰隆配伍,气机顺则痰自消。

4. 寒饮蕴肺证

主穴:天突、定喘、肺俞、尺泽、合谷、大椎、孔最、丰隆、列缺、风门。

随证配穴:寒盛者,可加灸大椎以解表散寒。喘者,加膻中以宽胸理气,止咳平喘。

操作:针用泻法,背部俞穴走罐。

方义:《素问·咳论》曰:"皮毛者,肺之合也,皮毛先受邪气,邪气以从其合也。"所以肺居于上焦,外合皮毛,与咽喉、气管相连,上通于鼻。风寒之邪最易袭表犯肺,导致肺的宣发与肃降功能失调,出现恶寒,发热,周身酸楚疼痛,鼻塞流涕,咽喉肿痛,咳嗽等证。风寒袭表者,肺气被束,肺津不布,聚而成痰,则咳痰稀白;寒主收引,故风寒外袭者无汗;鼻为肺之外窍,肺气不宣,则鼻咽不利,表现为鼻塞,流清涕,咽喉痒或疼痛;卫气卫外抗邪、阳气浮于表则发热。苔薄白,脉浮紧均为外感风寒之征。

肺俞为治疗肺部疾病之要穴,《针灸甲乙经》曰:"肺寒热,呼吸不得卧,咳上气,呕沫,喘气相追逐,胸满胁膺急,息难,振粟,脉鼓,气膈,胸中有热,支满不嗜食,汗不出,腰脊痛,肺俞主之。"尺泽为肺经之子穴,且为手太阴肺经的合穴,具有泻肺热解表之效。肺俞与尺泽配伍,体现局部与远端配合用穴,二穴均具有双向调节作用,所以对风寒或风热之症均可调节。合谷为手阳明大肠经原穴,而肺与大肠相表里,能补能泻,而阳明经为多气多血之经,具有通经活血、行气导滞之用。大椎为诸阳经与督脉之会穴,可以抗邪外出,振奋全身之阳气,具有疏风散寒、退热解表、通阳祛邪之功。合谷与大椎配伍,增强退热解表之功。背部的足太阳经与肺的关系密切,而太阳经主表证,如一身之藩篱,外邪入侵,则首犯太阳,所以在背部的足太阳经行走罐疗法,加强太阳经疏散风邪、宣肺解表之功。天突穴位于近咽喉部,属局部取穴,具有止咳平喘、宣肺降逆之效。肺俞为治疗肺部疾病之要穴,具有宣肺平喘之效。孔最属肺经的郄穴,具有平喘之用。丰隆为祛痰的要穴。列缺是肺经的络穴,与风门配伍共奏宣散风寒之功。

5. 肺肾阴虚证

主穴:膻中、定喘、肺俞、丰隆、太渊、肾俞、关元、太溪、志室、膏肓、复溜、气海。

随证配穴:心烦不寐者,加神门、三阴交以调和阴阳,养心安神。潮热盗汗者,加阴郄、复溜,盗汗常用对穴。

操作:针用补法,或平补平泻法。

方义:五行中肺属金,肾属水,两者为母子关系。根据五行相生的理论,肺阴亏虚,因母病及子必致肾阴不足;肾阴亏虚,因子盗母气必致肺阴不足。可见两者病理上相互影响,互为因果。肺为娇脏,喜润恶燥,职司清肃。若肺阴不足,肃降失权,则咳嗽少痰或干咳无痰。虚火灼伤肺络,则见咯血或痰中带血。喉为肺窍,肺阴不足,虚火上蒸,津液亏少,喉失濡养,则口干咽燥,声音嘶哑。肾藏精,主骨生髓。若肾阴不足,骨失髓养,则见腰膝酸软。阴虚不能制阳,则相火妄动,扰动精室,故见遗精。肾精不足,精不化血,冲任空虚,则可见经少,甚则闭经。骨蒸潮热,颧红,盗汗,形体消瘦及舌脉皆为阴虚内热之征。

太溪,是足少阴肾经输穴与原穴,具有益肾养阴之效。善于治疗虚火上炎灼肺之干咳无痰,或痰中带血,口干咽燥等证。志室又名精宫,内应于肾,常用于阴虚相火妄动之证,具有益肾填精之效。肺俞与太渊配伍,属于俞原相配,增强补肺养阴、祛痰止咳之功,又与太溪、志室合用,则水源不竭,体现滋补肺肾、金水相生之功。膏肓具有补益虚损,调补肺、脾、肾之功,主治虚损重症。《针灸大成》曰:"膏肓俞……主无所不疗。羸瘦,虚损,传尸骨蒸,梦中失精,上气咳逆,发狂,健忘,痰病。"《医宗金鉴》曰:"主治诸虚百损,五劳七伤,身形羸瘦,梦遗失精,上气咳逆,痰火发狂,健忘,怔忡,胎前、产后劳瘵、传尸等证。"《千金方》曰:"膏肓俞,无所不治,主羸瘦虚损,梦中失精,上气咳逆,狂惑忘误。"肾俞与太溪配伍,属于俞原配穴法,具有益肾、纳气止喘之效,《千金方》谓之肾俞:"主喘咳少气百病。"肺俞与太渊配伍,属于俞原配穴法,具有止咳平喘、补益肺气之效,《针灸甲乙经》曰:"……咳上气,呕沫喘,气相追逐,胸满胁膹急,息难,振粟……肺俞主之。""咳逆烦闷不得卧,胸中满,喘不得息,背痛……太渊主之。"气海为任脉穴,具有补肾气、益元气、调补下焦气机、纳气止虚喘之效,《玉龙歌》曰:"气喘丹田亦可施。"天突位于近咽喉部,属局部取穴,具有止咳平喘、宣肺降逆之效。膻中为气之会穴,具有宽胸理气之效。定喘为平定喘促之效穴。肺俞为肺部疾病之效穴,具有宣肺平喘之效。丰隆为祛痰之效穴。太渊具有补肺降气平喘之功。肾俞功善补肾调气。关元位于下焦,为元阴元阳交关之所,具有补肾纳气、固本培元之效。太溪为肾经之原穴,复溜为肾经之母穴,二穴配伍,双补肾阴肾阳。

6. 肺脾气虚证

主穴:天突、膻中、气海、定喘、肺俞、丰隆、太渊、太白、脾俞、足三里。

随证配穴:水肿者,加阴陵泉、水分以利水渗湿消肿。

操作:针用补法,可加灸法。

方义:五行中脾与肺为母子关系。土不生金者为母病及子。以食欲不振,腹胀便溏等脾虚失运的表现为主。脾虚运化水谷精微不足,导致肺气不足,宣降失调,故咳嗽气喘。脾肺气虚,津液输布失调,故见水肿,咳痰,气短乏力,语声低微,动则自汗,面白少华,舌质淡,苔白滑,脉细弱等气虚之候。

脾俞具有健脾益气、运化水湿之效。足三里为胃经之合穴,腑病取之,具有祛湿化痰、健运脾胃、消胀除满之功。肺俞为肺部疾病之要穴,具有补益肺气、止咳平喘之效。膻中为气之会穴,具有通调上焦心肺之气之功,具有止咳平喘、宽胸理气之效,《医宗金鉴》曰:"哮喘,肺痈,咳嗽,气瘿等证。"气海功善补气,与膻中相配,体现一上一下,调和气机,斡旋一身之气机,调节气息之均匀。天突位于近咽喉部,属局部取穴,具有止咳平喘、宣肺降逆之效。定喘为平喘之效穴。肺俞为治疗肺部疾病之要穴,具有宣肺平喘之效。丰隆为祛痰之效穴。太渊具有补肺平喘之效。太白为脾经之原穴,与脾俞、足三里配伍,体现培土生金,具有补中益气、健运脾胃之效。

7. 脾肾阳虚证

主穴:命门、关元、脾俞、足三里、天枢。

随证配穴:浮肿、小便不利者,加中极、胃俞、三焦俞以健脾利水消肿。四肢厥冷者,加灸关元以温补阳气。

操作:针用补法,可加灸法。

方义:肾为先天之本,内藏元阴与元阳。脾为后天之本,主运化。脾之健运,需借助于肾阳的推动,化生精微,故有"脾阳根于肾阳"之说。肾中精气亦有赖于水谷精微的培育和补养,才能充盈不断。因此,肾与脾是相互资助、相互促进的先后天关系。病理上相互影响,脾阳久虚不能充养肾阳,或肾阳虚不能温养脾阳,终致脾肾阳气俱伤。脾主运化与肾司二便。若脾肾阳虚,则运化和司二便的功能失调,水谷不分,故见久泄久痢。若肾阳不足,则腰膝失于温养,则腰膝冷痛。若脾肾无以温化水液,则泛溢肌肤,周身浮肿。若脾肾阳虚气机凝滞,则见脘腹冷痛,面色㿠白,形寒肢冷,舌质淡胖,或有齿痕,舌苔白滑,脉沉迟无力等阳气不足之症。

命门位于两肾俞之间,为督脉之经穴,具有固本培元、补肾壮阳、强壮腰膝之效。关元为元阴元阳交关之所,为任脉之穴,具有培肾固本、补益元气之效。命门与关元配伍,属于前后对应的配伍运用,增强温肾培元之功。脾俞具有补脾阳助运、除水湿之效。足三里为胃经之合穴与下合穴,具有健脾和胃、消积导滞、运化水湿之效。天枢为大肠之募穴,具有调理肠腑、止泻止痢之效。足三里与天枢配伍,加强健脾理气、和胃理肠之功。

8. 心阳欲脱证

主穴:内关、膻中、心俞、气海、神阙、关元、百会。

随证配穴:胸痹心痛,加郄门以宽胸理气,行气止痛。

操作:针用补法或平补平泻法,可加灸法。

方义:心阳衰竭,不能温煦四肢则四肢厥冷,阳不敛阴则大汗淋漓。心阳衰竭,不能推动血液运行,不能濡养周身,肺失濡养,则肺司呼吸之功能异常,故呼吸微弱,脉微欲绝。若阳气外亡,脉络失养,则见血行不畅,面色苍白。若瘀阻于心脉则见胸痹心痛、唇甲青紫。心阳衰则神明无主,故见神志模糊,甚者昏迷不醒。

内关与郄门均为手厥阴心包经之穴,二穴配伍属于同经组合,若配合补法或温灸可加强其温心阳、补心气之功。膻中为心包经之募穴,《针灸甲乙经》曰:"唾喘短气不得息,口不能言,膻中主之。"膻中与心俞配伍,体现前后呼应之用。气海为元气汇聚之地,《针灸大成》曰:"男子生气之海。"具有补气温阳之功,用补法具有益元补气、温通心脉之效,若气虚则易生郁滞,所以该穴还具有行气导滞之功。神阙为真气所系,所谓真气者为受于天与谷气,并充其身者。关元为补元气要穴,即为元气出入之路也,神阙与关元相配,施以重灸法为回阳救逆的常用之法。百会位居巅顶,《针灸大成》曰:"手足三阳督脉之会。"功善升提阳气以固脱。

(二) 其他疗法

1. 皮肤针

取第 1 胸椎至第 2 腰椎旁开 1.5 寸足太阳膀胱经循行部或鱼际至尺泽穴手太阴肺经循行部,循经叩刺,以皮肤潮红或微渗血为度。

2. 穴位敷贴

取肺俞、膏肓、膻中、定喘。用白芥子 30 g,甘遂 15 g,细辛 15 g,共为细末,用生姜汁调成膏状,敷贴穴位 30~90 分钟后去掉,以局部红晕微痛为度。三伏天敷贴为佳。

3. 耳针

取对屏尖、肾上腺、气管、肺、皮质下、交感。每次选用 3~5 穴,选用毫针刺法或王不留行子贴压。发作期每日 1~2 次;缓解期用弱刺激,每周 2 次。

4. 穴位埋线

取肺俞、定喘、膻中。用三角针埋线法。

5. 拔罐

取肺俞、中府、大椎、定喘、膏肓、肾俞、膻中。用常规拔罐法。

五、展望

目前西医治疗慢性肺源性心脏病,尚无法有效逆转心脏重构进程,阻止该病向终末期发展,降低死亡率。近年来随着中医药对其研究的深入,传统的非药物疗法,如针刺、灸法、穴贴等在该病临床治疗上取得一定疗效,极大地丰富了肺源性心脏病治疗手段,为其治疗提供新思路。目前针灸治疗慢性肺源性心脏病主要集中于改善临床症状,提高患者生存质量,改善心肺功能,减少急性发作等方面。

（一）慢性肺源性心脏病代偿期的针灸治疗进展

慢性肺源性心脏病最主要的病因是慢性阻塞性肺疾病,且慢性肺源性心脏病的心肺功能代偿期（包括缓解期）的主要临床表现为慢性阻塞性肺气肿。

针刺对于慢性阻塞性肺疾病稳定期的防治具有独特的疗效,它注重辨证论治与整体观相结合,因证立法,辨证用穴,或补或泻,研究表明在缓解临床体征及改善肺功能上针刺效果显著。

童娟等对稳定期慢性阻塞性肺疾病患者在规定的有氧运动训练基础上采取针刺治疗,穴取膻中、乳根、关元、中脘、天枢等,每周治疗 2~3 次,一共治疗 5 周。结果发现针刺能够有效提高慢性阻塞性肺疾病稳定期患者运动耐量,并且可以大幅度缩短有氧运动训练的起效时间,极大地改善患者的生活质量。

Suzuki M 等长期系统地对针刺治疗慢性阻塞性肺疾病进行临床疗效观察,发现针刺后患者生存质量、肺功能和 6MWT 等指标均得到显著改善。Feng J 等将慢性阻塞性肺疾病患者随机分为两组,分别为治疗针组和安慰针组,每周 3 次,治疗 8 周后患者肺通气功能得到改善,生活质量较大程度提高。

黄海玲等将艾灸、特制扶阳药酒、火疗、推拿等各种中医扶阳方法融合在一起,施灸部位以督脉和足太阳膀胱经为主,能够改善患者肺功能,延缓肺功能进行性下降的速度,明显改善患者阳虚体质,有效提高患者的临床疗效。陈日新提出热敏灸疗法（全称腧穴热敏化艾灸新疗法,治疗范围十分广泛,属于临床针灸替代疗法）,医者在患者背部特定体表部位（肺俞和膈俞水平线之间）施行热敏灸能够显著改善慢性阻塞性肺疾病稳定期患者的肺功能,提高患者的生活质量,因其无伤害、无副作用等优势在临床上值得推广,为慢性阻塞性肺疾病提供治疗新思路。

（二）慢性肺源性心脏病失代偿期的针灸治疗进展

慢性肺源性心脏病失代偿期包括急性加重期,临床表现主要以呼吸衰竭为主,或有心力衰竭。肺源性心脏病急性加重期穴位疗法主要选用肺、脾两经的穴位为主,通过针刺手太阴肺经穴位以通宣肺气、止咳平喘;针刺足太阴脾经穴位以益气健脾、养心安神。

邹敏等应用隔姜灸配合穴位注射治疗肺源性心脏病急性加重期患者 30 例,根据健脾化湿、调补肺气的原则选用太白、隐白、丰隆、足三里、脾俞、大椎、肺俞、内关、膻中为主穴,随症加用太渊、定喘等穴。穴位注射选用肺俞和大椎。仇增永等采用辨证分型施针治疗 62 例肺源性心脏病急性加重期患者。脾肾阳虚、水气凌心型：针刺取脾俞、肾俞、命门、关元、三阴交、内关;气阴两虚、痰浊闭肺型:针刺取肺俞、心俞、膻中、尺泽、丰隆、足三里、内关;心阳不振、痰瘀阻肺型:针刺取心俞、膈俞、百会、足三里、大陵、内关。

杜鸿瑶等采用针刺、穴位敷贴和温阳活血方联合西医疗法治疗慢性心力衰竭,与对照组的一般西医综合治疗相对比。结果表明,中西医结合疗法治疗慢性心力衰竭临床有效率(95.29%)显著高于对照组(85.88%),治疗组 EF、左心室舒张期末容积、左心室收缩期末容积等指标改善均优于对照组。

尽管大量研究文献表明中医传统疗法治疗肺源性心脏病在控制症状、改善预后、加速减撤具有毒副作用的西药,以及在调整机体免疫功能、提高生活质量等方面疗效独特,但其治疗肺源性心脏病的作用机制方面应进行更为深入的探讨。且目前存在的主要问题有:① 中医针灸疗法的临床研究仍缺少统一规范的标准,目前无统一的辨证分型标准,亦无统一的疗效评价标准,目前所用的疗效标准随意性大,缺乏统一性,且大样本、标准化的机制研究尚少;② 很多临床研究将浅刺疗法作为安慰剂对照,但有学者提出异议,认为浅刺针会刺激皮肤导致传入神经的活动,进而影响大脑相应的功能区,故安慰对照的选择仍然是一个需要思考的问题;③ 医师应当在治疗上先辨证后列出针灸处方,如何为患者在辨证论治基础上选定最佳的治疗方案,这是医者需要努力的方向。针灸疗法如何能在慢性肺源性心脏病治疗中发挥多重治疗作用,阐明针灸治疗肺源性心脏病的作用机制将是今后进一步研究重点。

第二节　中医膏方疗法

一、中医膏方疗法概述

"膏"者,在《正韵》《博雅》中释为"润泽"。膏方,又名膏剂,是以其剂型为名,属于中药丸、散、膏、丹、酒、露、汤等剂型之一。历代的膏剂有外用和内服两种,外用膏剂是中医外治法中常用的药物剂型,有软膏、硬膏两种;内服膏剂,多指煎膏,是指将中药饮片加水多次煎煮,去渣取汁,经蒸发浓缩后,加阿胶等动物胶质及黄酒、炼蜜或炼糖制成的半流体状制剂。秦伯未在《膏方大全》中指出:"膏方者,盖煎熬药汁成脂液,而所以营养五脏六腑之枯燥虚弱者也,故俗称膏滋药。"

中医膏方是在中医药理论指导下,为了预防与治疗疾病的需要,在辨证审因、确定治法的基础上,以一般中药饮片为基本原料,配以高档中药材为主的精细料及胶类、糖类等相关辅料,按规定的药物处方和制剂工艺将其加工制成膏剂的一类中药制品。中医膏方是中医理、法、方、药的集中体现,具有确切的疗效、明确的适用范围、应用禁忌与注意事项。

中医膏方历史悠久,应用范围较广,广泛地使用于内、外、妇、儿、骨伤、眼耳口鼻等科疾患及病后体虚者,其中不乏被医患大众熟知习用,享有较高声誉的名优膏方,如十全大补膏、琼玉膏、益母草膏等成方膏剂,成为防治疾病、保健强身不可或缺的药物。而近年来发展迅速的个体膏方,具有疗疾调理或滋补调养的作用,优点是体积小、含药量高、口味润滑、便于服用,一人一方,一人一料,特色明显,疗效肯定,成为多种慢性病和虚证患者重要的治疗方法。

膏方的理论及知识一直散见于历代医籍中,经过历代医家从不同方面对其进行整理,才有了长足的发展,至今得以初步系统化,成为一门内容相对独立的学科。中医膏方学是传统中医学的精华,是在传承的基础上不断推陈出新而形成的,膏方的应用也逐渐从传统的应用范围、应用地域、应用季节的局限中得到推广与创新。

中医药现代化的要求及发展也使得中医膏方学有了新的发展,随着临床研究和推广应用,膏方逐渐被更多的人接受和认可,随着时代的发展及现代临床医学、制剂工艺、生命科学等多学科的渗透,中医膏方学理论和相关知识也在提高与完善中。

二、中医膏方理论基础及作用特点

中医膏方学是中医学的重要分支,理论基础来源于中医理论,包括阴阳学说、气血学说、五行学说、藏象学说等,是中医治未病理论的重要体现,具有鲜明的作用特点。

（一）中医膏方的理论基础

1. 强调阴阳理论

"阴平阳秘,精神乃治,阴阳离决,精气乃绝"。人体阴阳失衡,极易导致多种疾病的发生。应用中医膏方调治的目的,是"谨察阴阳所在而调之,以平为期"。针对慢性疾病、亚健康,尤其强调调治与补益的统一,最终达到恢复人体阴阳平衡的健康状态。

2. 重视气血理论

气血理论是中医膏方学的重要内涵。临床处方时,必须时刻顾护气血的运行,益气生血、补气摄血、行气活血及气血双补都是膏方临床应用中重要的治疗法则。

3. 重视藏象学说、五行学说,强调整体观

慢性疾病的发生发展多与饮食、情志、生活起居、地域气候有关,导致多个脏腑功能失调。中医膏方治疗慢性疾病,注重脏腑五行的生克制化,强调维持脏腑正常生理功能,燮理脏腑间相互平衡,因时因人因地调治脏腑。脾胃论、命门学说等是膏方调治理论的重要指导性学说。

（二）中医膏方的组成及处方原则

中医膏方必须以中医理论为指导,临床资料为依据,辨证论治层次清楚,治疗原则正确合理,中药选用有序精当,辅料投入具有针对性与合理性。膏方处方需体现中医辨证论治和理、法、方、药的基本特色,体现中医理、法、方、药的一致性和完整性。认真收集患者的临床信息,结合患者的舌象、脉象,四诊合参、辨证论治。

中医膏方的组成可分为三部分,即膏方中的中药饮片,膏方中的精细料（如人参、冬虫夏草等）,膏方中的胶类、糖类及药食同源类的辅料。

1. 膏方中的中药饮片

膏方中的中药饮片应以优质药材为主,味数一般在 30~40 味,相当于汤剂的 2 倍。单味药剂量一般在 150 g 左右,需要加大剂量的药物可以用到 400 g 左右,磁石、牡蛎、石

决明等金、石、贝壳类药物用量要大一些，可用到 500 g 左右。一些粉末类、有毛类、种子类等药物，如蒲黄、旋覆花、车前子、蚕沙等需要进行包煎、先煎、后下等药物按常规进行操作。优先选用如黄精、玉竹、山药等膏滋析出量大的药物，以利于膏方的成型。少用草类药、矿物类药。

中药饮片的选方用药需严守辨证论治确立的治则，针对病情的主证及兼证，根据理法方药、四气五味选取药物，按照君臣佐使的原则组成处方。

另外，在膏方的处方选药过程中，酌情选用一些经过中药药理研究，具有明确临床治疗作用的药物。如金荞麦、红藤、鱼腥草等具有抑菌化痰作用，在慢性支气管炎、慢性阻塞性肺疾病、肺源性心脏病等膏方中可以选用；天麻、钩藤、车前子、蒺藜、丹参、当归等具有降血压作用，在高血压患者的膏方中应该选用；玉米须、泽泻、冬瓜皮、猪苓、茯苓等具有明确的利水消肿的作用；附子、肉桂、万年青根、毛冬青根、猫人参等具有强心作用，在各种疾病引起的慢性心力衰竭的患者膏方中酌情选用；荷叶、紫苏叶、决明子、苦参、泽泻等具有明确的降脂作用，在高脂血症患者中使用；丹参、川芎、水蛭等活血化瘀药对心血管病患者有较好的治疗作用，在冠心病、肺源性心脏病、风湿性心脏病等膏方处方时可多加选用。还有很多药物可以在其他不同的疾病中予以选用。当然选用这些药物时，应尽量考虑药物功效与病因病机的吻合问题。

2. 膏方中的精细料

膏方中包含若干的高档中药饮片，称之为精细料，是膏方中重要的组成部分。常用的高档中药饮片包括人参、冬虫夏草、藏红花、羚羊角粉、蛤蚧粉、灵芝孢子粉、珍珠粉、紫河车粉等，都有其明确的性味功效，应注意辨证选用。并且在应用剂量上有着明确要求，用量得当，不超《中华人民共和国药典》（2010 版）的用药规范。

参类有生晒参、野山参、移山参、西洋参、红参等。生晒参、移山参、野山参等药性偏温，具有健脾固本、大补元气、补脾益肺、生津安神之功，使用面较广；西洋参药性偏凉，具有益气养阴、滋阴生津之效，主用于阴虚津少之人；红参药性温热，以大补元气、复脉固脱、益气摄血为主，多用于阳气不足、寒象明显之人。

冬虫夏草味甘、性平，补肾益肺、止血化痰，可用于肺肾亏虚、体弱多病之人，是疗效确切的滋补佳品。

藏红花味甘、性平，活血化瘀作用较强，可广泛用于心血管疾病、妇科疾病等。

羚羊角粉性凉，平肝潜阳、清热息风，在高血压、脑血管疾病中应用较多。

珍珠粉清热镇静安神，肝阳偏亢、内热伤阴的人群可以使用。

灵芝孢子粉具有补气安神、止咳平喘等功效，可很好地提高机体免疫力，保肝护肾。

蛤蚧粉味咸、性温，温肾纳气，平喘止咳，在哮喘、慢性阻塞性肺疾病、肺源性心脏病、慢性心力衰竭等慢性疾病中应用广泛。

紫河车为血肉有情之品，味甘咸，性温，温肾填精、益气养血，可用于肾气不足、肾精亏虚的患者。

其他一些不常用之品亦可以根据其性味功效合理选用。

精细料中生晒参、西洋参等每日用量为 3 g，一般不超过 10 g；野山参每日不超过 0.5 g；冬虫夏草每日不超过 1 g；羚羊角粉每日不超过 0.3 g；藏红花每日不超过 0.5 g；珍珠粉每日不超过 1 g；蛤蚧粉每日不超过 2 g；紫河车粉每日不超过 2 g；灵芝孢子粉每日不超过 1 g。其他需用的精细料以《中华人民共和国药典》（2010 版）规范为准。

人参、冬虫夏草、紫河车等精细料，不宜与其他药同煎，应该用文火另煎浓缩取汁或碾成粉末后于收膏时调入膏中。

3. 膏方中的胶类、糖类及药食同源类的辅料

胶类在膏方中是重要的辅助材料之一。胶类的基本作用主要是用于收膏及同时存在的治疗作用。对于胶类的选择也必须辨证使用。一般胶类有阿胶、龟甲胶、鳖甲胶、鹿角胶等（分别以驴皮、龟甲、鳖甲、鹿角等为原料加工而成）。

各种胶的性味功效不完全一致，也应使用于不同的人群。阿胶性甘，味平，滋阴养血、补肺止血，用于阴津亏损、精血不足等，对于血虚、阴虚等各类疾病均有调治作用。龟甲胶味咸、甘，性凉，滋阴潜阳、补肾强骨，对于阴虚血虚之人可以合理地使用。鳖甲胶味咸，性微寒，滋阴潜阳、软坚散结，适用于各种阴虚内热、肝脾大、肝病患者等。鹿角胶味甘、咸，性微温，滋补肝肾、活血补精，对于阳虚内寒、精髓不足等患者具有较好的调补作用。

胶类在膏方当中是必不可少的。可以一胶单用，也可以视需要选用一定比例的数胶合用。其中以阿胶为最常用。在中医膏方中胶类中药有助于膏方制剂的固定成型。一料膏方中胶类中药一般配伍量为 250～500 g。胶类中药应符合《中华人民共和国药典》（2010 版）的规定。但对于体型肥胖，血脂、尿酸较高，慢性肾功能不全的患者可以适当减少胶类的用量，也可以用琼脂来代替。

糖在膏方当中同样是一个重要的组成部分，具有收膏、调味及相应的治疗作用。对于糖的使用，也强调其针对性。脾胃虚寒者以饴糖、红糖为佳，阴虚有热者多选用冰糖、白砂糖。在使用过程中，见有血糖、血脂增高，形体肥胖等相关情况，用木糖醇等代替。

膏方中选用的具有药食同源功效的相关辅料，同样强调其针对性。龙眼肉、红枣主要适用于气血虚少的患者。黑芝麻、胡桃肉可补益气血、填精益肾，同时能润肠通便，尤其适用于老年性便秘。银耳主要适用于阴虚内热的患者。

膏方处方中，尤其重视顾护脾胃运化功能。《明医杂著》说："人以脾胃为本，纳五谷，化精液……土旺于四时，载乎万物，人得土以养百骸，身失土以枯四肢。"《脾胃论》有"元气之充足，皆由脾胃之气无所伤，而后能滋养元气"，将健脾和胃作为膏方治法的主要内容之一。且胶类多滋腻碍胃，人参、黄芪等补气药最易壅滞气机，应配合使用顾护脾胃、疏利气机作用的中药。

4. 开路方的应用

与一般的中医处方不同的是患者服用膏方前，原则上需先开具 2 周左右的开路方。使用开路方的目的：一是应用健脾利湿等中药健运脾胃，通利肠道，以更好地促进膏方等滋补药物的吸收；二是一些患者提供的症状及医师收集的临床资料较为复杂，一时难以确定长期

的用药原则,此时则需要以开路方试探,经 2 周左右服用后做出调整,为正式配制膏方打下基础。

（三）中医膏方的用法

（1）膏方服用剂量要根据病情或患者的身体情况及药物性质而定,尤其是与患者消化功能有密切关系者。一般每日 2 次,每次 30 g,以温开水调服,饭前为好。胃有疾病者,可以饭后 5 分钟左右服用。初次服用先以半量开始,饭后 15 分钟内服完,适应 1 周后,改为常规用法用量。

（2）服膏方时,患者阳虚有寒者,忌食生冷饮食;属阴虚火旺者,忌燥热性食物。

（3）服膏方时,不宜饮浓茶、咖啡,不宜吃辛辣刺激性食物,以免妨碍脾胃消化功能,影响膏方的吸收。含人参的膏方慎食生萝卜;含何首乌的膏忌猪、羊血及铁剂,且不能与牛奶同服,因其中含钙、磷、铁等,易与滋补药中有机物质发生化学反应,而生成较难溶解的化合物,致使牛奶与药物的有效成分均被破坏,甚至产生不良反应。

（4）感冒、腹泻、慢性病急性发作期、妇女月经期暂停服用,待症状缓解或经期后再续服。痛风、血尿酸增高、慢性肾功能不全患者,应少用阿胶、鹿角胶、龟甲胶、鳖甲胶等熬制膏方,以免病情加重。糖尿病、糖耐量增高者及肥胖症者宜用木糖醇、元贞糖等替代蔗糖。膏方中鹿角胶、龟甲胶、鳖甲胶需要用黄酒炖烊时,应尽量使酒精全部挥发掉,肝病患者尤应注意。

（5）中医膏方四季皆可服用,但以冬季为佳。一般以冬至日起 45 日左右,即头九到六九为最佳时间。如果准备一冬服两料膏方,则可以适当提前。

民间有"冬令进补,春来打虎"之说。主要因为"天人相应",即人禀天地之气而生,人体与天地之气息息相关。随着一年四季气候的不同,大自然有春生、夏长、秋收、冬藏的变化。冬季是封藏的季节,《素问·四气调神大论》说"冬三月,此谓闭藏",此时天气寒冷,食欲旺盛,腠理致密,人体阳气、阴精均藏而不泻,营养物质能充分吸收、利用和储存,因而在这段时间根据个人气血阴阳不同的虚损情况,选择适当膏方进行调补,能最大限度地发挥膏方改善体质、防病治病的作用,可使人体来年阴阳平衡,五脏六腑协调,气血和顺。

（四）中医膏方不良反应的处理

由于开具膏方的医师经验不同,或不遵守医嘱服用膏方,或膏方加工程序欠规范等,使得在膏方服用过程中可能存在一些隐性质量问题。

（1）个别人服用膏方后产生腹胀、纳呆、腹泻、口腔溃疡、口鼻少量出血、便秘、失眠、多梦、兴奋、多汗等,可能是由于用药不当引起。出现上述情况可与处方医师联系,获取指导。或由处方医师开具相关小复方与膏方同时服用。

（2）服某种膏方后,若出现皮肤瘙痒、荨麻疹、红斑、红疹,多由过敏所致,应停服膏方。

三、中医膏方治疗肺源性心脏病的应用

中医膏方治疗适用于慢性肺源性心脏病稳定期、缓解期的患者(指服用膏方期间咳、痰、喘、发热症状基本无发生),或相对缓解期的患者(指服用膏方期间上述症状未有急性发作,但出现轻度的咳嗽、咳痰、喘息、气短胸闷、面浮肢肿等症状者)。其治疗目标是减轻症状,阻

止病情发展,改善心肺功能,改善活动能力,提高生活质量。

对于慢性肺源性心脏病近阶段反复感染者,症见发热甚至高热,痰多色黄,呼吸急促等,影像学示急性肺部感染,建议患者先服中药汤剂治疗,暂时不宜服用膏方。

对于慢性肺源性心脏病程较短,属肺气虚或肺脾气虚者,患者常常由于感受外邪诱发本病,见咳嗽、咳痰,并伴有面色萎黄,胃纳不佳,神疲肢软等症,宜采用补肺固表、健脾和中法或健脾化痰法,常用处方为玉屏风散、六君子汤加减,或用朱震亨的"参术饮"等。通过补肺健脾膏方的调理,达到"正气存内,邪不可干"的目的,既可以提高机体免疫功能,防止感冒,又可以化痰,因为痰湿往往通过脾阳的运化功能而消除。

随着慢性肺源性心脏病病程的不断延长,肺气不足,日久累及肾之纳气功能,逐渐出现肺肾两虚或脾肾两虚,甚或肺、脾、肾俱虚的情况,临床上除有肺虚、脾虚证候外,更见呼吸浅促,气短动则喘促,乃久病及肾,肾不纳气之故。辨证论治方面,既要补肺健脾,更要补肾纳气,常用处方为平喘固本汤、补肺汤、六君子汤、附子理中汤加减,偏肾阴虚者,可选左归丸加减;偏肾阳虚者,可选右归丸加减。此外,由于阴阳互根、气血同源、五脏相关,久病痼疾之时,尤应注意气血阴阳相兼为病及五脏之间的转化。

慢性肺源性心脏病合并出现心力衰竭,症见面浮肢肿、口唇青紫、心悸、咳喘等,此乃肺脾肾阳气衰微,气不化水,水邪泛滥,上凌心肺所致,宜采用温肾健脾、化饮利水法,常用真武汤合五苓散为主,辅以温肺化饮、活血化瘀之品。针对痰饮水湿较重、舌苔厚腻的患者,宜先用芳香化湿、健脾利水的开路方,待痰饮水湿渐去、舌苔厚腻渐化之时,再以膏方调理,则事半功倍。

对于慢性肺源性心脏病的膏方治疗强调虚实兼顾原则,该病的辨证属本虚标实,稳定期以本虚为主,但痰饮和血瘀始终贯穿在疾病的发展过程中,因此,治疗应抓治本、治标两个方面,既要重视肺、脾、肾、心的调补,又要根据病邪的性质,或化痰降气,或清肺化痰,或化饮利水,或活血化瘀。

此外,对于慢性肺源性心脏病的膏方中,人参及其他细料、胶类、糖类的应用尤需辨证选用。参类能调补一身气血阴阳,如白参、红参、西洋参、党参、太子参、南沙参、北沙参、玄参等,在辨证施治时当详察患者的体质、症情,选择合适的参。阳虚怕冷、短气喘促不得卧的老年患者选用红参为主;阴虚内热、气阴两亏者选用西洋参为主;气虚神疲、倦怠懒言者选用白参为主。不宜用人参者,可分别选用党参、太子参、沙参、玄参等益气养阴润肺。糖类的应用也十分重要,其作用不仅在于改善口味,还关系到膏方的赋型收膏,且有一定的治疗作用。对于慢性肺源性心脏病中脾胃虚寒者宜选用饴糖;肺燥痰热者宜选用冰糖;合并糖尿病者可用木糖醇或元贞糖代替。胶类是滋补之品,阿胶药性温和,能养阴补血;龟甲胶滋阴补血;鳖甲胶养阴补血活血;鹿角胶温阳补虚。其他细料的应用方面,若阴虚明显,口干舌红,可用铁皮石斛;若肺肾两虚,可用冬虫夏草、紫河车、胡桃肉、龙眼肉、黑芝麻等补益肺肾;若肾不纳气,可用参蛤散等补气纳肾。只有正确使用精细料及辅料,才能收到良好的效果。

膏方治疗慢性肺源性心脏病注重调补气血、燮理阴阳,缓缓图之,应用于缓解期为宜。肺源性心脏病急性发作,见咳唾痰鸣、短气喘促,动则喘甚,甚至嗜睡、谵妄、昏迷、瘛疭、抽搐,甚至大汗淋漓、张口抬肩等喘脱危候,应急则治其标,暂停服用膏方,予以豁痰开窍、回阳救逆等治疗。

（一）中医膏方辨证论治

1. 痰瘀阻肺证

主症:喘促,动则喘甚,咳嗽,痰黏稠,痰白,胸闷,胃脘痞满,纳呆,食少,舌苔白腻,脉滑。次症:咯痰不爽,气短,痰多,痰清稀,乏力,腹胀,便溏。

治法:燥湿化痰,宣降肺气。

方药:苏子降气汤、三子养亲汤、六君子汤加减。

膏方调治基本用药:

1）化痰降气:陈皮、半夏、前胡、白前、厚朴、紫苏子、旋覆花等。

2）温化寒痰:半夏、天南星、白附子、白芥子等。

3）健脾化痰:白术、茯苓、陈皮、半夏、薏苡仁、厚朴、怀山药等。

4）止咳平喘:紫菀、款冬花、百部、白果、葶苈子、桑白皮、苦杏仁等。

5）理气助运:绿萼梅、佛手、谷芽、麦芽、鸡内金、六曲、莱菔子等。

6）精细料及其他:生晒参、西洋参、阿胶、龟甲胶、鹿角胶、饴糖、白冰糖等。

随症加减:肺脾气虚,症见自汗、短气乏力、痰量不多者,宜健脾益气,补肺固表,选用黄芪、党参、白术、茯苓、甘草;痰从寒化为饮,又常常容易外感风寒,形成表寒里饮证,症见咳喘痰多、色白如泡沫者,可用小青龙汤加麻黄、桂枝、细辛、干姜等散寒化饮;饮邪郁而化热,可用小青龙加石膏汤清解郁热;痰浊夹瘀,症见唇甲紫暗,舌暗有瘀斑、瘀点者,加桃仁、丹参、赤芍等。

2. 热痰腑实证

主症:喘促,动则喘甚,咳嗽,痰黏稠,痰黄,胸闷,口渴,尿黄,大便秘结,舌质红,舌苔黄腻,脉滑数。次症:发热,烦躁,发绀,不能平卧,纳呆,咯痰不爽,气短。

治法:清热化痰,宣降肺气。

方药:越婢加半夏汤、桑白皮汤加减。

膏方调治基本用药:

1）清肺化痰:黄芩、川贝母、瓜蒌皮（仁）、竹茹、天竺黄、竹沥、前胡、桔梗、海藻、昆布、蛤壳、海浮石等。

2）宣肺平喘:麻黄、杏仁、射干、桔梗、甘草、陈皮等。

3）降逆平喘:紫苏子、葶苈子、桑白皮、白果等。

4）润肺止咳:紫菀、款冬花、百部等。

5）养阴生津:沙参、麦冬、玉竹、天花粉、知母、芦根等。

6）理气助运:枳壳、绿萼梅、佛手、六曲、谷芽、麦芽、山楂等。

7）精细料及其他:生晒参、西洋参、铁皮石斛、阿胶、龟甲胶、饴糖、白冰糖。

随症加减:痰黄如脓或腥臭者,酌情加鱼腥草、金荞麦、薏苡仁、冬瓜子;腑气不通,症见大便秘结者,加大黄、芒硝以通腑泻热。

3. 肺肾阴虚证

主症：喘促、气短、动则加重，不能平卧，气不得续，胸闷，咳嗽，少痰，咯痰不爽，自汗，盗汗，神疲，乏力，易感冒，手足心热，腰膝酸软，舌红，舌苔少，脉数沉或细弱。次症：面红，耳鸣，头昏，头晕，少气懒言，发绀。

治法：补肺滋肾，纳气定喘。

方药：平喘固本汤、补肺汤加减。

膏方调治基本用药：

1）补肺益气：黄芪、党参、太子参、炙甘草、白术等。

2）纳肾平喘：熟地黄、胡桃肉、灵磁石、沉香等。

3）降气化痰：紫苏子、白芥子、旋覆花、陈皮、半夏、前胡、白前、厚朴等。

4）健脾助运：怀山药、茯苓、谷芽、麦芽、莱菔子、鸡内金、六曲、山楂等。

5）精细料及其他：生晒参、西洋参、红参、蛤蚧、冬虫夏草、铁皮石斛、阿胶、龟甲胶、鳖甲胶、鹿角胶、饴糖、白冰糖。

随症加减：阳虚肺寒，加肉桂、附子、钟乳石振奋阳气，干姜、细辛温肺化饮；肾元亏虚，加鹿茸、淫羊藿、巴戟天、肉苁蓉、杜仲、补骨脂、菟丝子、沙苑子、胡芦巴等温阳补肾；阴虚血亏者，加南沙参、北沙参、天冬、麦冬、石斛、玉竹、女贞子、墨旱莲、枸杞子、山茱萸、黄精、百合、当归、熟地黄、白芍、何首乌等养阴补血；气虚瘀阻，症见颈脉动甚、口唇发绀、面色黧黑者，加当归、赤芍、川芎、丹参、苏木、三七等活血通脉；气阴两虚，加人参（或党参）、麦冬、五味子等益气养阴。

4. 肺脾气虚证

主症：喘促、胸闷、气短，动则加重，咳嗽，面目浮肿，头昏，神疲，乏力，易感冒，舌质淡，舌苔白，脉沉弱。次症：痰白。

治法：补脾益肺，纳气平喘。

方药：玉屏风散合六君子汤加减。

膏方调治基本用药：

1）补肺固表：黄芪、太子参、炙甘草、白术、防风等。

2）健脾益气：党参、白术、茯苓、甘草、怀山药、莲子肉、白扁豆等。

3）健脾化湿：苍术、砂仁、白豆蔻、薏苡仁、厚朴、藿香、佩兰等。

4）止咳化痰：五味子、桑白皮、紫菀、款冬花、陈皮、半夏等。

5）消食助运：陈皮、谷芽、麦芽、六曲、山楂、鸡内金等。

6）精细料及其他：生晒参、红参、西洋参、铁皮石斛、阿胶、龟甲胶、鳖甲胶、鹿角胶、饴糖、白冰糖。

随症加减：痰湿偏盛，症见咳痰量多者，加白芥子、紫苏子、莱菔子等以降气化痰；气虚及阳，症见畏寒肢冷、尿少肢肿者，加附子、肉桂、干姜、钟乳石、泽泻、猪苓等以温阳利水；表虚自汗，营卫不和，可选用桂枝汤或黄芪加桂枝汤；兼有阴虚低热，症见舌红苔少者，加麦冬、玉竹、生地黄。

5. 脾肾阳虚证

主症：咳嗽，喘促，气短，肢体浮肿，痰白，胸闷，不能平卧，乏力，发绀，舌苔白。次症：心悸，痰少，肢冷，畏寒，纳呆，神疲，尿少。

治法：温补肾阳，健脾养心。

方药：玉屏风散合六君子汤加减。

膏方调治基本用药：

1）温补肾阳：肉桂、附子、白芍、茯苓、白术、泽泻、车前子、牛膝等。

2）健脾益气：党参、白术、茯苓、甘草、怀山药、莲子肉、白扁豆等。

3）健脾化湿：苍术、砂仁、白豆蔻、薏苡仁、厚朴、藿香、佩兰等。

4）止咳化痰：五味子、桑白皮、紫菀、款冬花、陈皮、半夏等。

5）消食助运：陈皮、谷芽、麦芽、六曲、山楂、鸡内金等。

6）精细料及其他：生晒参、红参、西洋参、铁皮石斛、阿胶、龟甲胶、鳖甲胶、鹿角胶、饴糖、白冰糖。

随症加减：痰湿偏盛，症见咳痰量多者，加白芥子、紫苏子、莱菔子等以降气化痰；气虚及阳，症见畏寒肢冷、尿少肢肿者，加附子、肉桂、干姜、钟乳石、泽泻、猪苓等以温阳利水；表虚自汗、营卫不和者，可选用桂枝汤或黄芪加桂枝汤；兼有阴虚低热，症见舌红苔少者，加麦冬、玉竹、生地黄。

6. 心阳欲脱证

主症：喘促，动则喘甚，胸闷，气短，心悸，怔忡，乏力，动则气短、乏力、心悸加重，神疲，自汗，易感冒，舌质淡，舌苔白。次症：咳嗽，脉结代。

治法：补益心肺。

方药：真武汤合五苓散加减。

膏方调治基本用药：

1）温补肾阳：附子、肉桂、淫羊藿、巴戟天、肉苁蓉、杜仲、补骨脂、菟丝子、沙苑子、续断、益智仁等。

2）健脾利水：黄芪、防己、白术、茯苓、猪苓、泽泻、生姜等。

3）化瘀行水：泽兰、红花、桃仁、北五加皮等。

4）行气助运：陈皮、枳壳、沉香、佛手、大腹皮、谷芽、麦芽、莱菔子、鸡内金、六曲、山楂等。

5）精细料及其他：生晒参、红参、西洋参、蛤蚧、冬虫夏草、阿胶、龟甲胶、鳖甲胶、鹿角胶、饴糖、白冰糖。

随症加减：痰涎壅盛，症见胸闷气急、苔腻者，此为"上实下虚"之候，宜选用苏子降气汤，加紫苏子、白芥子、厚朴、半夏、陈皮、生姜、前胡、当归、肉桂、甘草等；气从少腹上冲者，加紫石英、磁石、沉香等镇纳之；兼外感风寒，症见喘咳不已者，加麻黄、桂枝、细辛、干姜等，散寒解表，肺平，温里化饮；体表不固，症见反复感冒者，可加玉屏风散。

<h1 style="text-align:center">第三节　常用中成药及中药制剂</h1>

一、临床常用中成药

慢性肺源性心脏病是老年人中一种常见病、多发病，患病率、死亡率较高，严重影响患者的身心健康。中医认为本病多由于肺系疾病反复发作，痰气阻滞，心脉瘀阻所致。外邪侵袭是本病发生发展的重要原因。病久肺、脾、肾、心诸脏俱虚，更易为外邪所侵，影响机体，出现咳喘、水肿、气短、唇青等症状。缓解期以中医治疗为主，积极预防感冒，减少急性发作次数，提高生存质量是该病的治疗关键。中成药及中药提取物注射液作为我国传统医学重要治疗形式，在肺源性心脏病的缓解期、发作期的管理中具有极大的优势。

（一）慢性肺源性心脏病急性发作期的中成药应用

1. 祛痰止咳颗粒（胶囊）

成分：党参、水半夏、芫花（醋制）、甘遂（醋制）、紫花杜鹃、明矾等。

功效主治：健脾燥湿，祛痰止咳。主要用于慢性支气管炎及支气管炎合并肺气肿、肺源性心脏病所引起的痰多，咳嗽，喘息等症。

用法用量：颗粒剂每包 6 g，口服，每次 12 g，每日 2 次；小儿酌减，温开水冲服。胶囊剂，口服，每次 4 粒，每粒 0.45 g，每日 2 次。

药理学研究：紫花杜鹃和芫花分别为方中的君药和臣药，药效学表明黄酮类成分为这两味药镇咳化痰的有效成分，在指纹图谱中采用对照品对照法及 HPLC – ESI – MS/MS 联用技术能同时检出归属于芫花和紫花杜鹃药材的 10 个黄酮类成分。

2. 血府逐瘀口服液（胶囊）

成分：桃仁、红花、当归、川芎、地黄、赤芍、牛膝、柴胡、枳壳、桔梗、甘草。

功效主治：活血化瘀，行气止痛。用于瘀血内阻，头痛或胸痛，内热憋闷，失眠多梦，心悸怔忡，急躁善怒。

用法用量：口服，每次 10 mL（6 粒），每日 3 次。

药理学研究：药理作用表现为抑制血小板活化分子表达，降低血小板聚集性，其抑制血小板聚集的机制主要是 ADP 诱导活化聚集的血小板。血府逐瘀口服液（胶囊）干预可增加 SIRT1 的表达，抑制 FoxO1、FoxO3、FoxO4 的表达，从而发挥其保护受损心肌细胞、抗心肌细胞凋亡的作用。

3. 丹葶肺心颗粒

成分：麻黄、石膏、鱼腥草、前胡、苦杏仁、浙贝母、葶苈子、桑白皮、枳壳、丹参、川芎、太子参、甘草。

功效主治：清热化痰，止咳平喘。用于肺源性心脏病（发作期）属痰热证，症见咳嗽喘促，痰黄黏稠，或胸闷，心悸，发热，口唇发绀，便干，舌红，苔黄或黄腻等。

用法用量：冲服，每次 10 g，每日 3 次。

药理学研究：研究发现，在临床上可以缓解肺源性心脏病患者由于氧的缺乏而造成的肺血管收缩的加强和急剧增高的动脉压。对肺循环阻力增加形成的肺水肿具有拮抗功能，对甲型溶血性链球菌、乙型溶血性链球菌、肺炎球菌、毛细血管通透性增加等渗出性炎症均有一定的抑制作用，并可明显减少咳嗽次数，增加酚类的排出量，止咳、祛痰作用效果显著，保证肺部通气换气顺畅。实验证明，该药还可以增加机体对氧的利用率，提高机体对非特异性感染的抵抗力，对预防肺源性心脏病的发生及病后机体的恢复都具有实际意义。

4. 肺力咳胶囊

成分：黄芩、前胡、百部、红花、龙胆、梧桐根、白花蛇舌草、红管药。

功效主治：止咳平喘，清热解毒，顺气祛痰。用于咳喘痰多，呼吸不畅，以及急、慢性支气管炎，肺气肿见上述症状者。

用法用量：口服，每次 3~4 粒，每粒 0.3 g，每日 3 次。

药理学研究：具有对抗乙酰胆碱和组胺，改善呼吸道黏膜的充血和水肿，抗炎症，抗变态反应，抗菌，抗病毒，溶痰等功效；还能降低气道的高反应性，解除支气管痉挛，使支气管舒张而止喘；抑制咳嗽反射而镇咳，同时消除呼吸道黏膜充血水肿，减少痰液分泌。对呼吸功能不全有明显的临床疗效，可改善慢性阻塞性肺疾病患者的呼吸功能，并对慢性阻塞性肺疾病患者喘、咳、痰的主要症状有明显改善作用。

5. 苏合香丸

成分：苏合香、安息香、冰片、水牛角浓缩粉、人工麝香、檀香、沉香、丁香、香附、木香、乳香（制）、荜茇、白术、诃子肉、朱砂。

功效主治：芳香开窍，行气止痛。用于痰迷心窍所致的痰厥昏迷、中风偏瘫、肢体不利，以及中暑、心胃气痛。

用法用量：口服或灌胃或鼻饲，每次 1 丸，每丸 3 g，每日 1~2 次。

药理学研究：具有明显的抗血小板聚集、抗实验性血栓形成、抗心肌缺血及抗凝血促纤溶活性等作用，增加心肌梗死的冠状窦血流量（CSF），减慢心率和心脏动-静脉血氧差（MA－VO$_2$），表明其抗心肌缺血与减慢心率、改善心肌氧代谢、抗冠状动脉痉挛作用有关。

6. 安宫牛黄丸

成分：牛黄、水牛角浓缩粉、人工麝香、珍珠、朱砂、雄黄、黄连、黄芩、栀子、郁金、冰片。

功效主治：清热解毒，镇惊开窍。用于热病，邪入心包，高热惊厥，神昏谵语；中风昏迷及脑炎、脑膜炎、中毒性脑病、脑出血、败血症见上述证候者。

用法用量：口服或灌胃或鼻饲，每次 1 丸，每日 1~2 次。

药理学研究：对动物实验性的高血压有明显降低作用。对麻醉犬在体心脏的心率有减慢作用，血压虽持续下降，而冠状动脉血流量增加，心肌收缩力加强，提示该药对心功能有改善作用。此外，可明显延长小鼠在常压缺氧状态下的存活时间。临床观察表明，对肺源性心脏病的后期，特别是合并呼吸道感染时引起缺氧、二氧化碳潴留、呼吸衰竭而发生的精神、神经症状有缓解作用，可使神志恢复正常，PCO$_2$ 恢复正常。

7. 小青龙颗粒

成分：麻黄、桂枝、白芍、干姜、细辛、甘草(蜜炙)、法半夏、五味子。

功效主治：解表化饮、止咳平喘。主治风寒水饮,恶寒发热,无汗,喘咳痰稀。

用法用量：冲服,每次 6 g(无糖型)或 13 g(含糖型),每日 3 次。

药理学研究：研究发现可有效调节细胞 Th17/Treg 的失衡。改善咳痰喘等临床症状,在支气管哮喘发作期治疗和调节免疫上有应用价值。其中麻黄可松弛支气管平滑肌;五味子、白芍能缓解组胺引起的支气管平滑肌痉挛;细辛有解热、抗炎作用;半夏有镇咳、止吐、抑制腺体分泌作用。临床观察表明小青龙汤具有良好的拮抗气道变应性炎症的作用。

(二)慢性肺源性心脏病缓解期的中成药应用

1. 固本咳喘胶囊

成分：党参、白术、茯苓、麦冬、补骨脂(盐水炒)、炙甘草、五味子(醋制)。

功效主治：益气固表,健脾补肾。用于脾虚痰盛、肾气不固所致的咳嗽、痰多、喘息气促、动则喘剧;慢性支气管炎见上述证候者。

用法用量：口服,每次 3 粒,每日 3 次。

药理学研究：通过改善患者的通气功能,提高患者的免疫力,可以增强患者的抗病能力,缓解慢性咳嗽、咳痰、呼吸困难等症状,达到降低发病率和减轻急性感染程度的效果。具有抑制炎症细胞因子的作用,能减轻气道炎症的作用,从而达到减轻肺组织损伤的作用。

2. 蛤蚧定喘胶囊

成分：蛤蚧、瓜蒌子、紫菀、麻黄、鳖甲(醋制)、黄芩、甘草、麦冬、黄连、百合、紫苏子(炒)、石膏、苦杏仁(炒)、石膏(煅)。

功效主治：滋阴清肺,止咳定喘。用于虚劳久咳,年老哮喘,气短发热,胸满郁闷,自汗盗汗,不思饮食。

用法用量：口服,每次 3 粒,每粒 0.5 g,每日 3 次。

药理学研究：研究发现其可对抗组胺所致离体气管的痉挛,增加气管痰液排出量,具有显著的平喘、祛痰、止咳、抗炎、免疫作用。体外抑菌试验证明,对金黄色葡萄球菌、乙型溶血性链球菌、肺炎球菌、卡他球菌和白喉杆菌均有不同程度的抑菌作用,其中对金黄色葡萄球菌的作用最强。

3. 生脉饮口服液

成分：人参、麦冬、五味子。

功效主治：益气复脉,养阴生津。用于气阴两亏,心悸气短,脉微自汗。

用法用量：口服,每次 10 mL,每日 3 次。

药理学研究：研究证明生脉饮口服液通过干预能量底物利用的环节纠正心力衰竭心肌能量代谢障碍,但心力衰竭时心肌能量代谢在能量底物的摄取和利用、线粒体的氧化磷酸化、ATP 的转运和利用均存在障碍。生脉饮口服液具有保护心肌,改善心功能的作用;还有免疫调节,清除羟自由基,促进生长发育和提高学习记忆的作用。

4. 补心气口服液

成分：黄芪、人参、石菖蒲、薤白。

功效主治：补益心气，理气止痛。用于气短、心悸、乏力、头晕等心气虚损型胸痹心痛。

用法用量：口服，每次 10 mL，每日 3 次。

药理学研究：具有稳定而持久的扩张冠状动脉、降低心肌耗氧量，提高心功能，提高超氧化物歧化酶（SOD）的活性，同时调节神经内分泌功能，增强机体免疫力，镇静安神的作用，并且具有补心气、理气宽胸的功效。

5. 补肺活血胶囊

成分：黄芪、赤芍、补骨脂。

功效主治：益气活血，补肺固肾。用于肺源性心脏病（缓解期）属气虚血瘀证，症见咳嗽气促，或咳喘胸闷，心悸气短，肢冷乏力，腰膝酸软，口唇发绀，舌淡苔白或舌紫暗等。

用法用量：口服，每次 4 粒，每日 3 次。

药理学研究：其中黄芪能够增强心肌收缩力，减轻心脏负荷，具有保护心肌、改善心肌功能、抗病毒、抗氧化的作用；赤芍归肝、脾经，能通血脉，具有化瘀血的疗效，其药效成分主要是芍药苷，能够有效地改善微循环、增加冠状动脉血流量，同时还具有抗氧化、抗血栓形成等作用；补骨脂归脾、肾经，能够发挥补肾助阳、纳气平喘的作用，补骨脂素是其重要成分之一，具有松弛平滑肌，改善肺循环量等作用。研究结果显示，补肺活血胶囊能够扩张血管，改善微循环，抑制血栓形成，促进肺内气体交换，同时，改善心肺功能。

6. 六君子丸

成分：党参、白术（麸炒）、茯苓、半夏（制）、陈皮、甘草（蜜炙）。

功效主治：补脾益气，燥湿化痰。用于脾胃虚弱，食量不多，气虚痰多，腹胀便溏。以及肺源性心脏病（缓解期）属肺脾两虚证，脾为生痰之源，肺为贮痰之器，症见咳嗽咳痰，痰白质黏，短气喘促，动则尤甚，乏力纳呆，舌淡苔白等。

用法用量：口服，每次 1 包，每日 3 次。

药理学研究：六君子丸源之于六君子汤，经现代科技制成中成药制剂，服用简单便易；党参为君，白术为臣，佐以茯苓共健脾气，气行则水行，防聚湿成痰，同时增加食欲与摄入量，改善营养状况（伴随体重增加），增强呼吸肌力，减缓慢性阻塞性肺疾病、肺源性心脏病患者呼吸肌力和肺功能进行性下降；减轻呼吸浅促，动则喘甚。培土生金，健强肺气，固表健体，增加机体免疫功能。六君子丸还能延缓或防止因患者年老体弱，机能低下，抵抗力变差出现肺部感染而诱发的肺源性心脏病急性发作期。陈皮顺气宽膈、理气化痰；半夏燥湿化痰、和中止呕、消痞解郁。六君子汤对慢性阻塞性肺疾病模型大鼠有修复气道和缓解炎症作用，可明显减少纤毛粘连倒伏、上皮细胞变性坏死，以及炎细胞浸润等现象。

二、临床常用注射剂

1. 痰热清注射液

成分：黄芩、熊胆粉、山羊角、金银花、连翘。辅料为丙二醇。

功效主治：清热、化痰、解毒。用于风温肺热病痰热阻肺证,症见发热、咳嗽、咯痰不爽、咽喉肿痛、口渴、舌红、苔黄;肺炎早期、急性支气管炎、慢性支气管炎急性发作及上呼吸道感染属上述证候者。

用法用量：常用量成人一般每次 20 mL,重症患者每次可用 40 mL,加入 5%葡萄糖注射液或 0.9%氯化钠注射液 250~500 mL,静脉滴注,控制滴数每分钟不超过 60 滴,每日 1 次;儿童按体重 0.3~0.5 mL/kg,最高剂量不超过 20 mL,加入 5%葡萄糖注射液或 0.9%氯化钠注射液 100~200 mL,静脉滴注,控制滴数每分钟 30~60 滴,每日 1 次;或遵医嘱。

药理学研究：具有化痰镇咳、清热解毒、平喘宣肺、抗菌、解惊等作用,可以在一定程度上抑制体外乙型溶血链球菌及肺炎链球菌等,减弱流感病毒、金黄色葡萄球菌的致死作用,降低内毒素、酵母等对机体的致热作用,延长氨水、二氧化硫的引咳潜伏期,还可抑制硝酸士的宁、戊四唑等造成的惊厥等。另外,可降低痰热郁肺证患者血清中 hs-CRP、IL-6 水平,提高IL-10水平。

2. 血必净注射液

成分：红花、赤芍、川芎、丹参、当归。辅料为葡萄糖。

功效主治：化瘀解毒。用于温热类疾病,症见发热、喘促、心悸、烦躁等瘀毒互结证,适用于因感染诱发的全身炎症反应综合征;也可配合治疗 MODS 的脏器功能受损期。

用法用量：静脉注射。① 全身炎症反应综合征,50 mL 加氯化钠溶液 100 mL 静脉滴注,在 30~40 分钟内滴毕,每日 2 次。病情重者,每日 3 次。②MODS,100 mL 加氯化钠溶液 100 mL 静脉滴注,在 30~40 分钟内滴毕,每日 2 次。病情重者,每天3~4 次。

药理学研究：具有调控炎症反应、抗氧化应激、改善凝血功能、调节免疫功能、保护内皮细胞、改善微循环等功能。可明显降低 $TNF-\alpha$ 和 IL-10 的水平,使促炎与抗炎达到平衡,能改善脓毒症的免疫功能状态;还可抑制心肺复苏后心肌细胞的 Ca^{2+} 内流,减轻钙超载,减轻心肌损伤程度,具有稳定血流动力学,防止严重心律失常,稳定心肌收缩舒张功能的作用。

3. 参附注射液

成分：红参、附片(黑顺片)。辅料为聚山梨酯 80。

功效主治：回阳救逆,益气固脱。主要用于阳气暴脱的厥脱症(感染性、失血性、失液性休克等);也可用于阳虚(气虚)所致的惊悸、怔忡、喘咳、胃痛、泄泻、痹证等。

用法用量：肌内注射,每次 2~4 mL,每日 1~2 次。静脉滴注,每次 20~100 mL(用 5%~10%葡萄糖注射液 250~500 mL 稀释后使用)。静脉注射,每次 5~20 mL(用 5%~10%葡萄糖注射液 20 mL 稀释后使用)。或遵医嘱。

药理学研究：显著改善心力衰竭大鼠血流动力学状态,改善左心室的射血功能,同时可以作用于神经调节和体液调节,减少心肌组织中 AngⅡ、ET、IL-6、$TNF-\alpha$ 的含量,降低心室壁的张力负荷,逆转心肌重构过程,从多个角度保护心肌。而参附注射液在发挥正性肌力作用同时,可以清除氧自由基、抑制脂质过氧化及兴奋 SOD,起到对抗氧化应激、抗炎、保护心脏的作用。

4. 清开灵注射液

成分：胆酸、珍珠母、猪去氧胆酸、栀子、水牛角、板蓝根、黄芩苷、金银花。

功效主治：清热解毒，镇静安神。用于外感风热时毒，火毒内盛所致的高热不退，烦躁不安，咽喉肿痛，舌质红绛，苔黄，脉数者；上呼吸道感染、病毒性感冒，急性化脓性扁桃体炎，急性咽炎，急性气管炎，高热等病症属于上述证候者。

用法用量：肌内注射，每日 2~4 mL。重症患者静脉滴注，每日 20~40 mL，以 10% 葡萄糖注射液 200 mL 或氯化钠注射液 100 mL 稀释后使用。

药理学研究：具有退热保肝，调节免疫，促进颅内血肿液化吸收，减轻脑水肿等作用。用于治疗上呼吸道感染、肺炎、高热，具有解热作用，能有效抑制细菌内毒素和内生致热原引起的家兔发热反应。对多种临床分离的致病敏感或耐药标准菌株均有抗菌作用，与抗生素联合使用有协同增效，避免产生耐药性的优势。清开灵注射液具有抗内毒素，抑制局部和全身炎性反应，增强机体免疫，保持机体稳定的作用。

5. 醒脑静注射液

成分：麝香、郁金、冰片、栀子。辅料为聚山梨酯 80、氯化钠。

功效主治：清热解毒，凉血活血，开窍醒脑。用于气血逆乱，脑脉瘀阻所致中风昏迷，偏瘫口喝；外伤头痛，神志昏迷；酒毒攻心，头痛呕恶，昏迷抽搐。还可用于脑栓塞、脑出血急性期、颅脑外伤，急性酒精中毒见上述症候者。

用法用量：肌内注射，每次 2~4 mL，每日 1~2 次。静脉滴注，每次 10~20 mL，用 5%~10% 葡萄糖注射液或氯化钠注射液 250~500 mL 稀释后滴注，或遵医嘱。

药理学研究：对中枢神经系统有双向调节作用；有清除氧自由基，抗氧化作用；可兴奋呼吸中枢，降低 $PaCO_2$，改善通气；可抑制炎症因子释放，保护神经元；可改善内皮功能障碍，防止血栓形成，改善冠状动脉循环。其成分中麝香酮能够有效地抑制血管的通透性，能够为小鼠提供有效的氧成分，使其生存时间得以延长。另外，成分中的栀子可充分发挥脱水及利尿的作用，降低脑水肿的发生率；冰片、麝香还有兴奋呼吸中枢，提高 PaO_2，降低 $PaCO_2$ 的作用，对大脑损伤具有很好的保护作用。

6. 参麦注射液

成分：红参、麦冬。辅料为聚山梨酯 80。

功效主治：益气固脱，养阴生津，生脉。用于治疗气阴两虚型之休克、冠心病、病毒性心肌炎、慢性肺源性心脏病、粒细胞减少症。能提高肿瘤患者的免疫功能，与化疗药物合用时，有一定的增效作用，并能减少化疗药物所引起的毒副作用。

用法用量：肌内注射，每次 2~4 mL，每日 1 次。静脉滴注，每次 20~100 mL（用 5% 葡萄糖注射液 250~500 mL 稀释后应用）或遵医嘱，也可直接滴注。

药理学研究：具有抑制内皮细胞凋亡，调节细胞膜离子通道功能，抗心肌缺血，抗氧化，延缓衰老，抗疲劳的作用。具有 β-受体激动剂效应，可抑制细胞膜上 Na^+-K^+-ATP 酶活性，从而影响 Na^+-K^+ 和 Na^+-Ca^{2+} 交换，使 Ca^{2+} 内流增多，促使 Ca^{2+} 收缩蛋白接触浓度增加，增强心肌收缩力。能促进线粒体琥珀酸脱氢酶及抗氧自由基酶活性提高，增强心肌细胞对半醒式自由基的清除能力,促使脂质过氧化物(LPO)含量减少。

7. 丹红注射液

成分:丹参、红花、注射用水。

功效主治:活血化瘀,通脉舒络。用于瘀血闭阻所致的胸痹及中风,症见胸痛,胸闷,心悸,口眼㖞斜,言语謇涩,肢体麻木,活动不利等症;冠心病、心绞痛、心肌梗死、瘀血型肺源性心脏病、缺血性脑病、脑血栓。

用法用量:肌内注射,每次2~4 mL,每日1~2次;静脉注射,每次4 mL,加入50%葡萄糖注射液20 mL稀释后缓慢注射,每日1~2次;静脉滴注,每次20~40 mL,加入5%葡萄糖注射液100~500 mL稀释后缓慢滴注,每日1~2次;伴有糖尿病等特殊情况时,改用0.9%的氯化钠注射液盐水稀释后使用;或遵医嘱。

药理学研究:具有较强的抗血小板聚集和降低血液黏滞度的作用。可以降低IL-1、IL-6、TNF-α的表达,具有抗炎作用。降低血浆假血友病因子、血浆ET-1的表达水平,提升内皮依赖性血管舒张功能,可以有效防治冠状动脉内血栓及保护血管内皮功能。可以抑制血小板活化,提高纤维蛋白的溶解活性,抑制血栓形成;并能刺激血管内皮细胞释放组织型纤溶酶原激活物,促进血栓溶解。显著降低炎症细胞因子表达,改善血管内皮功能,有助于改善心力衰竭患者心功能,提高运动耐量。改善冠状动脉循环,预防缺血、再灌注损伤和抗血小板聚集,并可调节纤溶系统,对心肌梗死溶栓再通患者有保护作用。

8. 苦碟子注射液

成分:抱茎苦荬菜(主要为腺苷和黄酮类物质)。

功效主治:活血止痛、清热祛瘀。用于瘀血闭阻的胸痹、胸闷、心痛,口苦,舌暗红或瘀斑等,适用于冠心病、心绞痛见上述病状者,亦可用于脑梗死者。

用法用量:静脉滴注,每次10~40 mL,每日1次,用5%葡萄糖注射液或0.9%氯化钠注射液稀释至250~500 mL后应用。14天为1个疗程;或遵医嘱。

药理学研究:可抑制红细胞和血小板的黏附及聚集,抑制凝血,激活纤溶系统活性,使已形成的微血栓溶解,起到活血化瘀、降低血液黏稠度的作用。扩张冠状动脉,使冠状动脉阻力下降,增加冠状动脉血流量和心肌供血,增加心肌收缩力,调节心律。改善微循环,加快微循环的血液流速,增加毛细血管网的作用,从而促进机体对氧的利用。

第八章

中医名家防治肺源性心脏病的经验

第一节　张　锡　纯

张锡纯(1860—1933),山东诸城人。1909 年前后,完成《医学衷中参西录》前三期初稿;1918 年创办立达中医院,任院长;1926 年设立中西汇通医社;晚年设国医函授学校。终生孜孜不倦研究并发展中医学,为后世留下了宝贵的思想和经验。

（一）学术思想

肺源性心脏病与中医学中"喘证"相对应。喘证是指各种原因导致肺失宣降,肺气上逆或气无所主,肾失摄纳,以致呼吸困难,甚则张口抬肩,不能平卧等为主要临床特征的一种病证,可分为外感喘证和内伤喘证,是中西医都颇为棘手的难治病。张锡纯对喘证治法、用药的阐释较详细,为后来学者提供了较好的参考。

张锡纯在《医学衷中参西录》中将喘证的病因病机认识归纳为继承和运用了前人外感和内伤致喘说,提出了心肺阳虚致喘、肾闭失藏致喘,"大气下陷"致喘、冲气上逆致喘等独具特色的观点。

张锡纯治喘方法灵活多样,集古今之大成,主要有以下几个特点。

1. 治喘重视气机

张锡纯认为虚喘多与大气下陷有关,"诚以喘证无论内伤外感,皆为紧要之证也。然欲究喘之病因,当先明呼吸之枢机何脏司之"。他认为"肺为呼吸之枢机,喘之为病,因吸入之气内不能容,而速吐出也"。喘之为病多与肺气失灵有关,但也与大气下陷、肾气不纳、肝气上冲、胃气不降、水气上凌心肺有关。

2. 治喘重视脾胃

脾胃为气血生化之源,亦为气机之枢纽,肺司呼吸与中焦元气密切相关,张锡纯治喘重视调理脾胃,他认为一方面胃气上冲可以致喘,另一方面脾胃气虚则胸中大气不实。他认为:"有痰积胃中,更溢于膈上,侵入肺中,而作喘也。古人恒用葶苈大枣泻肺汤或十枣汤下之,此乃治标之方,究非探本究源之治也,拙拟有理痰汤……"痰积胃中,久积不化,则胃气必然不降,胃气上冲则喘必作。更有胃气虚作喘者,张锡纯曾治一上焦阳虚并胃气虚作喘的患者,一大剂生黄芪、干姜出入,连服10余剂而愈。

在治疗上,张锡纯对于内伤及外感喘证始终顾护脾胃,使用山药、党参、黄芪、炙甘草等调理脾胃药物的频次较高。肺、脾、肾三脏虚损所引起的喘疾,若论补法其治疗离不开中焦脾胃。

3. 治喘重视五脏虚损

张锡纯对外感喘证谈论不多,治喘思想重点在五脏虚损,首创大气下陷致喘,强调脾胃虚损致喘,重视肾虚致喘,详说肺阳致喘等。

大气下陷致喘与肺气虚及宗气虚有关,但又有所不同,肺气虚及宗气虚更侧重于本虚,而大气下陷作喘更侧重用"下陷"二字,张锡纯说:"大气下陷之喘,纵呼吸有声,必不肩息,而其肩益下垂……大气下陷之喘,其脉多迟而无力……"

脾胃虚损致喘多见中焦脾胃亏虚症状,其人多见不食、纳呆、便溏等症状,久则中气下陷致喘,张锡纯认同李杲之补中益气汤在中气下陷致喘当中的使用,但又告诫后人,如若是大气下陷致喘,补中益气汤并非适宜,应当用升陷汤治疗,组方多用柴胡、升麻、黄芪等具有升提作用的药物,为喘证治疗提出了新方向。

张锡纯重视肾虚致喘,"有肾虚不纳气,更兼元气虚甚,不能固摄,而欲上脱者,其喘逆之状恒较但肾虚者尤甚"。常用药物有野台参、山萸肉、代赭石等。同时张锡纯对肾不纳气致喘的症状也做了深刻描述,"盖不纳气之喘,其剧者必然肩息""不纳气作喘者,其脉多数,或尺弱寸强"。

张锡纯还详述上焦心肺阳虚致喘,创立了阳虚致喘论,并拟定了治法和方药。他认为心肺同属上焦,心属火克金,心阳虚而致火衰,不能克制肺金,故出现肺病的症状;肺阳虚而致水道通调失常,水液运行无力,积聚于胸中凌心迫肺,则喘证自发。临床上多表现为其人或有时喘有时不喘,难以平卧或感受寒凉即反复发作。按照该思路,张锡纯以苓桂术甘汤为主,制定了一系列治疗上焦阳虚的方剂。

可见张锡纯治喘重视五脏虚损,认为作喘并非是单一因素,重视多脏虚损作喘的相兼性。例如,大气下陷兼阴虚不纳气作喘、劳疾兼外感作喘、肾虚兼中焦元气虚作喘、阴虚兼元气欲脱作喘等,同时提到冲任二脉亏虚作喘及冲气上逆作喘的详细机制,可谓发前人未发。

(二)医案赏析

1. 医案一

患者,女,72岁,于2016年2月12日初诊。

主诉:反复喘促、咳嗽咳痰10余年,加重3天。刻诊:患者动则喘甚,咳痰色黄,嘴唇青紫,以呼气难为主,伴有自汗出,困倦乏力,不欲饮食,食则腹胀,舌红苔腻,脉滑数。患者肺功能检查结果为极重度阻塞性通气功能障碍,入院初次血气分析示Ⅱ型呼吸衰竭,血氧分压56 mmHg,血二氧化碳分压达61 mmHg。

中医辨证:大气下陷,兼痰热蕴肺。治宜举气升陷,清热化痰。

处方:升陷汤合桑白皮汤加减。黄芪30 g,知母20 g,桔梗12 g,柴胡12 g,升麻12 g,桑白皮 20 g,黄芩 10 g,浙贝母 15 g,杏仁 12 g,紫苏子 15 g,法半夏 12 g,射干 15 g,山茱萸 30 g。

服用 5 剂后,喘、咳皆大减,下地行走而有微喘,遂投以缓图稳固之方,仍以升陷汤加减:黄芪 30 g,知母 20 g,桔梗 12 g,柴胡 6 g,升麻 12 g,党参 12 g,桑白皮 15 g,浙贝母 10 g,山茱萸 20 g,熟地黄 9 g。

继服 7 剂,其症似瘥。

按:该患者为急性加重期慢性阻塞性肺疾病,虽有明显"肩息",但由自汗、厌食、腹胀可知其大气陷下为本,痰热为标,以升陷汤加桑白皮汤标本兼顾而得速效,患者热象不甚,故去黄连、栀子以免寒凉太过而伤胃气,患者自汗明显,加予味酸收敛之山茱萸固阴止汗,以免气随津脱。缓解后处方则仍以升陷汤为主,但减柴胡之量以防其过度劫阴,原桑白皮汤仅留桑白皮、浙贝母清肺化痰,并加熟地黄以酌添补肾纳气之功。

2. 医案二

患者,男,84 岁,于 2016 年 3 月 2 日初诊。

主诉:反复胸闷气短 3 年余。刻诊:静时无事,动则气短,入夜则有干咳,兼见四肢畏冷、乏力,食欲不振,鼻咽干甚,夜尿频,大便秘结,舌淡胖苔稍腻,寸脉弱,关、尺尚有力。患者诊断为肺气肿,慢性阻塞性肺疾病,肺功能检查为中-重度阻塞性通气功能障碍。

中医辨证:大气下陷,并下元不足。治宜升举大气,温补肺肾之阳。

处方:张氏回阳升陷汤加减。黄芪 30 g,干姜 12 g,当归 10 g,桂枝 10 g,制附子 12 g,肉苁蓉 20 g,炙甘草 6 g。

服用 3 剂后,患者感明显好转,动后气短轻微,夜咳、鼻咽干、尿频、便秘诸症均减轻。

按:该患者年老,形体已衰,喘促不甚,而以气短为主症,外无"肩息"之形,并有畏冷、尿频、大便秘结等阳虚之象,故予回阳升陷汤,又加附子、肉苁蓉以增助阳之功,并润肠通便。张锡纯解释该方说"欲助心肺之阳,不知升下陷之大气,虽曰服热药无功也",若见其阳虚之象,而一味温肾补火,则事倍功半。该患者鼻咽干燥明显,方中并无滋阴生津之品而能速效,故应为大气下陷,津液上泛无力所致,若见鼻咽干误以为阴液不足,不敢投以辛燥温热之品,则有南辕北辙之谬。

第二节　裘沛然

裘沛然(1913—2010),浙江慈溪人,国医大师,上海中医药大学和上海市中医药研究院终身教授,长期从事中医教育和中医理论、临床研究,在中医基础理论、各家学说、经络、伤寒温病、养生诸领域颇多见解,对内科疑难病的治疗亦颇具心得,为培养中医人才做出了贡献。裘沛然先生是现代中医药高等教育的先驱者之一,中国中医药高等教育"南方学派"的杰出代表。

(一)学术思想

裘沛然以善治疑难杂病著称,他认为,疑难杂症的机制比较复杂,缠绵难愈的原因主要有以下几个方面:有的疾病,人体正气表现非常虚弱,失却制止病邪的能力,导致病情迁延;

有的疾患,病邪相当峻厉,人体正气不能抗拒;病情出现复杂情况,或表里同病,或寒热错杂,或大虚大实或虚实夹杂;病邪深痼,如风邪、火毒、沉寒、顽痰、湿浊、瘀血、滞积,相互兼夹,深入隧络,不易祛除;患者意志委顿,神气消索,对医疗失去信心等。总之,疑难病证的形成,往往不是单纯一种原因,而每见多种因素兼杂交结。所以,辨证必须细致,分析要求全面,只有这样,才能确定比较正确的治疗方法。

慢性支气管炎久经迁延,经过肺气肿而变生肺源性心脏病,可见气急喘促、心悸、唇甲发绀、颈静脉怒张、足跗肿胀等临床表现。此时病机特点:① 病变由实转虚,或以虚为主,虚实相夹,其中以阳虚水泛为主要特征。此由慢性支气管炎缠绵,外邪、伏饮久恋不去,肺脾肾功能渐趋虚衰。肺虚则津液失布,脾虚则水谷无以化生精微,肾虚水不得蒸化,反而滋生痰浊饮邪,又因肺气虚弱,气不能抵御外邪,外邪恋肺,喘咳反复发作,复可加重肺脾肾精气虚怯。② 病变由气分波及血分,出现唇甲发绀的瘀血症状。此由肺气虚而气不帅血,心阳虚不能温运血脉,寒邪凝滞,阻遏营血,血脉郁滞所致。③ 病位由肺累及脾、肾、肝、心、三焦等。脾肾不足,谷不化精,精反化水,水饮泛滥,凌心射肺;肾虚不能纳气,加剧喘促;心阳不振,神气衰靡,精神消索,心脉痹阻则心悸不宁,发绀时现;"久咳不已,三焦受之",三焦总司一身之气化,为津液运行的道路,三焦气化失司,则饮邪泛滥成肿胀、腹满;肝为藏血之体,肺源性心脏病后期由肝血不能濡养筋脉甚至可出现抽搐等。总之,由慢性支气管炎发展至肺源性心脏病,其基本病机是肺、心、脾、肾阳气虚乏,伴见饮停、血瘀,部分患者可出现风动之证。也有一些患者因寒痰留滞,郁而化热,或风热引动痰饮,痰热相搏,伤及阴分。基于以上认识,裘沛然常用真武汤为主配合其他方药治之。

（二）医案赏析

1. 医案一

姚某,男,72岁,于2001年11月就诊。

主诉:咳痰气促,胸闷心悸,下肢浮肿2年余,加重1月余。现病史:患老年慢性支气管炎20多年,经常咳嗽咯痰、吐泡沫样的白色黏痰,偶尔痰中带小血块,反复缠绵未愈,常在季节变化时诱发。有吸烟史40多年。患者近2年来咳嗽气促加重,痰多色白稠黏,上楼时气短更明显,面色虚浮,口唇灰暗,伴有胸闷心慌,严重时入睡难以平卧,最近2年下肢逐渐出现浮肿,按之有指印,服用利尿剂能消退,停药后则水肿又起,偶有肝区隐隐作胀,伴纳呆,小便量较少。舌淡胖、略暗,苔薄腻,脉沉数。

诊断:肺源性心脏病。证属阳虚水泛、痰瘀交结。治宜温阳利水、化痰消瘀。

处方:真武汤、葶苈大枣泻肺汤及麻黄附子细辛汤加减。熟附块12 g,细辛12 g,桃仁12 g,杏仁12 g,姜15 g,猪苓15 g,茯苓15 g,净麻黄15 g,生甘草15 g,生白术18 g,葶苈子18 g,五味子9 g,生黄芪35 g,大枣7枚。

服用14剂后,诸症明显改善,遂以此为基本方,随症加减,至今病情稳定。

按:该案辨证为阳虚水泛,痰瘀互结。该患者病程日久,久经迁延,致肺、脾、肾虚衰,由实转虚,虚实夹杂,表现为阳虚水泛。慢性支气管炎缠绵不去,致气虚不能行血,阳虚不能温煦血脉,脾虚失于运化,肾虚不能纳气,日久痰瘀互结。临床观察可见浮肿、咳嗽痰多,以及喘促、口唇灰暗,舌淡暗胖,苔腻等,以真武汤为主,温阳利水,再合葶苈大枣泻肺汤泻肺平喘,佐以麻黄附子细辛汤温经解表,颇合本方证之病机。

2. 医案二

陆某,男,66 岁于 1988 年 10 月 15 日就诊。

主诉:咳嗽持续 1 年余。1987 年入秋因感冒引起咳嗽,经外院中西药反复治疗,咳嗽未瘥,已有 1 年余。刻诊:咳嗽阵作,痰颇多,痰色白、质黏稠,咯之欠畅,并伴胸闷、气促、心悸,夜间平卧则咳嗽加剧,胃纳尚可,大便亦调。舌苔薄白腻,舌质红,脉细数滑。听诊:心律齐,心率 110 次/分。两肺呼吸音粗糙,偶尔闻及哮鸣音。

中医辨证:肺肾阴亏,痰饮内盛。治宜滋养肺肾,佐以化痰止咳。

处方:景岳金水六君煎。熟地黄 45 g,全当归 20 g,白茯苓 15 g,广陈皮 9 g,炙甘草 15 g,制半夏 15 g。

服药 7 剂,咳嗽、气急、胸部满闷均有显著改善,夜间已能平卧,心悸较平(90 次/分),夜半喉中有痰鸣声,咯之欠利,时有泛恶,口渴喜饮,继服上药,加淡干姜 6 g、小川连 3 g、西潞党 15 g。再服 7 剂,上述诸症均瘥。

按:该案辨证痰湿为标,肺肾阴血不足为本。临床观察该类患者除咳嗽、喘逆、痰多症外,还有面容憔悴、精神疲乏、舌苔花剥或腻苔等症候。遵景岳金水六君煎之原意,以熟地黄与全当归相伍,以补肾益肺、滋养阴血为主,再合二陈汤燥湿化痰,滋阴与燥湿,养血合化痰,相激相成,各尽其责又协同相助,颇合该方证之病机。但在临床具体应用时还应随证加减,如痰湿盛而气机停滞见胸胁不快者,加白芥子、枳壳;大便不实者,加山药、白术;咳嗽不愈者,加细辛、前胡;兼表邪寒热者,加柴胡;肺热者,加黄芩、鱼腥草等。

第三节 颜 德 馨

颜德馨(1920—2017),同济大学附属第十人民医院主任医师,为全国老中医药专家学术经验继承工作指导老师、上海市名中医、国家级非物质文化遗产传统医药项目代表性传承人,于 2001 年在上海市卫生局领导下组建上海市中医心脑血管病临床医学中心。颜德馨长期从事疑难病证的研究,并创立"衡法"观点,为诊治疑难病证建立了一套理论和治疗方法。

(一)学术思想

咳喘之病,有寒热虚实之分,新感陈病之辨,故辨证之法,各有特征要领,在肺者为气上逆,在脾者痰饮阻气,在肾者虚不纳气,机制悬殊,证候亦异,惟其平喘共论耳。颜德馨在 50 余年临床中,对平喘积累了极其宝贵的经验。

1. 风燥痰热为患,首重肃降肺气

颜德馨论喘,虽肺、脾、肾三脏同病,但以肺之气变为中心,经曰"诸气膹郁,皆属于肺"是也。盖肺位居高,号称华盖,主气而外合皮毛,上通喉咙,开窍于鼻,与天气相通,为呼吸之门户,内贯心脉,以行气血,维持正常生命活动,故有"肺主一身之大气"之说。但肺合大肠,其气以下降为顺,协助腑气以下行,故以肃降为其要,若因受邪于皮毛或吸之于鼻窍,无论风燥痰热,均能造成肺气不利,治节失常,肃降受阻,肺气郁遏,气逆而上,则喘作矣。颜德馨认为,当是之时,积热于肺,火动痰生,风痰上壅,天气闭塞,宜降不宜升,以肃降肺气最为重要。盖肺气得降,则喘自平矣。

2. 新感引动沉痼,法宜温阳化饮

喘证久发,多属沉痼顽疾。因有痰饮内停,难以骤化,故不能取效于一时。颜德馨认为,痰饮病者,饮邪充斥,淹蔽阳气,以致阳不外卫,无能御邪,只要稍一冒寒触风,即可引动伏饮,挟感而发。若久发不止,正气溃散,精气内伤,肾之真元损伤,根本不固,则非一般宣肺化痰之药所能胜任。且饮为阴邪,得温则化,得寒则凝,故颜德馨认为,小青龙汤最宜用之。但小青龙汤毕竟为宣散之剂,温阳之力尚嫌不足,凡阳气不到之处,即为饮邪停滞之所,惟有加入附子一味,温扶阳气,使邪正对峙之局改观,庶可克敌,其中细辛温肺化饮,亦治饮要药,麻黄附子细辛汤合小青龙汤之所以取效,端赖细辛克敌制胜。若症情危重,附子、细辛用量可达9 g以上,能使症情迅速缓解,半夏可以生用,加强化饮之力。

3. 虚喘肺肾两亏,当从培补脾肾

颜德馨尝谓,新喘在肺,穷必及肾,故虚喘从肾论治,寓滋苗灌根之意,盖肾居下焦,元阳内居,功能助肺纳气,为气之根。故若久喘,逆而上奔,或阳虚寒水不化,水无所主,上凌心肺而为喘呼,动则尤甚,在老年患者或久发咳喘之人尤为常见。颜德馨认为,此是温补下元,镇纳浮阳,温肾利水,协调阴阳,最为关键,常用局方黑锡丹与济生肾气丸合包同煎,加入坎脐、紫河车大补元气,以固根本。同时认为"肺为贮痰之器""脾为生痰之源",故脾之作用大矣哉。在喘证后期,肺、脾、肾三脏俱虚,诸症并起,故论治可从健脾入手,以断生痰化饮之源,药用香砂六君子汤加苍术、怀山药等品。或以"冬病夏治",嘱患者在三伏天服用苓桂术甘汤加附子,借天之阳气以助药力,铲除深伏人体中之痰饮宿根,防患于未然。

（二）医案赏析

1. 医案一

患者,男,75岁。有冠心病、肺源性心脏病病史10年,反复胸闷、咳喘10年,加重伴肢肿1周入院。症见胸闷,咳喘气急,难以平卧,神萎,面色苍灰,唇甲青紫,四肢不温,下肢浮肿,舌质淡紫而胖,苔薄腻,脉沉而无力。

中医辨证：心肺同病,咳喘日久,水饮内蓄,阻遏心阳,阳气耗损,血脉失畅,致痰、湿、瘀交结不化。治宜温阳利水。

处方：麻黄附子细辛汤合苓桂术甘汤。炙麻黄9 g,熟附子6 g,细辛4.5 g,茯苓15 g,桂枝4.5 g,白术30 g,生半夏9 g(先煎),生蒲黄9 g(包煎),橘红6 g,益丹草30 g,车前草12 g,泽泻15 g。每日1剂,水煎服。

7剂后,咳喘大减,渐能平卧、下肢浮肿消退,四肢见温,阳气初复,痰湿渐化,当以益气化瘀善后。处方：党参30 g,白术9 g,黄芪30 g,茯苓12 g,陈皮6 g,生蒲黄9 g(包煎),益母草30 g,泽泻15 g,法半夏10 g。每日1剂,水煎服。

按：该验案脉证,知病位虽在心、肺,但病及心、肺、脾、肾四脏,是由于肾中真阳不足,使心、肺、脾阳气失于温煦,阳不化水,水饮内停。一则寒水凌心射肺,肺气上逆,心脉不畅;二则寒水凝而为痰,痰瘀相搏,心脉不通。颜德馨调治此证,辨证精细入微,立法缜密周全,用药别具匠心,抓住阳虚水停这一病机关键,以温阳利水为大法,将医圣张机《伤寒论》麻黄附子细辛汤和苓桂术甘汤寓一炉,组方用药配伍巧妙,亦温亦寒,亦守亦走,热不伤阴,寒不损阳,相制相依,相得益彰,浑然天成。全方寒温相宜,燥润相济,攻补相因,尤其方中炙麻黄与附子相配,乃画龙点睛之笔。柯韵伯在《删补名医方论》中在论述麻黄附子细辛汤立方原意时,曾精辟地将二药相伍概括为:"麻黄开腠理,附子固元阳……惟附子与麻黄并用,则寒邪散而阳不亡,精自藏而阴不伤。"

2. 医案二

患者,男,68岁。患者有咳喘史20余年,每遇气候变化即作,近年来日趋加重,动辄气促伴下肢浮肿。目前咳喘不得平卧,咳痰黄黏,胸中满闷,两下肢高度浮肿,小溲量少,巩膜瘀丝,面色黧黑,爪甲青紫,舌质紫暗,脉细滑小数。

中医辨证:咳喘有年,肺、脾、肾三脏俱虚,感受外邪,肺失清肃,痰热壅阻,运化失司,水浊内停,久病入络虚实同巢,症在危途。治宜益气化瘀,清化热痰。

处方:党参15 g,沙参12 g,白术9 g,白茅根30 g,芦根30 g,竹沥半夏9 g,天竺黄9 g,陈胆星9 g,黄芩9 g,葶苈子15 g(包煎),带皮茯苓15 g,杏仁9 g,益母草30 g,泽兰叶15 g。每日1剂,水煎服,7剂。

二诊:1周后咳喘减轻,入夜已能平卧,咳痰量少,色黄而黏,豁之尚畅,两下肢浮肿仍甚,苔薄,舌质暗,脉细,继以原法。上方去天竺黄;加苏木4.5 g,降香2.4 g;并予丹参24 g静脉注射,另加水蛭粉1.5 g吞服。每日1剂,水煎服。

按:该病痰夹瘀血,碍气而病。本虚标实,肃降失司,虚不受补,实不堪攻,最为棘手。该案高年久病咳喘、肺胀,肺、脾、肾三脏俱虚,感受外邪,肺失清肃,脾失健运,肾失气化而诸症蜂起。治用党参、沙参、白术益气养阴以扶其正,竹沥半夏、天竺黄、陈胆星、葶苈子泻肺化痰以祛其标,另用益母草、泽兰叶、苏木、丹参、水蛭等化瘀,改善微循环。全方共奏益气养阴、清化热痰、化瘀利水之功。

第四节 晁恩祥

晁恩祥(1935年—),博士研究生导师,中医内科首席专家,全国老中医药专家学术经验继承工作指导老师,中央保健委员会会诊专家,第二批国医大师,全国中医内科肺系学科带头人之一,国务院特殊津贴获得者。

(一)学术思想

慢性肺源性心脏病是一种常见病、多发病,临床上以反复咳喘、咳痰、水肿、发绀等为主要特征。晁恩祥长期从事中医急诊、肺科工作,对肺源性心脏病及并发症积累了丰富的治疗经验。

晁恩祥强调防治肺源性心脏病应中西医结合,取长补短。如在诊断方面首先采用西医病名诊断,明确肺源性心脏病的分期及疾病的严重程度,然后再进行中医辨证分型。在治疗方面西医主要针对病理生理、病原学内容,而中医则重视人的整体,重视辨证论治,两者取长补短,均有益于治疗。

晁恩祥指出肺源性心脏病治疗的重点在各阶段证候表现的辨证分析,其是立法的主要依据。肺源性心脏病是一种复杂且涉及广泛的疾病,各个阶段有不同的临床表现和瞬时即变的种种情况,如表现于肺的咳、痰、喘的症状辨证分析;表现于心力衰竭、呼吸衰竭、肺性脑病等的证候分析,只要掌握中医的辨证分析方法,就可以正确立法开方。此外,肺源性心脏病的临床表现的动态变化是加减用药的另一依据。晁恩祥认为肺源性心脏病几个型或几个阶段型证候的立法是相对固定的,对于兼证、次证则需要加减来补充完善。中医治疗肺源性心脏病,必须重视主证立法处方,而兼证、次证、变化的症状表现也为立法提供了依据。

晁恩祥常用治疗肺源性心脏病治法具体如下。

1. 针对肺源性心脏病肺部感染的治法

晁恩祥认为,该阶段病位在肺,病因多为风寒、风热、毒热、痰浊,病机多属痰浊阻塞,肺气失宣等。

（1）宣肺散寒,祛痰平喘:适用于肺源性心脏病合并感染初期,属偏寒证候者。主要症状有咳嗽,痰白清稀或泡沫,或恶寒发热,周身不适,或喘,苔薄白,脉浮弦。属内有寒饮,复感寒邪所致。方用小青龙汤加减。该类患者多为感染初期,或寒邪未化热者,如处理得当,病情可迅速缓解。

（2）清肺化痰,止咳平喘:适用于肺源性心脏病合并肺部感染较重,痰热阻肺证候者。主要症状有咳嗽,喘促,痰黄黏稠,咳痰不爽,伴口干或发热,尿赤便秘,口唇发绀,舌红或紫暗,苔黄或腻,脉弦滑数。方用麻杏石膏汤合千金苇茎汤加减。该类患者肺部感染多较重,少数患者可出呼吸衰竭、心力衰竭及肺性脑病等。

（3）清热解毒,涤痰平喘:适用于以毒热为主者。主要症状有咳嗽,喘急,发热,咳痰黄稠或黄绿,带有腥臭味,胸闷,口唇发绀,苔黄微腻,脉滑数。方用五味消毒饮加涤痰清热药物。该类患者感染较重,处理不当多转化为呼吸衰竭、心力衰竭及肺性脑病等,必须加以重视。

2. 针对心力衰竭水肿为主要阶段的治法

（1）温阳利水,益气健脾:适用于反复发作的肺源性心脏病心力衰竭者。主要症状有下肢水肿,心悸气短,不能平卧,口唇发绀,肝大,四肢不温,脉沉缓或结代。方用真武汤合苓桂术甘汤加减。

（2）清肺利水活血:适用于肺源性心脏病的临床表现既有肺部感染,又有心力衰竭水肿者。方用麻杏石膏汤合五皮饮及活血药。该类患者以水肿为主者,多数可在2周左右好转。

3. 呼吸衰竭、肺性脑病阶段为主的治法运用

（1）清浊涤痰,醒脑开窍:适用于痰浊阻肺,痰蒙心窍者。主要症状有神昏谵语,甚至昏迷,呼吸急促,喉中痰声辘辘,汗出如油,口唇青紫,舌下脉络瘀滞,脉弦滑。方用涤痰汤

加减。

（2）清热通腑，化痰开窍：适用于肺源性心脏病、肺性脑病有以下症状者：神志时有模糊，呼吸急促，有黄痰不易咳出，口唇发绀，发热汗出，口干目赤，大便秘结，苔黄腻，舌下脉络瘀滞，脉滑数。方用承气汤加减。

4. 对休克、出血阶段的治法

（1）益气复脉，回阳救逆：适用于肺源性心脏病休克者。主要症状有四肢厥冷，气微喘促，冷汗淋漓，或汗出如油，神昏欲寐，或寻衣摸床，舌质紫暗，苔薄或少苔，脉微欲绝，或沉细而数，或结，或代，舌下脉络瘀滞。方用参附汤合生脉散加味。

（2）清热凉血，活血止血：适用于有出血倾向者。患者表情淡漠，喘息，皮肤瘀斑，痰中带血，咯血或呕血，便血，舌质紫暗或绛紫，少苔或无苔，舌下脉络瘀滞，脉细数或沉弱。

5. 根据疾病发展采用活血与通便的治法

（1）活血化瘀：晁恩祥认为肺源性心脏病由于反复感染，长期缺氧，继而出现血流动力学改变，缺氧还可导致红细胞增多，故而血瘀血滞是不可避免的。主要症状有口唇指甲发绀，面色黧暗无光，舌质紫暗，舌下脉络瘀滞等。活血药常用丹参、赤芍、当归尾、地龙、三七、桃仁、红花等。

（2）通腑泻下：一方面可以通腑化痰开窍，另一方面用于肺源性心脏病伴有大便秘结者，兼有退热作用。肺源性心脏病患者，如体质尚可，可以理气通腑改善咳喘症状，常用大黄、厚朴、芒硝、郁李仁等。

6. 缓解期的治法

（1）健脾补肾，止咳化痰：适用于肺源性心脏病缓解期，但素有慢性咳嗽、咳痰、伴食少纳呆、气短懒言、易感冒、苔白或微腻、脉细滑者。方用六君子汤加减，或咳喘固本丸及金匮肾气丸亦可。

（2）益肺补肾纳气：适用于肺源性心脏病缓解期，易于反复感冒，平时稍有咳嗽、咳痰、伴喘息动则气喘加剧、舌质淡、脉细弱者。用药重在补肾纳气，扶助正气。可用参蛤散、都气丸或补肺丸等。

（二）医案赏析

1. 医案一

李某，男，75 岁，于 2008 年 10 月 29 日就诊。

患者反复咳喘 15 年，加重 3 天来诊，既往有慢性阻塞性肺疾病、肺源性心脏病病史。就诊时症见咳嗽、咯白痰，喘息，头面四肢水肿，微恶寒，无发热，小便少。舌质淡红，苔白滑，脉浮。

中医辨证：外寒内饮，治宜解表散寒，温肺化饮。

处方：小青龙汤加减。炙麻黄 9 g，白芍 9 g，细辛 3 g，干姜 6 g，甘草 6 g，桂枝 9 g，法半夏 9 g，五味子 6 g，紫菀 15 g，旋覆花 10 g（包煎），杏仁 10 g，白果 10 g，泽泻 10 g，车前子 10 g（包煎）。

服药 5 剂后，患者咳喘及浮肿明显好转，原方继服 5 剂，咳痰喘等症状基本消失。

按：方中麻黄、桂枝解散在表之风寒，配白芍酸寒敛阴，制麻黄、桂枝而使散中有收；细辛、干姜、半夏温肺散寒化饮；五味子为治疗久咳虚喘之要药。干姜、细辛相须为用，外散风寒、内化痰饮；五味子酸温收敛，止咳平喘，可防干姜、细辛耗散肺气，三药配伍，开中有合，散不伤正，收不留邪，使风寒解，水饮去，宣降复，咳喘自平。

2. 医案二

索某，男，56 岁，于 1982 年 9 月 13 日就诊。

患者咳喘 10 年，半月来咳喘加重，伴下肢浮肿。患者于 1976 年确诊为"慢性支气管炎""肺气肿""慢性肺源性心脏病"，每年冬天加重，曾 7 次住院治疗，均经治疗缓解出院。9 月 13 日复因感冒后咳喘加剧，痰多胸闷，痰黄不易咳出，身热汗出，脘腹胀满，饮食减少，咳逆倚息不得卧，小便短少面赤，大便干燥，下肢浮肿，舌质紫暗，舌下脉络瘀滞，舌苔黄腻，脉滑数。证属气滞血瘀、痰热壅肺、水湿泛滥。先拟用麻杏石甘汤合定喘汤加减，并予红霉素、利尿剂等药治疗 7 天，病情未见好转。9 月 16 日患者呼吸急促，喘憋痰黏稠，不易咯出，喉中痰鸣，咳逆倚息不得卧，汗出心悸，四肢不温，浮肿加剧，伴神志模糊，时有谵语，腹部胀满难受，大便 4 日未行，舌苔黄燥厚腻，脉滑数。

中医辨证：病情危重，标为痰壅窍闭、阳明腑实，本为气滞血瘀、肺肾不足、脾湿水停。治宜通里攻下、宣肺开窍，佐以温经活血。

处方：大承气汤加味。生大黄 10 g（后下），芒硝 10 g（后下），厚朴 10 g，枳实 10 g，玄参 30 g，炮附子 30 g。

水煎服 1 剂后，大便得下，仍干燥。继再进上剂，大便通利，连便 3 次，脘腹胀满得除，神志转清，喘憋稍减，尿量稍增。仍汗出痰多，气短，继以理肺健脾祛痰，佐以活血法，又调理月余，缓解后出院。

按：患者肺源性心脏病伴肺性脑病，证候变化迅速，病情危重，证属肺气壅塞，痰浊蒙窍，因肺气不通，清阳不升，浊阴不降，清窍闭塞，昏蒙不识人。急则治其标，根据肺与大肠相表里，运用攻下通里之剂，使大肠通、肺气宣，神志转清。燥屎一下，中病即止。

第五节 李 可

李可（1930—2013）曾任灵石县中医院院长，中华中医药学会山西分会会员，《中医药研究》特邀编委，香港《中华医药报》医事顾问，世界华人交流协会特邀研究员。

（一）学术思想

李可常用小青龙虚化汤治疗慢性肺源性心脏病。小青龙虚化汤证是外感内伤同时发病，主要表现为咳、喘、肿，病位在"心下"，邪伏三阴（肺、脾、肾）。西医之肺心两衰，中医少阴证。常用于治疗支气管炎、肺炎、哮喘、肺气肿、肺源性心脏病等呼吸系统疾病。

组成：麻黄 10~45 g（另煎），制附片 45~200 g，辽细辛 45 g（蜜炙），生晒参 15 g（另炖），茯苓 45 g，生半夏 45~65 g，干姜 30~45 g，五味子 30~38 g，炙紫菀、炙款冬花各 15~45 g，白

果壳 20 g(打粉),炙甘草 30~60 g,桂枝 45 g,赤芍 45 g,生姜 65 g。

用法:

(1)煎服法:麻黄另煎去上沫,取汁 150 mL;诸药加水 2 000 mL,文火煮取 450 mL,兑入麻黄、参汁,分 3 次服,每次 200 mL,每次间隔 3 小时。

(2)中病即止:服首剂第 1 次后若得全身畅汗,则余下 2 次弃去不服。若仅得微汗,3 小时以后再给药一次。若仍无汗,则缩短给药时间,若汗虽然不畅而小便通利,亦为中病。则第 2 剂之后麻黄减至 5 g,再服 2 剂则安。

(3)滋胃助汗:特殊体质,表闭过甚者,在服药时,可饮热稀粥,以滋胃助汗。

(4)老幼酌减:老幼妇女弱使用该方,全方可按比例制小其剂。最小剂量为 1/5 量,汤成,分 10 次稍稍予之。10 岁以上儿童则服 1/2 量。18 岁以上用成人量。老弱者酌情参考。

李可认为现代人多属未病气先虚,故在小青龙汤基础上加制附子,以四逆汤法驾驭小青龙汤法,则麻黄、细辛可解表利水而无辛散过度之虞。加生晒参,成为四逆加人参汤,滋阴和阳,益气生津,以制干姜之燥。加茯苓,成为小半夏加茯苓汤,淡渗利水,使水饮从小便去,协助麻黄、细辛开玄府,上下分消。加紫菀、款冬花"药对",以治"喘而上气,喉间水鸡鸣";白果,微苦甘,归肺、肾经,功能敛肺气,定喘嗽,为治痰喘之要药,白果与麻黄同用,一散一收,治痰喘极效。喉间痰鸣明显者,加竹沥以涤痰化饮。如合并呼吸衰竭、肺性脑病者,可加麝香,首次冲服,制附子加量,另加生龙骨、生牡蛎、活磁石、山萸肉,增强回阳救逆之力。

(二)医案赏析

1. 医案一

邱某,男,70 岁,于 2006 年 6 月 23 日就诊。

患者肺源性心脏病心力衰竭,剧咳痰盛,动则喘促,不思饮食,食入腹胀,夜尿 5 次,不渴,脉浮大空,舌淡紫。高年,元阳式微,中洲虚馁,无以为继,治本。

处方:

(1)小青龙虚化汤加减:制附片 100 g,干姜 90 g,白术 90 g,党参 90 g,炙甘草 120 g,生半夏 45 g,五味子 30 g,麻黄 5 g,龟甲 10 g(打粉),砂仁 30 g(姜汁炒),细辛 45 g,茯苓 45 g,生姜 75 g,煅紫石英 45 g,油桂 3 g(研粉冲),高丽参 12 g(研粉冲)。加水 3 000 mL,文火煮取 500 mL,3 次分服,10 剂。

(2)肺系固本散加减:头三七 100 g,血琥珀 50 g,高丽参 50 g,紫河车 50 g,一等茸 50 g,尖贝 50 g,沉香 50 g,冬虫夏草 50 g,蛤蚧 6 g,对油桂 50 g。每次 3 g,每日 2 次,平遥黄酒送服。

按:该案为肺源性心脏病患者,剧咳痰盛,动则喘促,以小青龙汤加减方(加茯苓,减桂枝、白芍);不思食,食入腹胀,脉浮大空,附子理中汤补火生土;夜尿 5 次,元阳式微,潜阳丹、肺系固本散固肾。

2. 医案二

张某,男,58 岁,于 2006 年 3 月 30 日就诊。

患者肺源性心脏病 7 年余,动则喘促,脘胀,肢肿如泥,唇舌甲青紫,脉急 132 次/分。顽固性心力衰竭 5 年余。救阳破阴为急。

处方：制附片 100 g，高丽参 10 g（冲），生半夏 45 g，干姜 30 g，五味子 30 g，辽细辛 45 g，麻黄 5 g，枸杞子 30 g，菟丝子 30 g，补骨脂 30 g，淫羊藿 30 g，龙骨 30 g，牡蛎 30 g，磁石 30 g，炙甘草 60 g，油桂 10 g（后下），车前子 10 g（包煎），生姜 45 g。加水 2 500 mL，文火煮取 500 mL，兑入参汁，日分 3 次服，5 剂。

按：患者肺源性心脏病 7 年余，动则喘促，以小青龙汤温肺化饮；虚化则肾不纳气，加高丽参、三石头（龙骨、牡蛎、磁石）、肾四味（枸杞子、菟丝子、补骨脂、淫羊藿）；太阳少阴同病，加附子；脘胀，肢肿如泥，加油桂助气化，车前子利水。

第六节　吴 银 根

吴银根（1940 年—　），博士生研究生导师，第四批全国老中医药专家学术经验继承工作指导老师，上海市名中医，曾任中国中西医结合学会呼吸病专业委员会主任委员，世界中医联合会呼吸病专业委员会副主任委员，上海中医药大学附属龙华医院终身教授。

（一）学术思想

1. 重视防治肺动脉高压

吴银根认为肺动脉高压是造成肺源性心脏病的重要原因，故防治肺源性心脏病首先要预防和治疗肺动脉高压，并认为肺动脉高压者多因久病咳喘，耗伤肺气，久病及肾，肾阳亏虚，温煦不足而鼓动乏力，导致水饮内停，饮结为痰，痰阻脉络，血流不畅或阳气亏虚，不能鼓动血脉均可致瘀血内停，肾阳亏虚是肺动脉高压的主要病理基础，水饮、痰、瘀是重要病理因素，临证常选金匮要略之己椒苈黄丸，取其逐水散结、前后分消之功。

2. 以证候为导向，辨证施治

肺源性心脏病患者常出现以下证型：以咳嗽为主的证型、以痰多为主的证型、以咳痰兼胸闷胸痛为主的证型、以气短及突发呼吸困难为主的证型、以水肿为主的证型，且临床多见发热、心悸等兼证，临床治疗之时，在辨证施治的基础上可针对性选择使用药物，如咳嗽时常选用黄荆子、胡颓子叶、前胡、款冬花、白前等。痰热者可予野荞麦根、蒲公英、半枝莲、白花蛇舌草；痰火者可用紫草、紫花地丁、黄芩、炒山栀；若遇顽痰则加用皂荚、桔梗。胸闷可选用大陷胸汤、大陷胸丸、丹参、三棱等。平喘可选小青龙汤、定喘汤、厚朴麻黄汤或加全蝎、蜈蚣、紫苏子、莱菔子、桑白皮、葶苈子、白果仁等。水肿则多用猪苓、车前子、泽泻等品。

3. 急性加重时注重温阳利水

肺源性心脏病急性加重时见气急，甚则不得卧，心悸，口唇发绀，足跗肿胀等，此即为《金匮要略》所描述之"饮家"，《金匮要略》指出"病痰饮者，当以温药和之"，并列出苓桂术甘汤、肾气丸、木防己汤、葶苈大枣泻肺汤、己椒苈黄丸、五苓散等一系列方剂，其总的治疗原则以温阳补肾、泻肺逐痰化饮、温阳利水立法，至今这仍是临床治疗的主要法则和用方，再结合四逆汤、四逆加人参汤、真武汤等,是目前临床上治疗肺源性心脏病、心功能不全的重要方剂。

4. 先安未受邪之地,预防感染反复发作

吴银根认为慢性肺源性心脏病患者,常因肺部感染而出现咳嗽、咳痰加剧,呼吸困难更加严重,如果不及时救治,有可能死亡,故应该加强感染预防,阻止疾病恶化,临证可选用蒲公英、紫花地丁、黄芩等清热解毒之药。

5. 缓解期补虚培元,标本兼顾

吴银根认为肺源性心脏病稳定期以正虚为主,病位主要涉及肺、脾、肾、心诸脏,临证可见肺脾肾气虚、肺肾阴虚、气阴两虚、心脾肾阳虚等证型,且痰瘀水饮贯穿疾病始终,故辨治当以虚实为纲,补虚培元,药物可选生地黄、熟地黄、黄精、枸杞子、杜仲、当归、何首乌、女贞子、鹿角霜、附子、桂枝、肉桂、天冬、麦冬、太子参、南沙参、北沙参、灵芝、玉竹、石斛、黄芪、巴戟天、淫羊藿等补益之剂,喘促明显加用龟板、鳖甲、代赭石、海蛤壳、龙骨、牡蛎等咸寒养阴兼具重镇摄纳之品,兼水饮可予泻水逐饮之药如猪苓、车前子、茯苓、泽泻、白术、防己、白芥子、桑白皮等,化瘀则用大黄、地鳖虫、三棱、莪术、蒲黄、桃仁、川芎、川牛膝等。

(二)医案赏析

张某,男,78岁,于2017年6月26日初诊。

患者长期吸烟,曾诊断为慢性阻塞性肺疾病20余年,平素可见胸闷,气短,动则加剧,遇寒风咳嗽则作,倦怠乏力,饮食量少,患者每年需住院数次,咳痰喘时作,苦不堪言。此次于感冒后症状再度加重,现出现气促胸闷,夜间尤甚,刻下气促不能平卧,咳痰黄稠,咳声重浊,唇绀,胃纳较差,双下肢水肿,大便偏干,夜寐欠安,舌红,苔厚稍腻,脉沉滑。胸部CT示两肺炎症,肺气肿,心影增大,实验室检查示白细胞 $13.1×10^9$/L,中性粒细胞 0.76,BNP 1 478.5 pg/mL。

诊断:肺胀(慢性阻塞性肺疾病、肺源性心脏病、心力衰竭),证属痰热壅肺,治宜清热化痰,泻肺平喘。

处方:桑白皮30 g,白果仁30 g,法半夏15 g,蒲公英30 g,紫花地丁30 g,黄芩15 g,胡颓子叶15 g,野荞麦根30 g,黄荆子30 g,陈皮9 g,桔梗12 g,川贝母3 g,浙贝母15 g,葶苈子30 g,枣9 g,猪苓30 g,泽泻9 g,海浮石30 g,甘草9 g。14剂。

2周后复诊,咳痰喘明显缓解,但动则明显,时有心悸,胃纳尚可,二便调,舌质暗红,苔薄白,脉弦细。辨证为肺、心、脾、肾俱虚,痰瘀互结,拟以补虚祛瘀,化痰宽胸。

处方:党参15 g,黄芪24 g,白术15 g,防风6 g,麻黄6 g,附片15 g,细辛6 g,生地黄24 g,麦冬15 g,枇杷叶15 g,胡颓子叶15 g,黄荆子30 g,野荞麦根30 g,丹参30 g,牡丹皮9 g,甘草9 g。14剂,水煎服。

药后咳嗽较前缓解,气促好转,活动能力亦明显恢复。后患者病情稳定,适逢冬至,予膏方1料,调补肺脾肾,化痰逐瘀平喘。

处方:党参300 g,黄芪240 g,白术120 g,防风90 g,法半夏15 g,淫羊藿150 g,巴戟天150 g,菟丝子300 g,补骨脂300 g,胡芦巴150 g,熟地黄150 g,山茱萸150 g,怀山药150 g,肉苁蓉300 g,女贞子300 g,桑椹300 g,黄精300 g,蒲公英300 g,紫花地丁300 g,胡颓子叶 150 g，野荞麦根 300 g，黄荆子 300 g，陈皮 120 g，香附 120 g，白芍 120 g，合欢皮 300 g，夜交藤 300 g，茜草 150 g，京三棱 150 g，莪术 150 g，蜈蚣 30 g，全蝎 30 g。

另：阿胶 100 g，龟板胶 100 g，黄明胶 200 g，白参 100 g，蛤蚧 2 对，石斛 20 g，紫河车粉 60 g，饴糖 250 g，冰糖 250 g，收膏。

随访至今，咳嗽不明显，不喘，偶有少量黏痰，咯出则畅。

按：患者病情日久，缠绵不愈，肺、脾、心、肾诸脏皆虚，卫外不固，初诊感受外邪，入里化热，致痰热壅盛，肺气不利，水饮凌心射肺，急则治其标，法当清热化痰，泻肺平喘，方以蒲公英、紫花地丁、黄芩清热，胡颓子叶、黄荆子、野荞麦根清肺，川贝母、浙贝母、法半夏、桔梗、陈皮、海浮石化痰，葶苈大枣泻肺汤、桑白皮、白果仁平喘，猪苓、泽泻利水消肿，甘草调和诸药。二诊邪实不显，缓则治其本，当补虚培元，防御外邪为要，党参、黄芪、白术、防风益气固表，麻黄、附片、细辛温肾逐饮，生地黄、麦冬滋阴润燥，并解初诊痰热所伤之阴，并兼制诸药，枇杷叶、胡颓子叶、黄荆子、野荞麦根、甘草化痰平喘，丹参、牡丹皮活血通脉。肺源性心脏病本虚标实，稳定期病以虚为主。冬主封藏，为补益最佳时机，予以膏方可扶助正气，燮理阴阳。党参、黄芪、白术、防风益气肺固表，巴戟天、淫羊藿、补骨脂、菟丝子、胡芦巴、熟地黄、山茱萸、怀山药、肉苁蓉、黄精、女贞子、桑椹补肾填精，石斛、蛤蚧、紫河车粉补肺肾、纳气平喘，蒲公英、紫花地丁、陈皮、香附、法半夏、胡颓子叶、野荞麦根、黄荆子清热理气、止咳化痰平喘、预防感染，白芍、合欢皮、夜交藤疏肝柔肝安神，京三棱、莪术逐瘀通脉，蜈蚣、全蝎搜风剔络，诸药合用，标本兼顾。

第九章

肺源性心脏病患者的调护

第一节 康 复 治 疗

一、康复的内容和目的

肺源性心脏病是指由肺、胸廓、肺动脉或呼吸调节功能病变引起的肺循环阻力增高,导致肺动脉高压和右心室肥大的一类疾病。通常根据起病缓急和病程长短,分为急性和慢性两类。临床上以后者多见。该病发展缓慢,临床上除原有胸肺疾病的各种症状和体征外,主要是逐步出现心肺功能衰竭及其他器官损害的征象。我国慢性肺源性心脏病最常见的原因是慢性阻塞性肺疾病,占全部肺源性心脏病病例的84.01%。

研究表明,理想的药物治疗仅仅是慢性阻塞性肺疾病患者治疗的一部分,配合康复治疗,可以预防和减少慢性阻塞性肺疾病急性发作,提高机体的免疫力,延缓心肺功能的减退及并发症的出现,最终达到减少病死率和提高生活质量的目的。慢性阻塞性肺疾病全球倡议组织(GOLD)指南中首次将肺康复治疗,特别是下肢运动训练列为中、重度慢性阻塞性肺疾病患者治疗的主要措施之一。2013年加拿大心脏病学会(CCS)更新的心力衰竭管理指南中指出:强烈推荐所有NYHA评定为心功能1~3级的患者均应接受心脏康复训练,以提高生活质量和体能。由此可见肺康复、心脏康复越来越受到医学界的关注和重视,对肺源性心脏病,进行心肺功能康复尤为重要。

肺康复治疗是通过运动训练和呼吸训练改善患者肺功能及生活质量的方法,尤其受到重视。肺康复可以使进行性气流受限、严重呼吸困难而减少活动的患者改善活动能力、提高生活质量,是慢性阻塞性肺疾病患者的一项重要治疗措施。因为慢性阻塞性肺疾病患者呼吸肌负荷明显加重,呼吸肌必须加强收缩,而辅助呼吸肌也参与工作,患者呼吸肌力量和耐力都是减退的。再加上炎症的系统性影响及营养不良等因素,呼吸肌容易发生疲劳而成为通气不足的原因。患者在缓解期存在不同程度的膈肌疲劳,随着康复医学的迅速发展,肺康复已逐渐成为慢性阻塞性肺疾病稳定期患者治疗中的关键环节。

心脏康复是指通过正确的生活方式、适当的运动训练、心理疏导及循证医学药物和手术等综合治疗措施，使心脏病患者恢复正常的自我生活能力和劳动能力的过程。心脏康复在心脏病患者的治疗过程中，不仅可以提高患者生活能力和劳动能力，使患者回归社会，而且可以减低患者的死亡率，延长患者寿命，并且减少疾病后抑郁状态的发生。心脏康复的内容涵盖了多个方面，它包括合理的用药、患者情况的评估、心理问题（包括失眠）的疏导、健康的饮食指导、不良生活方式的纠正等。心脏康复的目标是让心脏病患者像正常人一样的生活和工作。

目前对于慢性肺源性心脏病康复方案缺乏相应专业指南指导，仅在 2018 年《慢性肺源性心脏病基层诊疗指南》中提出几点意见：对于稳定期肺源性心脏病患者，需要积极治疗和改善基础支气管、肺疾病，延缓基础疾病进展；增强患者的免疫功能，预防感染，减少或避免急性加重，加强康复锻炼和营养，需要长期家庭氧疗或家庭无创呼吸机治疗等以改善患者的生命质量。总的来说，慢性肺源性心脏病康复就是根据不同患者的个体情况制定涉及多学科的综合治疗方案，以期通过稳定或逆转患者病理和病理生理改变，使患者在疾病所致残疾和残障的情况下达到最佳生存状态，提高患者的独立生活能力，训练患者掌握控制疾病发展的知识和技巧，减轻患者的呼吸困难程度和相应的精神症状，提高患者运动耐量、控制症状的能力和生存质量，减少医疗费用的支出，缩短住院天数，降低因病情恶化所导致的死亡率，进而总体上提高患者的生存质量。

呼吸系统和心血管系统在生理上相互依赖，关系密切。肺源性心脏病是慢性阻塞性肺疾病等慢性肺部疾病病情进一步发展导致的，存在呼吸困难、运动耐力下降、骨骼肌功能减低等，这与活动量减低、系统炎症、氧化应激、营养不良、乏氧、神经内分泌系统调节异常等相关，肺源性心脏病患者的康复内容可能更接近慢性阻塞性肺疾病患者。目前多项研究表明心脏康复和肺康复联合起来，可达到协同效果，有学者将心脏康复和肺康复联合称作心肺康复（cardiopulmonary rehabilitation）或呼吸困难康复（breathlessness rehabilitation）。

肺康复和心脏康复并不矛盾，且存在很多共同点。两者均可提高健康相关生活质量，减轻焦虑和抑郁，降低住院率和死亡率，减轻心、肺功能不全症状，增加骨骼肌血流，增加肌肉氧代谢能力，减慢或逆转骨骼肌萎缩，提高自主神经功能和增强内皮功能等。肺康复和心脏康复的内容相似，均包括健康教育、戒烟、营养、心理支持、运动训练等。在《慢性肺源性心脏病基层诊疗指南》康复锻炼中指出患者每周进行至少 5 天的康复锻炼，根据自身情况选择不同的锻炼方式，锻炼以有氧运动、呼吸操锻炼为主，实际上这些锻炼方式就是慢性阻塞性肺疾病的康复锻炼方式。肺康复和心脏康复两者均是非侵入性治疗方法，安全、低成本，且具有高成效。但在具体方法上有所不同，可相互补充。肺康复包括很多改善呼吸功能的技术，如气道廓清技术，呼吸模式重建，吸气肌训练和呼气肌训练等，其独有的技术如吸气肌训练等对改善心力衰竭患者病情，有着常规心脏康复治疗不能取代的作用。

二、康复的评价指标

目前临床上慢性肺源性心脏病康复方案主张肺康复和心脏康复联合，即心肺康复。由于心肺功能密切相关,在临床上,评价心肺功能康复的指标也有诸多共同之处。

1. **评价运动能力的运动实验**

常用的运动实验包括心肺运动实验(CPET)、6MWT、往返疾步走实验(SWT)。

(1) CPET:是通过观察受试者的心率、血压、心电图、摄氧量和二氧化碳排出量等代谢指标和通气指标随着逐渐增加的运动负荷而变化的情况,并分析各个变量之间的变化关系,来评价患者循环系统和呼吸系统应对运动的能力的测试。CPET 包括功率自行车和平板运动实验,能全面客观地评价运动能力和运动时的反应性,确定运动强度和运动受限原因,能准确反映运动时各个系统病理生理机制,是评价运动训练效果的标准方法。CPET 强调综合心肺测试,可以全面了解受试者的运动心肺功能。其原理是利用检测外呼吸来量化细胞呼吸的状态和时间经过,从而反映出人体的最大有氧代谢能力和心力储备。采用的评价指标分别是 $VO_2 max$、最大功率(Wmax)、耐力时间。$VO_2 max$ 或 Wmax 是衡量动力性工作能力和心肺适应性的综合指标,可信度高,重复性好。耐力时间是亚极量运动时相同功率下运动的持续时间,它更接近日常活动强度,与最大运动能力相比更有实际意义,而且耐力时间是反应性最好的指标,敏感性强,在最大运动能力还未出现显著性变化时,耐力时间已经发生特异性升高。

(2) 6MWT:以患者 6 分钟内步行的最大距离为评价指标。2002 年 ATS 发表了详细的 6MWT 临床指南,对方法的标准化做了明确界定。6MWT 是一项简单易行,安全,方便的运动试验,通过对运动能力的检测,反映受试者的心肺功能状态。该项试验简便,重复性好,具有较好耐受性,更能反映日常活动能力,且易被患者接受,现已成为传统的心肺试验的补充,是心、肺、循环系统、骨骼肌、神经肌肉、肌代谢等多方面功能综合性反映。6MWT 作为评估肺功能的一种方法日益受到重视。

(3) SWT:也是评价运动能力的实验之一,SWT 包括增量往返步行试验和耐量往返步行试验,是在录音机指导下逐渐增加速度或以某一运动强度的速度在距离 10 m 的地方来回行走,以所行走距离作为评价指标。递增穿梭步行测试(ISWT)是在 20 年前开发的,已被用于评估各种慢性病患者的运动极限。ISWT 被认为是评估慢性呼吸道疾病患者最大运动能力较有效和可靠的测试。ISWT 已被证明可用于评价慢性阻塞性肺疾病、囊性纤维化或哮喘患者的肺康复效果和支气管扩张程度。ISWT 用于非肺部疾病患者的干预措施效果评估的可靠性及最小临床重要差异还需要进一步的研究。

2. **呼吸困难评价**

呼吸困难评价包括呼吸困难指数(mMRC)评分、改良 Borg 呼吸困难评分。mMRC 评分评估呼吸困难严重程度指标,分为 0~4 级。改良 Borg 呼吸困难评分是常用的呼吸困难评定方法,根据最近几天呼吸困难程度或自我感觉劳累程度评定,呼吸困难的加重会导致患者的运动耐量下降,分为 0~10 分。还可用 BODE 评分系统,包括体重指数、$FEV_1\%$、改良呼吸困难指数和 6MWT 四个指标,分别对应于 BMI、气流阻塞程度、呼吸困难和运动耐力四部分。慢性阻塞性肺疾病评估测试评分(CAT 评分)也是临床常规使用的评估肺功能状况的量表,该量表简明,易于患者自行完成,由 8 道问题组成,总分 40 分。一般来说评分<10 分,病情

轻微;>30 分,病情危重。

3. 生活质量问卷

用于呼吸系统的生活质量问卷有慢性呼吸系统问卷(CRQ)和圣乔治呼吸疾病问卷(SGRQ),是肺康复中常用的问卷。SGRQ 由英国圣乔治大学医学院 Jones 等于 1991 年设计的,包括三个部分:症状部分评分、活动部分评分、对日常生活的影响部分评分,是呼吸系统疾病专用健康相关生活质量(health-related quality of life,HRQL)评定量表。量表由测试患者独立完成,如果患者存在疑问,研究人员不能做出任何提示性回答。调查结束后,研究人员进行数据采集、处理、转换及加权计算每一部分的分值及总分值,分值范围 0~100 分,分值越高,患者健康状况越差。

明尼苏达心力衰竭生活质量量表(MLHFQ)是评价心力衰竭生命质量的特异性量表,已有德国、法国、意大利、加拿大等 20 多个国家将量表进行了本国语言的翻译和调试,均显示较好的测评效果。我国朱燕波开发了中文版 MLHFQ 量表,并证实了该版本具有较好的信度和效度。

4. 心功能评价指标

NYHA 心功能分级及 Lee 氏心力衰竭评分,是公认的评价慢性心力衰竭临床症状的量表,反映了心力衰竭程度对日常活动的影响。NYHA 心功能分级是目前运用最广泛的心功能分级方法,跟患者的主观症状缓解相关,但是缺乏客观指标的支持。但是它提供了一个简单的方法来发现患者在治疗过程中症状的变化。它的分级跟心力衰竭预后相关,随着分级的增高,相应的死亡风险也增高。Lee 氏心力衰竭评分是根据患者呼吸困难、肺部啰音、水肿、肝大、颈静脉怒张及胸部 X 线片表现对患者心功能进行量化评估的量表,跟心力衰竭的严重程度相关。

心肺康复治疗策略愈趋多样化,主要集中在运动训练方面;心肺康复效果评价指标也愈加完善,相信随着越来越多临床研究的开展,心肺康复效果评价指标将得到进一步的完善和规范,以进一步提高肺源性心脏病的治疗水平,改善患者的生存质量。

三、康复的方式

心肺康复适合于轻重程度不等的稳定期肺源性心脏病患者,由于采用个体特异性的康复强度,故较重的肺源性心脏病患者也能参加,高碳酸血症者也能从中获益,但参加心肺康复的最理想人群是尚能行走较长距离,但已注意到运动耐量逐年下降,或近期出现肺部症状和并发症,有较强意愿参加康复者。肺康复的主要禁忌证是不稳定型心绞痛、近期出现心肌梗死、重度肺动脉高压、影响运动的骨关节病、学习认知能力障碍、精神疾病等。除了膳食调整、戒烟限酒、心理睡眠调整之外,有氧运动训练作为心肺功能康复运动训练的重要组成部分尤为重要,它能帮助人们达到营养与运动平衡(能量代谢平衡)、内环境平衡及心理与睡眠健康等。心肺康复是一个持续的过程,需要长期坚持。

在患者进行心肺康复之前,需做好下面准备工作。

首先建立患者健康管理档案,不仅为了在院康复期间的健康干预(包括相关疾病的治疗、饮食指导与调养、生物钟的调节、行为方式的指导），更是为了出院后定期随访与长期干预（包括生活工作环境的指导和改造、心理干预、健康状态的监控等）。

其次要对患者进行全面的心肺医学评定和风险预测，掌握 CAT 评分、肺功能分级、心功能等级和可以预见的危险因素。正确的医学评价可以为运动处方（运动量、运动频率、单次持续时间、疗程和注意事项等）和康复流程的制定提供客观的依据；危险因素（包括高血脂、高血压、糖尿病、肥胖、吸烟、过度饮酒与活动、焦虑、失眠等）的干预可以有效地避免肺源性心脏病的加重，防止复发和猝死。此外，静息状态下心悸、气促、胸痛、心绞痛、急性心力衰竭、心率>110 次/秒、严重心律失常、心肌缺血等均不能进行心肺康复。心理干预是开展心肺康复治疗的基础。心理干预必须是综合性的，既要对患者进行有关疾病的解剖生理、危险因素、用药、疾病的预防及饮食知识的指导，又要与患者充分交流，有针对性地进行心理疏导，稳定患者的情绪，消除其焦虑抑郁和敌对情绪，增强战胜疾病的信心和勇气。常用方法包括睡眠干预、心理暗示、心理疏导、行为学疗法、药物治疗等，往往以上方法联合运用。一般睡眠干预每周 3 次，心理辅导每周 1 次。

此外，还必须进行病情的评估和心肺功能的评估。通过对患者病情的评估，了解患者存在的危险情况，便于指导用药和确定康复训练的量及度。心肺功能的评估是通过心肺运动仪器检测患者在运动中心率、血压、心电图和呼吸指标的检测，确定患者心肺功能可以耐受的运动代谢量，以此为依据制定适当运动量的运动康复方案。此外，还可以对心脏康复的效果做出客观评价。肺源性心脏病康复包括运动锻炼、呼吸肌锻炼、宣传教育、戒烟、营养支持等诸多方面，其中运动训练与呼吸训练是肺康复的核心，下面介绍几种呼吸和运动的康复训练方法。

（一）呼吸训练

1. 腹式呼吸

腹式呼吸操作简单，能增加膈肌的运动，增加呼吸的有效性，从而增加肺活量。进行腹式呼吸时，要注意训练呼吸节律与呼气方式，吸气的时候鼓起腹部，让膈肌下降，吸入更多的氧气进入肺部，呼气时缩起腹部，这样一呼一吸，使膈肌上下运动。

2. 缩唇呼气

缩唇呼气可增加呼气时的阻力，这种阻力可向内传至支气管，使支气管内保持一定压力，防止支气管及小支气管过早压瘪，增加肺泡内气体排出，减少肺内残气量，从而可以吸入更多的新鲜空气，缓解缺氧症状。其方法为经鼻腔吸气，呼气时将嘴缩紧，如吹口哨样，在 4~6 秒内将气体缓慢呼出。

3. 缓慢呼吸

这一呼吸有助于减少解剖无效腔影响，提高肺泡通气量。因为当呼吸急促时，潮气量变小，解剖无效腔所占的比值增加，肺泡通气量下降，而缓慢呼吸可纠正这一现象，但过度缓慢呼吸可增加呼吸功能，反而增加耗氧量，因此每分呼吸频率宜控制在 10 次/分钟左右。

（二）运动训练

1. 下肢训练

下肢训练可明显增加肺源性心脏病患者的活动耐量，减轻呼吸困难症状，改善精神状态。通常采用有氧训练方法如快走、划船、骑车、登山等。对于有条件的肺源性心脏病患者，可以先进行活动平板或功率车运动试验，得到实际最大心率及最大代谢当量（MET）值，然后确定运动强度。除控制心率外，还应增加呼吸症状控制，即运动后不应出现明显气短、气促（即以仅有轻度至中度气短、气急为宜）或剧烈咳嗽。训练频率可从每天 1 次至每周 2 次不等，到靶强度的时间为 10~45 分钟，一个训练计划所持续的时间通常为 4~10 周，时间越长效果越明显。肺源性心脏病患者常有下肢肌群的软弱现象使其活动受限，因此下肢训练也应包括一些下肢的力量训练，以循环抗阻训练为主，应注意运动后以不出现明显气短、气促或剧烈咳嗽为宜。

2. 上肢训练

由于上肢肩带部很多肌群既为上肢活动肌，又为辅助呼吸肌群，而且日常生活中的很多活动如做饭、洗衣、清扫等都离不开上肢活动，因此肺源性心脏病患者应进行上肢训练。患者在家可以采取提重物练习，患者手持重物，开始时重量为 0.5 kg，以后渐增至 2~3 kg，做高于肩部的各个方向活动，每次活动 1~2 分钟，休息 2~3 分钟，每日 2 次，以出现轻微的呼吸急促及上臂疲劳为度。

3. 抗阻运动和肌力训练

抗阻运动和肌力训练选用弹力带、哑铃、杠铃等简单的辅助工具，每次训练前进行热身，选择弹力带进行辅助时，每次 3~4 组，选择不同颜色的弹力带来控制伸拉长度。每次训练可根据个人情况来选择训练肌群，每个肌群每组动作重复 8~15 次，共进行 3~4 组，不超过 10 个肌群，时间控制在 30~40 分钟。

4. 呼吸肌训练

呼吸肌训练可以改善患者呼吸肌耐力，缓解呼吸困难症状。目前常用抗阻呼吸器（具有不同粗细直径的内管），使患者在吸气时产生阻力，呼气时没有阻力。开始练习 3~5 分钟，每日 3~5 次，以后练习时间可增至 20~30 分钟，以增加吸气耐力，还可不断减少吸气管直径以增强吸气肌肌力。

5. 柔韧性和平衡性训练

柔韧性和平衡性训练不仅可以增加训练的趣味性，还能提高有氧运动和抗阻运动的康复效果。Yamamoto 的研究发现，在有氧训练和抗阻训练的基础上增加平衡训练，随访3 年，结果是，平衡训练组具有更快的步行速度，心脏事件发生率较单纯有氧训练和抗阻训练组显著降低。所以，推荐心脏病患者进行有氧、抗阻、柔韧性和平衡性训练结合的运动模式。柔韧性和平衡性训练方法多种多样，弯腰摸脚趾，或是做瑜伽，都能提高老年人身体的柔韧性，每周进行 2~3 次。

6. 呼吸运动操

推荐慢性阻塞性肺疾病康复保健功法——邵氏保肺功，该功法由全国老中医药专家学术经验继承工作指导老师邵长荣创制，根据中医传统养生气功和现代医学关于呼吸系统的生理病理研究成果结合编制。该功法动静结合，把练意志、练吐纳和手足躯体的体操活动配合起来，使呼吸运动深、长、细、匀，从而使慢性阻塞性肺疾病患者临床症状得到显著改善，肺功能提高,生活质量改善。

运动训练的种类多种多样,除了慢跑、步行、游泳、有氧运动操、踏车外,一些具有中国特色的太极拳、五禽戏等都可以作为运动康复选择。在进行运动训练与呼吸训练的同时,还要掌握一定的排痰技巧,改善营养、戒烟、增强体质、防止感冒及呼吸道感染等。

排痰训练包括体位引流,胸部叩击、震颤及直接咳嗽。目的是促进呼吸道分泌物排出,降低气流阻力,减少支气管或肺的感染。

体位引流主要利用重力促进各个肺段内积聚的分泌物排出,不同的病变部位采用不同的引流体位,目的是使该病变部位的肺段向主支气管垂直引流。引流频率视分泌物多少而定,分泌物少者,每日上、下午各引流1次,痰量多者宜每日引流3~4次,餐前进行为宜,每次引流一个部位,时间5~10分钟,如有数个部位,则总时间不超过30~45分钟,以免疲劳。

胸部叩击、震颤有助于黏稠的浓痰脱离支气管壁。其方法为治疗者手指并拢,掌心呈杯状,运用腕动力量在引流部位胸壁上双手轮流叩击拍打30~45秒。叩击拍打后,手按住胸壁部加压,治疗者整个上肢用力,此时嘱患者做深呼吸,在深呼气时做颤摩振动,连续做3~5次,再做叩击,如此重复2~3次,再嘱患者咳嗽以排痰。

咳嗽是呼吸系统的防御功能之一,肺源性心脏病患者咳嗽机制受到损害,最大呼气流速下降,纤毛活动受损,痰液本身比较黏稠。因此更应当采取正确的咳嗽方法,以促进分泌物排出,减少反复感染的机会。第一步先进行深吸气,以达到必要吸气容量;第二步吸气后要有短暂闭气,以使气体在肺内得到最大分布,同时尽可能维持从气管到肺泡的驱动压;第三步关闭声门,当气体分布达最大范围后再紧闭声门,以进一步增强气道中的压力;第四步通过增加腹内压来增加胸膜腔内压,在呼气时产生高速气流;第五步声门开放,当肺泡内压力明显增高时,突然将声门打开,即可形成由肺内冲出的高速气流,促使分泌物移动,随咳嗽排出体外。

国内外均有关于肺源性心脏病伴营养不良发生的报道,发生率为21%~70%,长期住院或急性发作期的肺源性心脏病患者营养不良发生率达50%以上。与正常体重的慢性阻塞性肺疾病患者相比,低BMI与运动能力降低和死亡风险增加相关。慢性阻塞性肺疾病患者应保持高蛋白质、高热量饮食,每日的蛋白质摄入量应为1.2~1.5 g/kg(体重),以优质蛋白为主,如奶制品、瘦肉、鸡蛋等。多食蔬菜和水果,摄入多种维生素、高纤维。应少吃过甜的食物,以免产生更多的二氧化碳,加重呼吸负担。少食多餐,每日可吃5~6餐,每餐不要吃太饱,餐前可以先休息,餐后适量运动。

此外,肺源性心脏病患者可以进行家庭氧疗,长期低流量吸氧(<5 L/min)可提高患者生活质量,使慢性阻塞性肺疾病患者的生存率提高2倍。在氧气使用过程中主要应防止火灾及爆炸,在吸氧过程中应禁止吸烟。肺源性心脏病患者易患感冒,继发细菌感染后使支气管炎症加重,可采用防感冒按摩、冷水洗脸、食醋熏蒸、增强体质等方法来预防感冒。肺源性心脏病患者均应戒烟,戒烟有助于减少呼吸道黏液的分泌,降低感染的危险性,减轻支气管壁的炎症,使支气管扩张剂发挥更有效的作用。

第二节　中医饮食疗法

一、饮食疗法的概述

中医有"药补不如食补""药食同源"之说。食物在某种程度上与药物一样，具有寒、热、温、凉(平)四气和辛、甘、酸、苦、咸五味，因此具有一定医学治疗作用。同时，食物具有增强体质、补益脏腑、营养机体、益寿防老的作用。饮食疗法一般包括粥疗法、蔬菜疗法、醋疗法、酒疗法、茶疗法、水果疗法、动物疗法等。

（一）中医饮食疗法概述及源流

中医饮食疗法，又称作疗或食治，是以中医理论为基础，依据中医学整体观和辨证论治的原则，研究食物的性味归经、配伍、禁忌，利用烹饪和食用食物或药食并用的方法，来达到防病治病、强身健体、促进病后康复、延缓衰老等目的的一种方法，其比药物疗法的毒副作用低，可长期使用。这种寓医药于日常饮食之中的食物疗法，是我国宝贵的文化遗产，是中医养生与康复宝库中的一朵奇葩，对中医养生与康复学的发展具有十分重要的作用。

通常人们认为食物只是为人们的正常生长发育提供所需的各种营养成分及生存所必需的能量，但是在中医领域中，食物不仅仅是为人类提供必要的营养物质，它对于治疗疾病及提前预防疾病都具有很大的作用。饮食疗法中的食材在生活中具有简便可取性，在日常饮食中就可以达到治病防病的效果。饮食疗法与药物疗法有相似之处，其基本原理一致，主要体现在祛邪与扶正两方面。孙思邈在《备急千金要方·食治篇》中指出："食能排邪而安脏腑，悦神，爽志，以资气血。"食物与药物相比，药物的毒性较大，不适合长期使用，孙思邈谓此："药性刚烈，犹若御兵。"因此，在医疗活动中，适当地运用饮食疗法十分重要。同时，引用扁鹊语："为医者，当须先洞晓病源，知其所犯，以食治之，食疗不愈，然后命药。"因食物比药物的效用更缓和且持久，若运用得当，可长期使用而不伤正。

中医饮食疗法最早可以追溯到上古时期，最原始的饮食治疗是人们从生食到熟食的过渡，以此来避免疾病的发生。饮食疗法的萌芽时期为春秋时期，伊尹所著之《汤液经》已具备饮食疗法的雏形，其精于烹调，又通晓药性。周朝设置医事制度为最早将饮食疗法作为专科进行设立，主要为帝王予饮食以增强体质及预防疾病，其包括了饮食的调剂、按食性及四时饮食的搭配等方面，已十分突出以食疗病的重要性。到了战国时期，形成饮食疗法的理论体系，以《黄帝内经》为代表。《素问·脏气法时论》论述了饮食疗法针对五脏施治。而在《黄帝内经》的 13 首方剂中，就有汤液醪醴、左角发酒、鸡矢醴、乌贼骨芦茹丸、半夏汤、马膏膏法等 6 首食疗性方剂。《素问·经脉别论》云："饮入于胃，游溢精气，上输于脾，脾气散精，上归于肺，通调水道，下输膀胱。水精四布，五经并行……"因此人体气血的胜衰决定于饮食来源。人类必须通过摄入饮食，方能维持生命，防病强身。饮食疗法得到普遍应用是在汉代。我国最早的饮食学专著为《汉书·艺文志》记载的《神农黄帝食禁》和《神农食经》，惜已亡佚。《五十二病方》也大量记载了饮食疗法的入药食物及食治疾病。《神农本草经》则详载了食物的性味归经、主治功用，为中医饮食治疗学的发展提供了药学基础。张机所著《伤寒论》及《金匮要略》中也散载及专载了食物疗法的理论、饮食治疗实践运用等。唐代是中医饮食疗法集大成的时代，最著名的是孙思邈的《备急千金要方》。《备急千金要方》中列有食治篇，是现存最早有关饮食疗法的专述。孙思邈云："安生之本，必资于食。不知食宜者，不足以存生也。"论述了饮食的重要性。在此之后，饮食疗法的理论体系和应用方法，开始全面发展。后世历代医家有关饮食疗法专著甚多，各有独到之处。中医饮食疗法具有悠久的历史，其专著三百余部，逐渐形成了完善的理论体系，也积累了丰富的临床应用经验。

（二）中医饮食疗法的意义

1. 预防疾病

未病先防为饮食治疗重要的目的之一。张介宾云："盖气味之正者，谷食之属是也，所以养人之正气。"《本草纲目》有记载："饮食者，人之命脉也，而营卫以赖之。"这些记载都表明饮食对于人体健康及生命活动的重要性。合理饮食保证机体的营养，使五脏功能旺盛、气血充实，预防疾病。古人有云："五谷为养，五果为助，五畜为益，五菜为充。"其阐明了古人对合理饮食的初步认识：要营养均衡、合理搭配，谷、果、畜（肉）、菜缺一不可，这种理念一直沿用到现代社会。营养长期不均衡就会引发疾病的发生，通过饮食治疗，营养的均衡和搭配，可以达到预防和治疗某些疾病的目的。运用饮食治疗预防疾病，中医学有记载，用麦麸、谷皮可以预防脚气病，运用动物的肝脏可以预防夜盲症的发生，食用海带、昆布等食物可以预防甲状腺肿大，运用水果、蔬菜预防坏血病的发生等。饮食治疗中某些食物具有药用价值，如大蒜、生姜、葱白可预防感冒，生山楂、红茶可预防动脉硬化，生山楂可预防高脂血症等。

2. 补虚强身

所谓"精不足者，补之以味"，说明针对虚弱之人，采用饮食疗法补虚复损，以调胃气，祛邪补益。对于体质虚弱或慢性虚证患者，可用血肉有情之品来滋补。如鸡汤用于虚劳，当归羊肉汤用于产后血虚，紫河车粉用于补肾强身，猪骨髓用于补脑益智，动物脏器用于滋补相应的脏腑等。饮食疗法对于病后、产后及年老身体虚弱者作用明显。疾病后期及多种慢性病因正气不足，机体气、血、津液和经络脏腑等生理功能减弱、抗病能力低下，而表现出虚弱、不足、衰退等现象。注意饮食治疗扶助正气，增强体质，增强机体抗病能力，补虚强身。对于中老年人来讲，随着年龄渐长，脏腑功能逐渐减退，肾之精气渐衰，精血不足，则易导致脏腑功能紊乱，阴阳失去平衡而出现功能衰退，甚至发生疾病。从中医养生学来讲，其饮食治疗应以调整阴阳和脏腑气血之平衡为原则，宜食用清淡易消化又富含蛋白质、维生素和钙质的食物以延缓衰老，增进健康。常用于延缓衰老的食物有蜂乳、天花粉、大豆及豆制品、花生、黑芝麻、核桃、牛奶、银耳、香菇、新鲜蔬菜、水果、瘦肉之类。忌食高糖高脂，以及有伤津耗液之弊的辛辣、腥膻食品及发物，如油炸食品、海腥、辣椒、羊肉、猪头肉、咖啡等。对于产妇，"产后必虚"，多表现阴血亏虚，或瘀血内停等症象，且还要哺育婴儿。因此，产后的饮食原则以平补阴阳气血，尤以滋阴养血为主，可进食甘平、甘凉类粮食、畜肉、禽肉和蛋乳类食品，慎食或忌食辛燥伤阴，发物、寒性生冷食物。正如《饮膳正要》所说："母勿太寒乳之，母勿太热乳之……乳母忌食寒凉发病之物。"

3. 辅助治疗

食物和药物一样也有治疗疾病的作用，所谓"药食同源"，因此中医饮食疗法以辨证施治为指导思想，可作为各种疾病的辅助疗法。如张机的《金匮要略》有关食疗法的条文约 80 处，其中运用的食物性药 38 种，组成的食疗方 13 首治疗疾病 10 余种。孙思邈《备急千金要方》食疗篇中记载："食能排邪而安脏腑，悦神爽志，以资气血，若能用食平疴，释情遣疾者，可谓良工。"说明饮食治疗是防病、祛病的上策，运用该法的医者也可称之为上医良工。如运用糯米、山药、香菇、鸡肉等以补气之品治疗气虚证者，食用龙眼肉、黑木耳、菠菜、牛肉等补血之品治疗血虚者；咳嗽以风寒辨证者食以葱白粥以疏散风寒、宣肺止咳，风热者食饴糖萝卜粥以疏风清热、清肺化痰等；消渴病分为上消、中消、下消三型，根据临床辨证分别采用不同药膳进行治疗，以降低血糖及尿糖，延缓并发症的发生发展。

(三) 中医饮食疗法的误区

饮食治疗虽然在一定程度上有助于治病防病，但若患者或普通大众饮食不当，则有可能损害身体健康，严重时若误食相克食物甚至会加重疾病的进展或引发疾病的发生。因此，在进行饮食治疗时，我们一定要遵循合理配膳的基本原则。第一，要结合患者临床症状及普通大众实际需求进行辨证施膳；第二，遵循三因制宜原则，即因时、因地、因人制宜；第三，饮食有度，注意饮食疗养中的禁忌之处。《饮膳正要》中说："春气温，宜食麦以凉之；夏气热，宜食菽以寒之；秋气燥，宜食麻以润其燥；冬气寒，宜食黍以热性治其寒。"就是根据四时寒暑变化，通过调整饮食以达到协调机体内外阴阳的作用。我国地域辽阔，各地寒温差异亦较大，对其饮食也应有所选择以达到协调机体内外阴阳的作用。如气候干燥的西北平原，应常食银耳、梨等柔润之品；而气候潮湿的东南山区，则应多吃薏苡仁、蚕豆等健脾化湿的食物。不同体质对各种不同属性饮食物质的需求也是不同的。强调每个人的饮食应按其不同体质而有所取舍。如阳虚畏寒者，宜食韭菜、煨姜、炖狗肉等温补壮阳的食物；阴虚火旺者，宜食木耳、龙眼肉、炖甲鱼等滋阴润燥的食物。以上说明应根据季节气候、地理环境、个人体质的差异，因时、因地、因人施食以达到强身健体，预防疾病的目的。

儿童、妇女、老年人等有特殊需要的人群，可以通过调整饮食结构满足其不同的需要。中医认为，小儿属纯阳之体，如无病痛，不宜刻意进食滋补品，只需平素合理调配饮食，防止随心所欲偏食嗜食，尤其是目前独生子女多的情况下，为人父母者不可采取揠苗助长之法，着意给孩子"补品"，以免造成由于某些营养过剩而出现的营养不良症。

经期是女性的特殊生理阶段，月经期间的女性特别容易疲劳，消化功能减弱，胃口欠佳。因此，饮食上应注意食物的清淡和易于消化吸收，避免食用酸菜、辣椒、芥末、胡椒等过酸和刺激性较大的食品。血得热则行，得寒则凝，月经期间还应补充一些利于"经水之行"的温补类食品。妊娠期母体多表现阴虚阳亢状态，此时可进食甘平、甘凉补益之品，避免食用辛辣、腥膻之物，以免耗伤阴血而影响胎元。妊娠后期，胎儿逐渐长大，影响母体气机升降，易产生气滞现象,故应少食荞麦、高粱、甘薯等易引起胀气和涩肠的食物。

二、中医饮食疗法在慢性肺源性心脏病患者防治中的应用

（一）中医饮食疗法应用的基本原则

1. 三因制宜的原则

（1）因人制宜:《灵枢·寿夭刚柔》记载:"人之生也,有刚有柔,有弱有强,有短有长,有阴有阳。"因先天及后天因素,个体的体质及气血阴阳盛衰等情况都存在着差异性,因此中医饮食治疗基于不同个体的差异性,在辨证基础上进行因人制宜的饮食疗法。个体之间体质有强弱盛衰,应施以不同食（药）性及食（药）量,体质强者适当增加用量,羸弱之人减量服用,对于食（药）性峻猛、有一定毒性的食（药）物的使用应谨慎,在饮食治疗中体现用法用量及注意点。如含乌头的方剂,如乌头煎方后注明"强人服七合,弱人服五合",四逆汤方后注"强人可大附子,干姜三两"等。《素问·五常政大论》中也有记载:"能毒者,以厚药;不能毒者,以薄药。"临床研究表明,合并肺源性心脏病患者常见体质以气虚、阳虚、阴（血）虚、痰湿多见。

1）气虚质:应予以如怀山药、党参、人参等健脾益气之品。

2）阳虚质:指素体阳气不足,内有虚寒之人,宜温补,可适当进食鹿茸、羊肉、核桃等以温补阳气。慎用辛温助热、寒凉清热之品,亦当慎用攻伐或阴柔之品。

3）阴（血）虚质:素体阴血亏虚,有衄家、尺中迟者、咽喉干燥者,可适当进食西洋参、银耳、沙参、玉竹等滋阴生津之物。慎用辛温助热之品。

4）痰湿质:一般外形肥胖,但阳气不足,湿气较盛,可适当进食陈皮、萝卜、扁豆、生姜等。慎用滋腻厚味之品,以避免助长痰湿。痰热者可适当进食薏苡仁、冬瓜、赤小豆等。体质虚弱者、老年人患者,更要采取平补、清补的饮食。平补食物有粳米、玉米、红小豆、四季豆、丝瓜、木耳、大麦、土豆、菜花、莲子、百合、桃子、葡萄、杏仁、鲫鱼、墨鱼、牛肉、猪肉、鸭蛋等。清补食物有小麦、大麦、荞麦、小米、绿豆、薏苡仁、莲藕、梨、菠菜、豆芽、羊肝、鸭肉、海带、海蜇、紫菜等。

（2）因时制宜:中医饮食治疗也应重视四时气候的变化,对人体的生理功能、病理变化所产生的影响,遵循中医整体观念,人和自然界是统一的整体,机体的生理状况也会随着四季的变化而有所差异,所以食疗也应符合季节变化规律,才能协助机体维持内环境稳定。《伤寒论》记载:"春夏养阳,秋冬养阴,顺天地之刚柔也。"说明饮食应随气候变化而变化。

春季阳气生发,风为春季主气,皆属于肝,故食疗药膳应以平肝息风、滋养肝阴为主,治疗宜顺应天时,以生发阳气,畅达气机,可用疏肝理气之佛手、杭菊花、薄荷等配制。夏天气候炎热多雨,暑热夹湿,热能伤阴、耗气,故饮食以补气养阴、清热祛暑为主,饮食调配以金银花、菊花、芦根、绿豆、冬瓜、苦瓜、黄瓜等清热祛暑之品为宜。长夏为夏秋之交,为一年之中湿气最盛的季节,多选用冬瓜皮、薏苡仁、丝瓜、山药、茯苓、藿香、莲子、扁豆等淡渗利湿健脾之品。秋季以燥邪为主气,这时五脏属肺,适宜平补,以益肺润燥,可选用核桃芝麻糊、麦冬、沙参、百合等滋阴润燥之品。冬季气候寒冷,人体收敛潜藏,这时于五脏属肾,可适当温补,

以原味滋肾填精,温而不燥,如当归生姜羊肉汤等以补阳御寒。综上所述,四时节气的阴阳变迁对人体产生影响,与疾病的发生发展、治疗及预后都有密切的关系,应用饮食疗法时,应注意此特点,顺应天时,施以相应之饮食,方能收到最好的效果。

（3）因地制宜：地域不同,自然条件及生活饮食习惯各有不同,个体的体质和病变特点亦不同,因此中医饮食治疗方案的制定应"因地制宜"。《素问·异法方宜论》云："医之治病也,一病而治各不同,皆愈何也……地势使然也。"说的就是因地制宜的重要性。一般而言,我国东南沿海地区,气候温暖潮湿,居民易感湿热,宜食如冬瓜皮、丝瓜、薏苡仁等清淡祛湿之物。北方气候较冷,寒易伤阳气,使阳气不足,故宜温补,如附子羊肉汤、当归生姜羊肉汤等；西北高原地区,气候寒冷干燥,居民易受寒伤燥,宜食温阳散寒或生津润燥之品。东南温热地区,气候温暖潮湿,易感湿邪,宜食清淡、除湿的药膳,常用的有清热利湿的土茯苓薏苡仁粥、健脾渗湿的清补凉汤等。工作和居住的环境、条件不同,人体的体质、患病特点也会不同,如长期在寒冷潮湿的环境下工作,可能易导致阳气不足或脾受湿困,治疗时应注意祛湿除寒；长期在高温和干燥环境中工作的人,易汗出过多,耗伤气阴,或燥盛伤津,阴液不足,治疗时应注意滋阴益气。同时通过了解当地居民饮食构成,调整饮食治疗方案的设计,所用的食材和中药都应该安全性高、易于购买,有利于长期执行。

2. 辨证施治的原则

辨证施治就是根据个体证型的不同进行辨证施食,以证为中心,据证施膳。肺源性心脏病患者往往病程长,中医病机复杂,即使是缓解期中医症候表现也呈多样性。依据该书第八章节所述将其分为八型：痰瘀阻肺证、热痰腑实证、痰迷心窍证、寒饮蕴肺证、肺肾阴虚证、肺脾气虚证、脾肾阳虚证、心阳欲脱证。肺源性心脏病以本虚为主,治疗多以调补肺脾肾心、佐以化痰祛瘀为主要治则。中医饮食治疗的选择也同样要遵守辨证施治的原则,故选择应以具有调补肺脾肾心、益气扶正固本作用的食疗方为主,并可适当佐以化痰、活血祛瘀之品。

3. 顾护胃气的原则

脾胃为后天之本,食物均通过脾胃的运化才能变成水谷精微作用于机体,慢性病患者病情迁延不愈,长期服药治疗,脾胃功能也相对脆弱,应注意用药宜忌,药物剂量,避开攻伐之品,以防损伤脾胃,总之须时时顾护"胃气""留得一分胃气,便有一分生机",多应用健运脾胃易消化的膳食。《素问》也有记载"饮食自倍,肠胃乃伤"。另外,疾病康复期多数患者表现为余邪未尽而正气已衰、脏腑功能低下,此时往往不能耐受药力,若突然进食大量滋腻厚味之品,则容易导致饮食积滞,损伤胃气,容易引起"食复"。在疾病康复期用药膳进行调理,正是以顾护胃气、扶助正气以祛除余邪、促进病体康复为原则。若能灵活采用饮食治疗进行调理,就可以达到稳定胃气、排邪而安脏腑的功效。在康复期应用药膳应遵循"清淡、渐进"的基本原则,选择易于消化吸收、不妨碍脾胃正常运化的膳品,由少至多,由清淡到滋补,逐步进行调理。

（二）饮食禁忌

肺源性心脏病者忌辛辣刺激性食物,如辣椒、辣油、辣酱、洋葱、芥末等,因其易伤肺气,耗心阴,使心肺气阴两亏,从而加重喘咳等症状。忌油腻煎炸食物。肺源性心脏病急性期缓解后,常易有外邪留恋,过量食用动物油烤鸡、烤鸭等,容易导致痰浊内生,内外邪气搏结,从而使咯痰不畅,咳嗽难愈,且使水湿运化失司,水饮溢于四肢、胸胁,出现水肿,喘息不能平卧等症状。忌腥膻发物、生冷发物。腥膻发物如黄鱼、带鱼、蟹等,可滋痰生湿。忌食雪糕、冰棍、冰镇饮料等,可阻遏胸阳,生痰滋湿,从而加重咳、痰、喘、心悸等症状。忌咖啡、浓茶、香烟、烈酒。咖啡所含的咖啡因和茶叶所含的茶碱均可引起心率增快、失眠、兴奋和心悸,增加心脏负担。香烟含有大量的尼古丁、一氧化碳等有害物质,上述两种物质均可增加心脏负荷,加重缺氧情况。此外,香烟烟雾可刺激气管使痰液分泌增多,咳嗽频繁,且气管的纤毛运动减弱,排痰困难。烈酒可损伤心肌,增加心率,加重心脏负荷。

此外,食疗组方也应遵循"君、臣、佐、使"原则,配伍的食物及药物要少而精,疗效高且安全。合理运用"相须、相使、相杀、相畏"等配伍原则,避免"相恶、相反"等配伍禁忌才能使药膳达到调和阴阳的目的。古人认为食物与中药之间也存在配伍禁忌,如服用人参后忌食用萝卜等。

(三)慢性肺源性心脏病患者中医饮食治疗方案的制定

肺源性心脏病患者由于病程长、身体不适、胃肠道瘀血、焦虑、恐惧、感染等因素容易出现食欲减退,出现渐进性体重下降、营养不良。中医饮食疗法具有"色、香、味、形"等普通膳食的特点,能够提高患者耐受性。慢性肺源性心脏病患者中医饮食治疗方案的制定以调补肺脾肾心、化痰活血祛瘀为基本原则。常用食疗方有党参排骨汤、莲子百合瘦肉汤、桂圆莲子粥、沙参心肺汤、桃仁粥、党参白术鸡汤、山药白果猪肺汤、橘皮茶、桂术甘茶、核桃南瓜粥、虫草鸡汤等。常用食(药)材有山药、大麦、党参、人参、陈皮、莲子、白术等益气健脾之品,枸杞子、麦冬、五味子等滋阴生津之品,百合、川贝母、甘草、麦冬、山药、白果等祛痰止咳之品,当归、红花、山楂、丹参等活血化瘀之品。烹饪形式为菜肴、粥、汤羹、茶类。菜肴类以肉、蛋、水产、蔬菜等为基本原料,配合一定的药物,以炒、蒸等制作方法加工而成,是我国每日膳食不可或缺的种类。粥具有易消化吸收、不伤脾胃、制作简便等特点,尤其适宜老年人及慢性病患者食用,是养生食疗常用之品。茶饮是将原料直接用水煎煮或开水冲泡,且不受制作场所的限制,即使患者外出、烹饪不便,也可以进行服用,可操作性强。具体中医饮食治疗方如下所述。

(1)怀山药蒸鸡(出自《益肺调养汤》),功效:健脾养肺固肾。原料:怀山药120 g,老母鸡1只,生姜3片,黄酒1匙,精盐适量。制作:所用材料洗净备用,母鸡斩块,将怀山药和鸡肉放入瓷盆,淋入黄酒,加入姜片、适量精盐,隔水蒸,待鸡肉熟透即可。方解:怀山药味甘,性平,归脾、肺、肾经,能补脾养肺固肾。鸡肉味甘,性温,归脾、胃经,能温中益气。黄酒即料酒味甘,性温,能益气活血,但忌与汽水、啤酒、咖啡同饮,否则会损伤胃肠、肝肾。

(2)虫草蒸全鸭(出自《益肺调养汤》),功效:平补肺肾,止咳平喘。原料:雄鸭1只约1 500 g,冬虫夏草10 g,姜、葱白、料酒、胡椒粉、味精、精盐适量。制作:所用材料洗净备用,姜切片,葱切段;将鸭头顺颈剖开,放入部分冬虫夏草,再用线扎紧,其余冬虫夏草与姜、葱一起装入鸭腹内,将鸭子放入蒸钵内,倒入适量清水,加料酒、胡椒粉,上笼蒸约120分钟,蒸熟后加入适量调味料即可。方解:冬虫夏草味甘,性温,能滋补肺肾,平喘止咳。但外感初起有表证而见恶寒发热、身体疼痛者忌用。鸭味甘、咸,性凉,能滋养肺胃,健脾利水,但反木耳、胡桃,不能同用,凡脾胃阴虚、经常腹泻者忌用。

(3) 杏仁当归炖猪肺(出自《常见病食疗手册》),功效:补肺平喘,活血化瘀。原料:杏仁15 g,当归15 g,猪肺1具。制作:将猪肺切成片后反复挤洗猪肺气管中的泡沫,然后与杏仁、当归一同置于锅内,加入适量清水,用文火熬煮至猪肺熟透后,加入适量食盐调味。方解:杏仁味苦,性微温,归肺、大肠经,止咳平喘,润肠通便。肺与大肠相表里,老年人常易有大便不通,杏仁能润肠通便,肠腑得通则肺气可降,喘促能平。但杏仁有小毒,不能过量服用。当归味甘,性辛、温,归肝、辛、脾经,补血、活血、润肠,肺源性心脏病患者常合并血瘀,活血化瘀法应贯穿治疗的始终。猪肺味甘,性平,归肺经,补肺止咳,治肺虚咳嗽。以上共奏补肺平喘、活血化瘀之功。

(4) 三七炖鸡蛋(出自《百病饮食自疗》),功效:补心安神,活血化瘀。原料:三七3 g,丹参10 g,鸡蛋2个。制作:材料置于锅内,加水适量同煮,待鸡蛋熟后,剥去蛋壳,再继续煮至药性尽出,即可。方解:丹参补心定志,安神宁心,治健忘怔忡,惊悸不寐。三七味甘、微苦,性温,能化瘀活血。鸡蛋味甘,性平,归肺、脾、胃经,能滋养阴血。以上合用治疗肺源性心脏病心悸不安。

(5) 红参炖猪心(出自《冬季常见病补益保健汤》),功效:益气补血,养心安神。原料:红参20 g,当归10 g,猪心1具。制作:将猪心洗净,与红参、当归同放入砂锅内,加水适量,用文火炖至猪心软烂即可。方解:红参除具有补益元气、调补肺脾、生津安神的作用外,其药性更温,具有火大、劲足、功效强的特点,更长于大补元气、回阳救逆、益气摄血。当归补血活血。猪心味甘、咸,性平,能补虚,安神定惊,养心补血,自古有"以脏补脏"的说法,能治疗心悸、怔忡。

(6) 核桃红枣汤(出自《常见病食疗手册》),功效:益气补肾,温通心阳。原料:核桃仁30 g,大红枣10个,葱白3根。制作:所有材料洗净放入锅内,加入适量清水,用武火煮沸后,改用文火煮约20分钟后,再加入葱白继续用文火熬煮10分钟即成。方解:核桃仁味甘,性温,能补肾益精,温肺定喘,润肠通便,治肺肾不足之气喘。红枣味甘,性平,归心、脾、胃经,能补中益气,养血安神,调和药性。葱白味辛,性温,能温通心阳。

(7) 银耳杏仁汤(出自《食疗验方》),功效:健脾开胃,清肺润燥。原料:干银耳20 g,甜杏仁50 g,豆腐150 g,火腿片30 g,猪瘦肉200 g,精盐适量。制法:将银耳用清水浸透泡发,洗净备用。甜杏仁、豆腐、火腿片、猪瘦肉洗净。取汤锅上火,加清水适量、大火烧沸,把除豆腐外全部材料放入锅内,改用中火炖约20分钟,加入豆腐和精盐,再炖片刻即可。方解:银耳味甘,性淡、平,归肺、胃、肾经,能滋补生津、润肺养胃。杏仁止咳平喘,润肠通便。豆腐味甘,性凉,归脾、胃、大肠经,能生津润燥,和中益气,含有较多嘌呤,痛风患者慎食用。

(8) 五味红枣茶(出自《汤膳食疗治百病》),功效:敛肺滋肾。原料:五味子15 g,红枣3个,开水泡服,代茶饮。方解:五味子味酸,性温,归肺、肾、心经,能敛肺滋肾、宁心安神,治疗久虚咳喘。红枣补养气血。

在饮食干预中我们要实行饮食科学化,总之中医饮食治疗可以通过提高营养素摄入量来减轻慢性肺源性心脏病的肺功能损害程度,值得推广应用。

第三节 情 志 调 护

一、情志调养的意义

随着人们物质生活水平的不断提高,工作和生活节奏也在不断地加快,竞争也更加激烈。来自社会、工作、生活各方面的精神压力也随之加大,导致越来越多的人出现情绪化问题加剧的现象,负面情绪也不断地在身体中累积发酵,长期、持续性的情绪刺激会造成身体自愈能力下降,出现一系列的病理反应甚至加剧原有的病情。

现代心理学研究表明,过分的焦虑、紧张、愤怒、恐惧、激动等情绪会影响神经内分泌系统,进而会影响到神经递质和激素的正常水平和作用,造成各脏器的功能紊乱及身体的免疫力低下,最终会导致在个体身体中发展为疾病或者加剧原有的病情。情绪能影响人的精神健康,经常焦虑、恐惧、忧郁的人会出现一系列神经系统失调的症状;如果受到强烈、突然的精神打击会导致精神障碍;而心情愉悦可以使得伤口加快愈合,促进疾病痊愈。因此情绪调节在疾病的发展中起到了至关重要的作用。

情志一词最早出现于《东城高且长》的"荡涤放情志,何为自结束",主要表示人的情感和志趣。关于情志的定义,目前尚无统一定论,但普遍认为其是人体对客观事物的不同反应,即喜、怒、忧、思、悲、恐、惊七情,或概括为怒、喜、思、悲、恐五志。

情志源于五脏精气的活动,是五脏功能的外在表现。如《黄帝内经》曰:"人有五脏化五气,以生喜怒悲忧恐。"同时《素问·阴阳应象大论》中也有"肝在志为怒,心在志为喜,脾在志为思,肺在志为忧,肾在志为恐"的记载,因此情志与脏腑不仅在生理上相互影响,病理上亦相互影响,人体生理和心理有一定的承受范围,当其受到强烈而持久的情志刺激时则可损伤机体脏腑精气,从而影响脏腑气机的正常运行,最终导致脏腑气机运行失常,气血痰瘀郁滞,甚至导致阴阳失衡,精血亏虚从而发生相关的疾病,或人体正气虚弱,脏腑精气虚衰,对情志刺激的适应能力下降,均可引起脏腑精气功能紊乱而导致疾病的发生,从而成为一种致病因素,即情志病因,亦即我们通常所说的"七情内伤"。故而情志调畅则气机畅达、脏腑和谐、气血协调、阴阳平衡。

中医认为,情志致病与情志的强度和持续时间有关,而与情志的性质无关。七情之中的任何一种均具有生理与病理的双重属性。其致病特点主要表现在以下四个方面。

(1)外界刺激引起的情志异常为发病的主要原因。外界刺激引起情志异常,导致脏腑气血阴阳失调、功能失常而发病。

(2)直接伤及内脏。《灵枢·百病始生》曰:"喜怒不节则伤脏,脏伤则病起于阴也。"《三因极一病证方论·三因论》提及:"七情人之常性,动之则先自脏腑郁发,外形于肢体。"

不同的情志刺激其伤及的内脏亦有所不同，《素问·阴阳应象大论》曰："怒伤肝""喜伤心""思伤脾""忧伤肺""恐伤肾"。虽然情志致病对内脏具有一定的选择性，但由于人体是一个有机的整体，情志活动又复杂多变，"心主神志"，为五脏六腑之大主，故各种情志刺激均与心有关，而不能一概地认为恐只能伤肝、悲只能伤肺、喜只能伤心等，同时心神受损又可引起其他脏腑不适。如张介宾的"五志首先影响心神，后伤相应之脏"的观点。

（3）影响人体气机。不同的情志刺激对气机的影响亦有所不同，《素问·举痛论》曰："怒则气上，喜则气缓，悲则气消，恐则气下……惊则气乱……思则气结。"《三因极一病证方论·七气叙论》中提及："喜伤心，其气散；怒伤肝，其气出；忧伤肺，其气聚；思伤脾，其气结；悲伤心胞，其气急；恐伤肾，其气怯；惊伤胆，其气乱。虽七诊自殊，无逾于气。"

（4）情志波动常导致病情加重或恶化。在临床工作中，患者常常会因为情绪的异常波动而导致病情的加重或者急剧恶化，甚至猝死。故《医圣阶梯》说："夫气病因当因病而药，尤当以平怒为先，胸襟洒落，怀抱宽舒，庶有其效。苟藏怒蓄怨，药亦何济？"同时，人体的五志受心所主使，七情所引发的情志活动均由心进行整合。《黄帝内经》中指出"心者，五脏六腑之大主"，同时也提出了心藏神，心主神明。心所藏之神有广义和狭义之分，其中狭义之神是指人的精神、意识、思维和情感性格活动。这说明心对人的精神情志活动具有重要的调节作用。血是机体脏腑功能活动及精神情志活动的主要物质基础，心主神明主要是以心主血脉为基础的。这说明人体的精神情志活动依赖血液的营养，只有在血气充盛、血脉调和的前提下，人体才能精力充沛，神志清晰，思维敏捷，感觉灵敏。反之，血液亏耗，血行异常时，则可能出现不同程度的精神情志方面的病证，如精神疲惫、健忘、失眠、多梦、烦躁、惊悸，甚至神志恍惚、谵妄、昏迷等，故肺源性心脏病患者常会出现情志异常的表现。患者常表现为呼吸困难、乏力、心悸等症状，由于病情缠绵不愈、反复发作，患者频繁住院，昂贵的医疗费用及生活能力的日益下降，同时对疾病的认识不足，都会使患者容易产生恐怖、焦虑、抑郁等不良情绪，进而导致患者气血失调，影响疾病的预后甚至加重病情。因此，在治疗的同时给予其适当的心理调护，多与患者沟通，取得患者的信任，使其保持情志条畅，精神放松，有利于病情的稳定。这也是当今生物-心理-社会医学模式观点的体现，《素问·灵兰秘典论》曰："精神不进，志意不治，故病不可愈。"而《素问·汤液醪醴论》中的"形神合一"等观点亦说明心理是生命活动的关键、统领；心理神志的异常可诱发疾病，因此心理情志的调节可治疗疾病，任何治疗都应"治神入手""治神为本"。

中医情志调养是在中医心理学及现代心理学的指导下，根据中医辨证分型运用七情病因学说，采取因人、因时、因病的施护方法，运用多种情志调理的方式使患者保持良好的心态，使得阴阳平衡、气血调畅、肝气条达、脾胃健运，减轻负面情绪对疾病的影响，增强患者早日康复的自信心。掌握情绪调节方法，能够使患者时刻保持良好的心态来接受治疗，也能够提高机体的免疫力和调节力，使得机体长期处于平衡的状态，在一定程度上能控制病情的进展。而且在情志调养的过程中也加强了与患者之间的交流沟通，利于构建和谐医患关系，利于患者更好地进行个人生活的管理，从而以更加科学的生活方式来控制病情。

二、肺源性心脏病患者临床常见的不健康心理

肺源性心脏病是老年患者中常见的心血管疾病,其病程长,迁延不愈,反复发作,给患者的躯体和心理均造成十分不利的影响。临床研究显示,老年肺源性心脏病患者均存在不同程度的焦虑、抑郁、悲观等情绪,且在长期治疗后病情没有得到有效的改善,治疗信心容易受到打击,使得负面情绪更为严重,产生恶性循环,严重影响病情的治疗和转归。

1. 焦虑

焦虑是应对威胁时所反映出的一种负面情绪,其可以是内源性的也可以是外源性的,而威胁的内容可以是真实存在的或也可以是想象出来的。肺源性心脏病患者由于疾病缠绵不愈,周期较长,常会因为担心失去生活自理能力,失去家庭而产生焦虑的心理。研究表明,肺源性心脏病患者普遍存在着高于常人的焦虑水平,使得身体功能下降,生活质量逐渐变差,从而再住院率增高。

2. 抑郁

抑郁通常表现为缺乏快感或是情绪低落,食欲下降,睡眠减少,难以集中注意力,以及对自我意识和未来希望的缺乏。抑郁被认为是心血管疾病的一个独立危险因素,同时也与并发症和死亡密切相关。相关研究表明将近有1/3的肺源性心脏病患者处于抑郁状态。患者多因疾病迁延不愈,反复住院,医疗费用增加而担心拖累家庭从而加重心理负担,情绪抑郁,悲观失望,甚至轻生。同时抑郁也是患者对治疗的一个抵抗因素,患者会由于心情低落而对疾病产生抵触情绪,逐渐失去治疗的积极性,从而延误治疗和康复的最佳时机,导致病情反复而频繁住院。

3. 恐惧

肺源性心脏病患者由于疾病长期反复发作从而使心功能持续恶化,严重影响了生活质量。而较高的病死率给患者及家庭带来了极大的痛苦和负担,同时也给患者造成了极大的恐惧,尤其是当病情恶化时,患者恐惧感更加强烈。

4. 敏感与多疑

该类心理问题多见于一些文化层次较高的心力衰竭患者,患者特别敏感,往往会歪曲理解医生和护士的话,怀疑医护人员和家属隐瞒自己的真实病情,从而出现精神恍惚,影响治疗和护理的效果。

三、情志调护的常用方法

《灵枢·师传》曰:"告之以其败,语之以其善,导之以其所便,开之以其所苦。"祖国医学认为,七情(喜、怒、忧、思、悲、恐、惊)过激可使气机不畅,进一步导致血行受阻及水津失布,心功能受损而发病。正如《素问·举痛论》所云:"悲则心系急……惊则心无所倚,神无所归,虑无所定……思则心有所存,神有所归,正气留而不行。"这阐述了情志因素对心功能的影响。肺源性心脏病患者多见于年老体弱,罹病日久之人,故护理人员应深入病房,详细了解患者的病情及思想情况,针对引起情志异常的不同原因,采用针对性的语言给予疏导,或

解释病情,或劝慰鼓励,或情境转移,帮助患者消除不必要的顾虑,使患者摆脱喜怒无常、焦虑、多愁善感等不良的心理状态,以积极的心态和信念配合医疗和护理,达到形神共养、身心并治。通常一般采用以下几种方法进行治疗。

1. 说理开导

根据患者的性别、性格、工作等的不同,与患者进行不同程度的交流,进而了解其心理状态,最大程度地减少患者内心焦虑、恐惧和不安等负面情绪,重视病情较重或不重视自己病情的患者情绪,多开导多交流,提高其战胜疾病的信心,保证其拥有最佳接受治疗的状态。

2. 解释疑惑

通过一定程度的交流,解决患者内心对事物存在的疑惑与误解,尤其对沉默寡言、性格孤僻的患者更是不可或缺的治疗方法。通常人在患病后,内心会有许多杂念,过多的猜疑会阻碍疾病的恢复,因此,切记不要敷衍,积极主动地向患者宣传有关知识,消除其内心多余的杂念。

3. 移精变气

《素问·移精变气法》曰:"古之治病,惟其移精变气,可祝由而已。"是指将患者的精神意念进行转移,排遣其思情,转移其心志,从而使其注意力从病所转移至他处,或者改变患者的周围环境使其脱离不良刺激因素,或改变患者内心虑念的指向性,使其从某种情感转移于另外的人或物上,创造一个能够治愈其病的心理环境,变利气血而却病。

移精变气的方法主要分为两种:① 是将心理疾病转移到躯体上进行排除,如《怪病神医录》记载的"意引于外发内痈";② 是将躯体疾病转移到心理以治愈,如《儒门事亲》中的"聆听趣淡忘洞泄",《理瀹骈文》的"七情之病者,看书解闷,听曲消愁,有胜与服药亦"。对于肺源性心脏病患者,常常会出现呼吸困难、心悸、胸闷等症状,医生可以通过语言、行为等来转移患者对病痛的注意力,以使患者气机条达,精神内守。运用该法的要点在于进行症状转移或症状转换时要转内病为外病,转重症为轻症,转要害部位之症状至非要害部位。医院还可以定期开展一些健康宣教的讲座活动,给患者讲解一些疾病预防知识,让其说出自己的疑虑,并给以解答,让其主动参与到治疗和护理中,从而转移其不良情绪,促进医患关系的和谐以增强治疗的效果。

4. 顺情从欲

最大程度上顺从患者内心的情绪、意志,使其身心需求得到满足,进而达到解除患者内心病因的目的。多体贴理解患者的内心,生活上多加关心照顾,使患者的基本需求得到满足。

5. 暗示疗法

通过言语、情绪、行为等给予患者暗示来使其增强战胜疾病的信心。要注意患者的年龄、性格不同,暗示效果也不同。暗示之前要与患者建立足够的信任。每次暗示尽量成功,如果失败的话,会打击患者内心,不利于病情的治疗与好转。

6. 发泄解郁

患者通过哭诉、发泄等方式,使自己内心的悲伤、不安、怒气等不良情绪倾倒出来,达到身心舒畅的目的。积极正确地引导患者进行发泄,避免发泄过度进而伤害身心的情况出现。

7. 情志相胜

依照中医情志学中的情志相胜法进行负面情绪的疏导调畅,使患者转换一种情志。《素问·阴阳应象大论》中第一次阐述了情志相胜法的基本原理:"怒伤肝,悲胜怒;……喜伤心,恐胜喜;思伤脾,怒胜思;……忧伤肺,喜胜忧;……恐伤肾,思胜恐。"张从正在《儒门事亲·九气感疾更相为治衍二十六》中又对情志相胜法的理论和治法进行了更详细的总结:"悲可以治怒,以怆恻苦楚之言感之;喜可以治悲,以谑浪亵狎之言娱之;恐可以治喜,以恐惧死亡之言怖之;怒可以治思,以污辱欺罔之言触之;思可以治恐,以虑彼忘此之言夺之。"对于情绪过于悲伤的患者,除了要与其讲述愉悦之事令其心中喜悦之外,还可以安排一些性格开朗、对疾病治疗充满信心或积极配合治疗的患者与其住在一起,以便相互开导和影响,解除患者之悲忧;若心烦易怒较甚者,可运用苦楚之言使其动情,以感其心;而对于思虑过度的患者,则可以以怒激之。在临床上,由于肺源性心脏病患者多为怒、恐引起的心理问题,故可采用该法治疗,但需要注意的是,在使用该法时要控制刺激的强度,在超过、压倒致病情志的同时又要中病即止,以防刺激太过引起新的不良情志问题,并且要根据患者的病因采取有针对性的情志进行刺激。通过消除负面情绪,引导患者配合治疗。

8. 中医特色护理技术

用功法打坐等平和的运动来帮助患者安稳情绪。针灸合谷、三阴交、心俞、内关等安神、调畅气血的穴位,促进气血调和、安神宁心;肝火旺盛、激动易怒的患者服用疏肝解郁、安神定志的中药,如柴胡疏肝散;情志不畅、心烦不寐的患者服用朱砂安神丸。

主要参考文献

柏正平,郑兵,卜献春,等,2000.复方葶苈子胶囊对肺动脉高压和心肌收缩力影响的实验研究[J].湖南中医杂志,16(1):59,60.

柏正平,郑兵,卜献春,等,2000.复方葶苈子胶囊止咳祛痰作用的实验研究[J].湖南中医药导报,6(5):41,42.

蔡柏蔷,李龙芸,2011.协和呼吸病学[M].2版.北京:中国协和医科大学出版社.

晁恩祥,2011.晁恩祥[M].北京:中国中医药出版社.

晁恩祥,2012.晁恩祥临证方药心得[M].北京:科学出版社.

陈金秋,邰长利,2014.真武汤合葶苈大枣泻肺汤辅助治疗急性左心衰(阳虚水泛证)的临床研究及对生活质量的影响[J].中国医学创新,11(31):99-101.

陈孟倩,姚魁武,刘张静,等,2017.血府逐瘀口服液对缺血心肌细胞凋亡及 SIRT1 和 FoxOs 表达的影响[J].世界中西医结合杂志,12(2):45-49.

陈巧利,路锋,巩江,等,2011.苏合香药学研究概况[J].辽宁中医药大学学报,13(4):114,115.

陈茹,赵林林,吕凌楠,等,2018.老年肺心病患者护理中的中医情志护理效果研究[J].中医临床研究,10(3):113-115.

陈同颖,1998.用酚妥拉明与加味苓桂术甘汤治疗肺源性心脏病并心力衰竭36例疗效观察[J].中西医结合实用临床急救,5(11):48.

陈霞,2013.中医情志护理在老年性肺心病患者护理中的体会[J].新中医,45(6):214,215.

陈晓英,2018.真武汤合小青龙汤加减治疗慢性肺源性心脏病的效果观察[J].心血管病防治知识(学术版),(20):64-66.

陈艺方,冯珏,李惠军,等,2018.中医情志护理研究进展[J].大众科技,20(11):48,49,61.

程显声,何冰,陶仲为,等,1993.肺心病急性加重期的治疗[J].中国实用内科杂志,13(10):12-23.

崔庆,2013.苦碟子的药理作用及临床应用[J].中国中医药现代远程教育,11(15):

131,132.

董明霞,2019.用福多司坦、全肺大容量灌洗疗法配合汉防己甲素治疗Ⅱ期尘肺的效果评价[J].当代医药论丛,17(8):162,163.

董世松,2013.葶苈大枣泻肺汤合三子养亲汤联合西药治疗肺心病随机平行对照研究[J].实用中医内科杂志,27(15):70,71.

董兆祥,2009.中西医结合治疗肺心病心力衰竭75例[J].中国中医药现代远程教育,7(10):129.

杜鸿瑶,刘立壮,张玉焕,等,2016.中西医结合治疗阳虚血瘀型慢性心力衰竭的临床疗效研究[J].河北中医药学报,31(4):22-24,61.

付新,刘阳,王雪梅,等,2017.麻杏石甘汤的研究进展[J].中医药信息,34(2):126-128.

高殿富,1999.黄芪注射液对肺心病病人超氧化物歧化酶水平的影响[J].中国新药与临床杂志,18(6):376,377.

高洪春,1992.周次清教授诊治慢性肺心病的经验[J].辽宁中医杂志,19(3):1-3.

高峻钰,张静,1998.安宫牛黄丸对大鼠中枢神经元的活化作用[J].中国中医基础医学杂志,4(3):30-32.

高树中,杨骏,2012.针灸治疗学[M].9版.北京:中国中医药出版社.

高希言,2012.各家针灸学说[M].9版.北京:中国中医药出版社.

戈升荣,崔岚,王平全,2000.汉防己甲素药理作用的研究进展[J].中草药,31(8):84-86.

葛均波,徐永健,2013.内科学[M].8版.北京:人民卫生出版社.

耿巍,2018.真武汤合血府逐瘀汤治疗慢性肺源性心脏病急性期的临床探讨[J].中国医药指南,16(14):206,207.

谷培恒,1992."温药和之"治疗老年肺心病初探[J].新疆中医药,16(3):16-18.

郭明强,嵇冰,2018.金匮肾气丸加味联合穴位敷贴对老年支气管哮喘患者细胞因子、免疫功能的影响[J].浙江中西医结合杂志,28(11):934-936.

郭文栋,2013.五苓散在老年肺心病失代偿期的临床应用[J].中国社区医师(医学专业),15(6):224,225.

郭云,张凤云,2015.肺心病的中医临床施护方法浅论[J].光明中医,30(6):1319,1320.

韩萍,华红,胡海波,2012.真武汤合桃红四物汤加减治疗肺心病急性加重期40例[J].中医杂志,53(5):428-430.

韩云,谢东平,2018.重症肺病名医学术经验传承与实践[M].北京:人民卫生出版社.

何利荣,2018.金匮肾气丸合苓桂术甘汤加味治疗肺心病伴右心衰竭的效果[J].中国实用医药,13(30):123,124.

和殿峰,2008.真武汤药理研究临床治验与医家论方[J].中国中医药现代远程教育,6(2):146,147.

贺劲,2015.崔金涛教授"升降浮沉"理论治疗肺心病的学术思想及临床研究[D].武汉：湖北中医药大学.

赫岩,2018.《伤寒论》之真武汤治疗慢性肾脏病的研究概况[J].中国医药指南,16(29)：180,181.

胡智慧,蔡红,刘标,等,2002.针灸对慢性肺心病急性发作期患者血浆内皮素的影响[J].中国针灸杂志,22(7)：479,480.

华承磊,叶建新,2011.醒脑静脉注射液的临床治疗现状[J].中国中医急症,20(4)：626,627.

黄贵华,周衡,林华胜,等,2012.麻杏石甘汤药理研究[J].亚太传统医药,8(3)：181,182.

黄海玲,聂斌,王怀京,等,2016.扶阳火艾灸治疗稳定期慢性阻塞性肺疾病临床观察[J].上海针灸杂志,35(6)：646-649.

黄开珍,冼寒梅,王朝晖,等,2007.加味小青龙汤治疗肺心病急性发作期80例观察[J].亚太传统医药,3(9)：52-54.

黄琼,杨沙宁,金立军,2012.参附注射液对大鼠慢性心力衰竭保护作用的实验研究[J].现代临床医学,38(3)：173-175.

黄效模,郭军,周厚荣,等,2012.血必净注射液对心肺复苏后大鼠心肌肌钙蛋白T、心肌细胞Ca^{2+}水平的影响[J].重庆医学,41(9)：875-877.

黄元和,2015.慢性肺源性心脏病中医诊疗的对策分析[J].中国当代医药,22(25)：128-130.

贾文惠,吴群,费雨田,等,1998.真武汤合苓桂术甘汤治疗肺心病心衰[J].内蒙古中医药,(1)：17.

贾文惠,1992.麻杏石甘汤加味治疗肺心病58例[J].内蒙古中医药,(2)：7.

江碧玉,2018.中医情志调畅护理应用于老年心脏病患者中的效果分析[J].心血管外科杂志(电子版),7(4)：812,813.

江帆,韩艳,周红,2012.针灸对慢性肺源性心脏病患者腹胀及血清酶的影响[J].中国中医药信息杂志,19(3)：78,79.

姜云香,2001.老年肺心病治疗法则[J].山东中医杂志,20(6)：374,375.

靳虎明,2019.慢性肺心病心力衰竭采取苏子降气汤加减治疗的疗效观察[J].中国社区医师,35(4)：119,120.

邝巧玲,2006.参麦注射液合真武汤治疗肺心病失代偿期49例[J].中西医结合心脑血管病杂志,4(2)：106-108.

李改改,葛正行,周洵,2013.生脉注射液联合针灸治疗COPD合并慢性肺源性心脏病的疗效分析[J].北方药学,10(12)：78,79.

李桂娥,1994.肺心病证治三议[J].山东中医杂志,13(11)：507.

李可,2006.李可老中医急危重症疑难病经验专辑[M].太原：山西科学技术出版社.

李卿,秦剑,欧燕,2012.椒目化学成分及药理作用研究进展[J].中国中医急症,21(5):762-764.

李廷谦,陈文彬,周荣兴,等,1984.中西医结合治疗对肺心病缓解期患者提高补体的作用观察[J].中国中西医结合杂志,4(5):270-272.

李亚平,2011.肺力咳联合单硝酸异山梨醇脂治疗肺心病心衰临床观察[J].中国民族民间医药,20(16):103.

李艳春,2016.葶苈大枣泻肺汤合三子养亲汤在肺心病治疗中的应用价值分析[J].光明中医,31(20):2975,2976.

李烨,王保和,徐强,等,2017.生脉饮对慢性心力衰竭大鼠心功能及血清游离脂肪酸的影响[J].河南中医,(10):1732-1734.

李应琼,2009.生脉注射液佐治慢性肺源性心脏病 26 例[J].中国中医药现代远程教育,7(8):133.

李樱,2016.真武汤合苏葶丸治疗肺心病急性发作期合并左心衰竭的临床疗效及作用机制[J].西部中医药,29(8):1-4.

李瑜欣,2018.小青龙汤联合前列地尔治疗慢性肺心病的疗效观察[J].实用中西医结合临床,18(6):140-142.

李志道,2005.针灸处方学[M].北京:中国中医药出版社.

李竹英,师留杰,王丽芹,2018.刘建秋应用金匮肾气丸治疗肺系疾病经验举隅[J].上海中医药杂志,52(1):15-17.

练培森,范醒军,2016.麻杏石甘汤联合西药治疗肺心病随机平行对照研究[J].实用中医内科杂志,30(3):58-60.

梁炜,陈斯宁,李瑞祥,2017.痰热清注射液对慢性阻塞性肺疾病急性加重期 hs-CRP、IL-6、IL-10 的影响[J].广西中医药大学学报,20(1):11-13.

刘波,张华,1990.葶苈子炮制前后芥子甙的含量比较[J].中成药,12(7):19.

刘丰晓,2009.苏子降气汤加减治疗肺心病心力衰竭 46 例疗效观察[J].中国中医药现代远程教育,7(7):105.

刘福信,孙长友,2003.生脉散合苓桂术甘汤治疗慢性肺心病心力衰竭 30 例[J].中国中医急症,(4):314.

刘剑刚,徐浩,董国菊,等,2007.血府逐瘀口服液对冠心病心绞痛患者血小板活化分子表达的影响[J].长春中医药大学学报,23(1):29-31.

刘秋兰,2019.肺心病患者住院期间的健康指导[J].名医,(3):113.

刘群,张娟,2013.温阳利水、泻肺平喘法治疗肺心病心衰疗效观察[J].中国社区医师(医学专业),15(1):188,189.

刘欣,龚国芬,刘华庆,等,2011.金匮肾气丸对肾阳虚模型小鼠肺和气道组织 GR、β-防御素-2 表达的调控作用[J].山东中医药大学学报,35(5):441-443.

刘耀文,2015.葶苈大枣泻肺汤合三子养亲汤治疗肺心病的可行性研究[J].中外医疗,34(11)：152,153.

刘玉红,张纾难,袁妃妃,等,2019.益气养阴、化痰活血法对肺纤维化大鼠肺组织转化生长因子-β_1 和羟脯氨酸含量的影响[J].内蒙古中医药,38(2)：93,94.

刘忠琴,马生存,2018.探析慢性肺源性心脏病水肿采用真武汤合五苓散治疗的临床疗效[J].世界最新医学信息文摘,18(10)：122-128.

楼新民,2013.用苏子降气汤加减治疗 72 例肺心病心力衰竭患者的疗效观察[J].求医问药(学术版),11(3)：170.

卢一飞,1997.黄芪真武汤为主治疗肺心病 21 例[J].甘肃中医学院学报,14(3)：30,31.

路彩霞,王丁仓,2018.葶苈大枣泻肺汤联合三子养亲汤治疗肺心病的临床观察[J].光明中医,33(5)：609-611.

路琼琼,韩军,曾百惠,等,2019.基于慢性心力衰竭大鼠模型的苓桂术甘汤和肾气丸"同病异治"之内涵研究[J].中华中医药杂志,34(2)：573-576.

罗德安,1964.己椒苈黄丸治疗肺原性心臟病的体会[J].中医杂志,(6)：13.

骆丽娟,2014.肺气肿及肺源性心脏病的心理护理方法[J].基层医学论坛,18(21)：2816,2817.

雒晓东,孙其新,2011.李可医案处方集[M].北京：人民军医出版社.

马力行,李爱,1995.中药治疗肺心病心衰 1 例[J].光明中医,1(5)：22.

孟德军,2016.肺心病应用葶苈大枣泻肺汤与三子养亲汤治疗的效果观察[J].中医临床研究,8(2)：96,97.

孟泳,杨舒雅,2018.补肺活血胶囊治疗气虚血瘀型慢性肺心病的临床观察[J].中外医学研究,384(16)：52-54.

莫振兆,李润基,梁如庆,等,2002.麻杏石甘汤合鲁南欣康、纳洛酮治疗肺心病急性加重期 38 例的疗效[A]//全国第六届中西医结合呼吸病学术研讨会,青岛.

潘九英,金芝贵,吴飞华,2008.葶苈子及其复方治疗心血管系统疾病的研究进展[J].上海中医药杂志,42(12)：83-85.

仇增永,陈雷,2003.针药并用分型治疗慢性肺心病并心律失常临床观察[J].针灸临床杂志,19(9)：11,12.

任建中,田广周,张春玲,2007.补心气口服液辅助治疗老年难治性心力衰竭 20 例[J].河南中医学院学报,22(9)：93,94.

尚云飞,朱立成,2012.小青龙颗粒治疗支气管哮喘急性发作的临床观察[J].现代中西医结合杂志,21(8)：799,800.

沈烈行,冯晓,高秀芝,2003.生脉饮药理作用与临床应用[J].医药导报,22(9)：634,635.

石青,毛以林,2008.加味葶苈大枣泻肺汤治疗痰浊阻肺型肺心病心衰临床观察[J].中国中医急症,17(1)：15,16.

史乃楷,1982.慢性肺原性心脏病诊断标准(1977 年全国第二次肺心病专业会议修订)

[J].山西医药杂志,11(1):35-37.

宋建平,李伟,刘方州,等,2007.金匮肾气丸对肺纤维化大鼠肺组织转化生长因子 $β_1$ 表达的影响[J].中国中医药信息杂志,14(2):29,30.

宋建平,刘方州,李伟,等,2006.金匮肾气丸对肺纤维化大鼠肺组织中肿瘤坏死因子 $α$ 表达的影响[J].中成药,28(1):78-81.

宋建平,张瑞,李瑞琴,等,2005.肾气丸对肺纤维化大鼠肺组织及血清中超氧化物歧化酶活力的影响[J].中国中医基础医学杂志,11(6):418,419.

宋秀月,管昌益,1994.肾气丸合巯甲丙脯酸治疗肺心病心衰30例[J].辽宁中医杂志,21(12):548.

苏庆侦,2015.葶苈大枣泻肺汤合三子养亲汤对肺心病的效果体会[J].临床医药文献电子杂志,2(25):5281,5282.

孙广仁,2002.中医基础理论[M].北京:中国中医药出版社.

孙其新,2011.李可临证要旨[M].北京:人民军医出版社.

孙其新,2014.李可临证要旨2[M].北京:人民军医出版社.

孙欣峰,刘春梅,2016.从真武汤证治探讨阳虚动风机理[J].中国中医基础医学杂志,22(5):594-611.

孙英霞,马月香,胡春雨,等,2008.中医对情绪调节的认识[J].山东中医药大学学报,32(3):190-192.

汤金莹,2010.丹葶肺心颗粒治疗痰热壅肺型肺心病急性发作期28例[J].中国老年学杂志,30(24):3811,3812.

唐灿,沈映君,1998.小青龙合剂平喘作用机理研究[J].中成药,20(3):32,33.

田争,2010.加味小青龙汤治疗慢性肺源性心脏病急性加重期外寒内饮证的临床疗效研究[D].长沙:湖南中医药大学.

童娟,郭泳梅,何颖,等,2014.针刺对稳定期慢性阻塞性肺病患者运动耐量的调节作用:随机对照研究[J].中国针灸,34(9):846-850.

汪向东,王希林,马弘,1999.心理卫生评定量表手册(增订版)[M].北京:中国心理卫生杂志社.

王彩霞,赵强,2005.苦碟子注射液的药理作用[J].实用药物与临床,8(5):43-45.

王宏伟,郭芳,朱会友,1999.己椒苈黄丸治疗肺心病急性发作36例[J].实用中医药杂志,15(4):21.

王丽新,彭飞乔,程荣歧,等,2014.己椒苈黄汤对慢性肺源性心脏病患者肺动脉高压的影响[J].中西医结合心脑血管病杂志,12(6):651,652.

王亮,2017.麻杏甘石汤佐治急性肺炎的疗效及对血清C反应蛋白的影响[J].实用中西医结合临床,17(12):97,98.

王林江,孙旬,2000.滋心阴,补心气口服液对冠心病患者血液流变性影响的临床研究[J].中国中医急症,9(2):59,60.

王庆其,李孝刚,邹纯朴,等,2010.裘沛然治疗咳喘病经验[J].上海中医药杂志, 44(1):1-3.

王硕,何俏非,翟静波,等,2014.丹红注射液药理作用及临床应用研究进展[J].中国中医药信息杂志,21(3):128-131.

王文龙,孙子凯,朱萱萱,2010.固本咳喘颗粒对慢性阻塞性肺疾病模型大鼠 TNF-α 的影响[J].中国中医急症,19(11):1916,1917.

王晓庆,2019.两种不同方式对肺心病患者心肺功能异常的临床效果比较[J].临床研究,27(6):113-115.

王艳,周萍,2017.金匮肾气丸合苓桂术甘汤加味治疗肺心病伴右心衰竭临床研究[J].陕西中医,38(5):581,582.

王翼洲,张琳,武慧,2004.固本咳喘胶囊对慢性阻塞性肺病急性加重干预效应的研究[J].齐齐哈尔医学院学报,25(8):847,848.

王友杰,2001.真武汤合春泽汤治疗肺心病 40 例[J].中国卫生产业,8(Z5):102.

王则栋,徐艳玲,2015.徐艳玲应用麻杏甘石汤治疗肺系疾病经验[J].中医药临床杂志,27(5):638,639.

王中凯,2009.中西医结合治疗慢性肺源性心脏病 35 例疗效观察[J].临床合理用药杂志,2(15):49.

魏菲,纪凤兰,温富春,等,2008.丹葶肺心颗粒治疗肺心病的药理作用研究[J].中药药理与临床,24(5):51-53.

温仲乐,王俊伟,2016.观察葶苈大枣泻肺汤在肺心病急性发作期治疗中的临床疗效[J].转化医学电子杂志,3(2):36,37.

文亚春,2010.血府逐瘀汤治疗肺心病 24 例[J].中国中医药现代远程教育,8(21):18.

吴非,马洁,2017.真武汤合五苓散治疗阳虚水泛型肺心病临床疗效观察[J].临床医学研究与实践,2(11):111,112.

吴海荣,关云艳,2010.血必净注射液的临床应用进展[J].中国中医急症,19(4):653,654.

吴朦,于延顺,李玉波,等,2019.小青龙汤古今应用与方证探析[J].世界中医药,14(1):109-114.

吴夏棉,黄启祥,2005.慢性肺心病论治体会[J].中国中医急症,14(2):180,181.

吴晓玲,杨裕忠,黄东亮,1998.葶苈子水提物对狗左心室功能的作用[J].中药材,21(5):243-245.

吴孝田,2013.速效救心丸合真武汤治疗慢性肺源性心脏病 39 例[J].陕西中医,34(3):300,301.

吴银根工作室,2009.龙华名医临证录:吴银根学术经验撷英[M].上海:上海中医药大学出版社.

吴镇印,谢红,2014.葶苈子治疗肺心病的理论依据[J].浙江中西医结合杂志,

24(6)：562,563.

奚凤霖,1986.肺心病证治经验[J].上海中医药杂志,(3)：11,12.

向燕,2017.变通小青龙汤对肺心病患者血清炎症因子水平及心肺功能的影响[J].四川中医,35(11)：80-83.

肖钦文,李海梅,曾珠,等,2018.Th17、Treg 细胞失衡与哮喘-慢阻肺重叠综合征的相关性及金匮肾气丸干预后的影响研究[J].中药药理与临床,34(2)：5-9.

肖钦文,2018.“固本培元”法及 CD4+T 细胞分化失衡与哮喘-慢阻肺重叠的相关性研究[D].成都：成都中医药大学.

谢东霞,廖俊旭,1997.青蒿鳖甲汤配合经方治肺心病急性发作 64 例[J].国医论坛,12(1)：41.

徐文华,郑景辉,杨文娜,等,2019.基于分子对接和系统药理学小青龙汤治疗哮喘的作用机制[J].天然产物研究与开发,6(31)：964-974.

许林生,2006.加味越婢加半夏汤治疗肺心病急性发作期临床研究[J].临床肺科杂志,11(4)：543,544.

许艳伶,张斐,杜武勋,2012.己椒苈黄丸在慢性心力衰竭热瘀水结证中的应用[J].河北中医,34(11)：1650,1651.

颜乾麟,2010.颜德馨医案医话集[M].北京：中国中医药出版社.

杨翠荣,2014.麻杏石甘汤药理作用的分析[J].中医临床研究,6(20)：19,20.

杨坚毅,陈惠红,2001.清开灵注射液临床与药理研究进展[J].中国医院药学杂志,21(8)：494-497.

杨仕平,1996.生脉五苓散合肾气丸治疗肺心病 1 例[J].中医药研究,(3)：48,49.

杨武韬,2015.痰热清注射液药理与临床作用观察[J].中医临床研究,7(1)：22,23.

杨艳,2018.真武汤合五苓散治疗慢性肺源性心脏病水肿的临床研究[J].实用中西医结合临床,18(6)：142,143.

杨永华,严玉丽,2008.麻杏石甘汤配合抗生素治疗肺心病疗效[J].人人健康(医学导刊),(5)：82.

杨云,赫金丽,孙亚萍,等,2015.葶苈子化学拆分组分止咳祛痰平喘作用研究[J].世界科学技术-中医药现代化,17(3)：514-519.

杨兆林,王春红,2010.宣肺暖脾温肾治疗肺心病心力衰竭 40 例[J].中国中医药现代远程教育,8(15)：119,120.

叶寒露,王柯,2013.真武汤合五苓散治疗阳虚水泛型肺心病 30 例[J].福建中医药,44(2)：48,49.

尹丽慧,沃兴德,2001.参麦注射液的药理和临床研究进展[J].浙江中医药大学学报,25(6)：65-68.

于春河,2018.真武汤合葶苈大枣泻肺汤辅助治疗急性左心衰(阳虚水泛证)的临床研究及对生活质量的影响[J].中西医结合心血管病电子杂志,6(2)：176.

于兰,祁芳芳,宫国强,等,2015.醒脑静脉注射液治疗眩晕症的机理研究及临床应用[J].中西医结合心血管病杂志,3(27)：81,82.

袁尚红,任雅芳,张学俊,等,2013.肺力咳胶囊治疗62例慢性支气管炎的疗效研究[J].大家健康(学术版),7(4)：80.

湛韬,戴幸平,2016.张锡纯"大气论"对慢性阻塞性肺疾病诊治的启示[J].中医药导报,22(19)：107,108.

张纯,陈利国,2004.中医心理治疗理法探析[J].陕西中医,25(8)：728－730.

张海泉,2012.加味小青龙汤对慢性肺心病急性发作期的改善作用[J].中医药临床杂志,24(4)：302,303.

张瑞,宋建平,李瑞琴,等,2011.金匮肾气丸对肺纤维化大鼠肺组织中血小板衍生长因子BB表达的影响[J].中国实验方剂学杂志,17(5)：173－176.

张瑞卿,郝印卿,闫润红,2005.真武汤合苏葶丸治疗肺心病合并心衰的实验研究[J].山西中医学院学报,6(1)：21－23.

张淑文,孙成栋,文艳,等,2006.血必净注射液对脓毒症大鼠血清炎症介质及Th1/2的影响[J].中华危重病急救医学,18(11)：673－676.

张天嵩,韩镭,2006.吴银根治疗肺心病心力衰竭经验[J].山东中医杂志,25(7)：485,486.

张小波,王龙,别玉龙,等,2016.大柴胡汤合桂枝茯苓丸治疗慢性肺心病的探讨[J].江西中医药,47(10)：76,77.

张晓杰,2008.葶苈大枣泻肺汤加味治疗肺心病心力衰竭临床观察[J].现代中西医结合杂志,17(24)：3789,3790.

张晓杰,2009.葶苈大枣泻肺汤加味治疗肺源性心脏病急性发作合并心力衰竭疗效观察[J].河北中医,31(3)：394－420.

张玉亭,2014.变通小青龙汤治疗肺心病的临床疗效研究[D].广州：广州中医药大学.

张正桥,2015.中西医结合治疗肺心病30例临床观察[J].中医临床研究,7(16)：127,128.

赵东凯,王檀,2011.应用小青龙汤合己椒苈黄丸治疗慢性肺源性心脏病心功能不全40例临床观察[J].中国医药指南,9(26)：117,118.

折艳涛,薛亚妮,倪晓琴,2017.热敏灸对COPD稳定期患者肺功能及生活质量提升的效果分析[J].实用临床医药杂志,21(8)：42－45.

郑冬冬,张勘宝,涂健铭,等,2015.六君子丸与复方甲氧那明联合西药对症治疗老年肺脾气虚型慢性阻塞性肺疾病缓解期随机平行对照研究[J].实用中医内科研究,29(3)：83－85.

郑文燕,王晓东,彭维,等,2011.祛痰止咳颗粒指纹图谱研究[J].中山大学学报(自然科学版),50(3)：98－101.

中华医学会,中华医学会杂志社,中华医学会全科医学分会,等,2018.慢性肺源性心脏病基层诊疗指南(2018 年)[J].中华全科医师杂志,17(12):959-965.

中华中医药学会肺系病专业委员会,2012.慢性肺原性心脏病中医证候诊断标准(2012 版)[J].中医杂志,53(12):1075-1077.

中华中医药学会肺系病专业委员会,2014.慢性肺原性心脏病中医诊疗指南(2014 版)[J].中医杂志,55(6):526-531.

钟南山,刘又宁,2012.呼吸病学[M].2 版.北京:人民卫生出版社.

周灿,陈纯,1996.中西医结合治疗肺心病 42 例临床体会[J].湖南中医杂志,12(1):6,7.

周端,2014.中医膏方学[M].北京:中国中医药出版社.

周小林,2006.温阳化瘀治疗难治性肺心病心力衰竭 20 例[J].中国中医急症,15(2):199.

周仲瑛,2010.中医内科学[M].2 版.北京:中国中医药出版社.

朱虹江,1999.己椒苈黄丸加减治疗肺心病痰热水瘀壅塞三焦的临床研究[J].中国中医急症,8(4):154-156.

朱立成,尚云飞,姜水菊,2012.小青龙颗粒对支气管哮喘患者外周血 Th17/Treg 平衡影响的研究[J].现代中西医结合杂志,21(20):2173,2174.

邹节明,潘佐静,李美珠,等,2003.蛤蚧定喘胶囊药效学及毒理学研究[J].中草药,34(4):343-346.

邹敏,张应学,王平祥,1998.隔姜灸配合穴位注射治疗慢性肺原性心脏病 30 例疗效观察.中国针灸,18(7):389,390.

左华,钱卫东,2019.麻杏甘石汤对慢性阻塞性肺疾病大鼠肺组织 STAT4、STAT6 蛋白表达的影响[J].海南医学院学报,25(12):1-8.

Andrea S G, Deva T, Shawn A, et al., 2019. Socioeconomic status (SES) and 30-day hospital readmissions for chronic obstructive pulmonary (COPD) disease: a population-based cohort study[J]. PLoS One, 14(5): e0216741.

de Miguel-Díez J, López-de-Andrés A, Hernández-Barrera V, et al., 2018. Influence of COPD on outcomes of patients hospitalized with heart failure: analysis of the Spanish National Hospital discharge database (2001-2015)[J]. Int J Cardiol, 269: 213-219.

Dekker R L, Lennie T A, Doering L V, et al., 2014. Coexistinganexiety and depressive symptoms in patients with heart failure [J]. European Journal of Cardiovascular Nursing, 13(2): 168-176.

Feng J, Wang X, Li X, et al., 2016. Acupuncture for chronic obstructive pulmonary disease (COPD): a multicenter, randomized, sham-controlled trial[J]. Medicine, 95(40): e4879.

Gulea C, Zakeri R, Quint J K. 2019. Impact of chronic obstructive pulmonary disease on readmission after hospitalization for acute heart failure: a nationally representative US cohort study[J]. Int J Cardiol, S0167 - 5273(19): 31403.

Suzuki M, Egawa M, Tadashi Y, et al., 2005. A case of chronic obstructive pulmonary disease (COPD) successfully treated by acupuncture [J]. Nihon KokyukiGakkai Zasshi, 43(5): 289 - 295.

Suzuki M, Muro S, Ando Y, et al., 2012. A randomized, placebo-controlled trial of acupuncture in patients with chronic obstructive pulmonary disease (COPD): the COPD-acupuncturetrial(CAT)[J]. Archives of Internal Medicine, 172(11): 878 - 886.

Suzuki M, Namura K, Ohno Y, et al., 2008. The effect of acupuncture in the treatment of chronic obstructive pulmonary disease[J]. J Altern Complement Med,14(9): 1097.

The Task Force for the Diagnosis and Management of Acute Pulmonary Embolism of the European Society of Cardiology (ESC), European Respiratory Society (ERS), 2014. 2014 ESC guidelines on the diagnosis and management of acute pulmonary embolism[J]. European Heart Journal, 10: 1 - 48.

Weitzenblum E, Chaouat A. 2009. Cor pulmonale[J]. Chronic Respiratory Disease, 6: 177 - 185.